BOVINE CLINICAL SURGERY

牛の臨床外科

編著 佐藤礼一郎
SATO Reiichiro

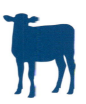

緑書房

はじめに

　牛は経済動物であるがゆえに，治療の限界は飼養者の意向（労力や生産性，費用など）で決まることが多い。そのため，獣医師としての技術を発揮できず，無念に思う時が多々ある。その一方で，特に外科疾患では，自身が持ち合わせている技術以上のものを求められる場面に突如遭遇することも少なくない。

　臨床経験の少ない獣医師にとって，手術は非常に高度な技術を要するものに映るかもしれない。しかし，実際は基本的な技術（切る，縫合する，結紮する）の組み合わせによって成り立っている。逆に言えば，それら基本的な技術を習得していなければ，手術は成立しないのである。

　メスを握るとき，消毒法や器具の使い方，その疾患の病態，手術に必要な解剖学的および生理学的，薬理学的，病理学的な情報を含めた術前の十分なイメージトレーニングは必須である。しかしながら，それらがまとめて書かれている牛の外科に関する書籍は意外と少ない。

　本書『牛の臨床外科』は，月刊「臨床獣医」で連載した「牛の臨床外科学」（2020年8月号から2023年12月号まで全40回）の内容に加筆・修正を施すとともに，新規書き下ろしの項目も加えた。構成としては，「総論：手術の基本」と「各論：手技の実際」の2パートに大きく分け，総論では，術前準備，外科器具，縫合と結紮，局所麻酔，全静脈麻酔法（TIVA）についての基本的な知識を盛り込んでいる。各論では，各々の外科疾患についての病態と診断法を「理論編」にまとめ，手術に必要な解剖学および手技については写真やイラストを織り交ぜながら「実践編」としてコンパクトに解説している。

　診療施設や教えてもらう（もらった）獣医師によって手技や作法が異なることは十分に承知しているが，本書ではそのなかでも，産業動物臨床獣医師が知っておくべき手術の基本的な手技について記載している。臨床経験の浅い獣医師がメスを握る前，本書に目を通すことで術式をイメージできること，また，すでにある程度経験のある獣医師においては手技の再確認に加え，新たな発見があるようにと期待を込めた。もちろん，決して本書で紹介している術式がすべてではなく，これらを基に手技や手法がさらに目覚ましく発展し，それらが世に出てくることも期待している。

　学生には日頃から，「大学で教えられることは産業動物獣医療のほんの一部であり，ほとんどは臨床現場に出てから身に付けるものである。一を聞いて十を知ることは良いが，一を知って十を分かったように振る舞うことは自ら成長を止めるもの。常に謙虚に，貪欲に」と，煙たがられながら口を酸っぱく言っている。また，外科医はだれしも，自身が習得し身に付けている技術が最上のものと考え，日々症例に向き合っているのではないだろうか。それは決して悪いことではなく，むしろメスを握る獣医師はそうでなくてはならないと思っている。しかしながら，世の中には自分が出会っていない素晴らしい手技や術式がまだまだたくさんあることも事実である。臨床獣医師にとって大切なことは，自身の知識や技術を過信せず，常に細心の注意を払い，経験から得た教訓を忘れず，知識と技術をアップデートし続ける姿勢を保つことである。

手術において手技が大切であることは強調するまでもないが，忘れてならないのは「手術はあくまで治療の一部」ということである。どんなに手術がうまくいったとしても，手術前後の内科的治療や術後管理，看護を含む周術期管理がうまくいかなければ，良好な予後は期待できない。ただ，手術技術の良否が予後に大きく影響することは事実であり，臨床獣医師は依頼主が求める技術をいつでも提供できるように日々研鑽を積み，来るべき日に備えておく必要がある。

　私自身，まだまだ浅学の身であるが，"臨床獣医師は依頼者が絶対的に求める，技術と価値観を身に付けること"，そのためには"備えよ常に，日々の研鑽を忘れるな"という師匠の言葉を常に心の中に置いている。

　最後に，本書を発刊するにあたり，ご多忙のなか執筆を快く引き受けていただいた第一線の先生方に深謝する。また，雑誌連載時から書籍化に至るまで多大なるご尽力をいただいた緑書房の皆様に謝意を表したい。そして，執筆者（私だけかもしれないが）の面倒な要望にも丁寧に対応いただいたイラストレーターなど，すべての協力者にこの場を借りてお礼を申し上げる。

　本書が牛の外科学を学ぶ学生や若手獣医師の研鑽の一助となること，さらには経験豊富な獣医師にとっても新たな発見があり，今後の手術の参考となれば幸いである。

　2025 年春

編著者　佐藤礼一郎

編者・執筆者一覧

【編者】

佐藤礼一郎（SATO Reiichiro）
宮崎大学農学部獣医学科 産業動物内科学研究室

【執筆者】

大脇茂雄（OWAKI Shigeo）
北海道農業共済組合 オホーツク統括センター

....「各論：手技の実際」3

乙丸孝之介（OTOMARU Konosuke）
鹿児島大学共同獣医学部 附属動物病院

....「各論：手技の実際」14

北原　豪（KITAHARA Go）
宮崎大学農学部獣医学科 産業動物臨床繁殖学研究室

....「各論：手技の実際」9・10

後藤忠広（GOTO Tadahiro）
北海道農業共済組合 研修所

....「総論：手術の基本」5

佐藤綾乃（SATO Ayano）
酪農学園大学獣医学群獣医学類 生産動物外科学ユニット

....「各論：手技の実際」13

佐藤礼一郎（SATO Reiichiro）
上掲

................「総論：手術の基本」2・3, 「各論：手技の実際」1・2・4・7・8・11・12

鈴木一由（SUZUKI Kazuyuki）
酪農学園大学獣医学群獣医学類 獣医臨床病理学ユニット
··「総論：手術の基本」4

橘　泰光（TACHIBANA Yasuhiko）
北海道農業共済組合 オホーツク統括センター
··「各論：手技の実際」3

辻田裕規（TSUJITA Hiroki）
どうぶつ眼科専門クリニック
··「各論：手技の実際」15

堀　香織（HORI Kaoru）
麻布大学獣医学部獣医学科 産業動物内科学研究室
···「各論：手技の実際」7（山羊の尿道造瘻術）

村上高志（MURAKAMI Takashi）
酪農学園大学獣医学群獣医学類 生産動物外科学ユニット
···「各論：手技の実際」5・6

山岸則夫（YAMAGISHI Norio）
大阪公立大学大学院獣医学研究科 大動物臨床医学教室
··「総論：手術の基本」1

（50 音順，所属は 2025 年 2 月現在）

目次

はじめに	002
編者・執筆者一覧	004

総論　手術の基本

1　術前準備（手術者・術野の準備） ……… 016
牛の臨床現場における"無菌手術"の考え方	016
消毒	017
手術者の準備	018
手術器材の滅菌	019
術野の準備	022

2　外科器具 ……… 027
■外科用メス・剪刀	027
外科用メス	027
剪刀	030
■鉗子	034
鉗子	034
■持針器（把針器），鑷子	038
持針器（把針器）	038
鑷子	041

3　縫合法と結紮法 ……… 044
■縫合糸と縫合針	044
縫合糸	044
縫合針	048
■結紮法	051
結紮法の種類	051
結び方の種類	052
結紮の原則	053
結紮法の実際	054
■基本的な縫合法	056
単純結節縫合	056
連続縫合	057
マットレス縫合	057
Near-Far-Far-Near 縫合	059
皮内縫合	059
スキンステープラーによる皮膚縫合	060
抜糸の時期と方法	060

■腸管の縫合法 ································ 061
腸管縫合・吻合における創傷治癒経過 ········ 061
腸管吻合の原則 ·························· 061
代表的な縫合・吻合法 ···················· 062
レンベルト縫合 ·························· 063
カッシング（クッシング）縫合 ·············· 063
コンネル縫合 ···························· 063
ギャンビー縫合 ·························· 064
パーカー・カー縫合 ······················ 064
巾着縫合 ································ 064

4　局所麻酔 ···························· 067
■牛の局所麻酔で用いる薬剤 ················ 067
塩酸プロカインと塩酸リドカイン ············ 067
先取り鎮痛としてのNSAIDs ················ 068
キシラジン ······························ 068
■浸潤麻酔，傍神経ブロック，硬膜外麻酔 ······ 071
膁部切開術のための局所麻酔 ················ 071
膁部の浸潤麻酔 ·························· 072
膁部切開術のための傍神経側ブロック ········ 073
膁部切開術のための胸腰椎間の硬膜外麻酔 ······ 075

5　全静脈麻酔法（TIVA） ················ 078
麻酔とは ································ 078
アニマルウェルフェア ···················· 078
麻酔で使用する医薬品 ···················· 079
全静脈麻酔法（TIVA）とは ················ 080
TIVAに使用する医療機器 ·················· 080
TIVAの手順 ···························· 082
麻酔におけるモニタリング ················ 085
TIVAにおけるエマージェンシー ············ 087
TIVAに必要な疼痛コントロール ············ 087
休薬期間 ································ 089

各論　手技の実際

1　第一胃切開術 ························ 094
■理論編 ································ 094
第一胃切開術の適応症例 ·················· 094
周術期の注意点 ·························· 097
■実践編 ································ 098
解剖学的構造 ···························· 098
第一胃切開術の概要 ······················ 098

7

第一胃切開術の実際 ……………………………………………………………………… 098

2　第四胃変位整復術 …………………………………………………………………… 105
■理論編 …………………………………………………………………………………… 105
第四胃変位(DA)について …………………………………………………………… 105
診断 ………………………………………………………………………………………… 106
治療 ………………………………………………………………………………………… 107
周術期の注意点 ………………………………………………………………………… 108
■実践編 …………………………………………………………………………………… 110
理解しておくべき解剖学的構造 …………………………………………………… 110
◇右膁部切開・大網固定法(Right paralumbar fossa omentopexy / Hanover method) …… 112
術式 ………………………………………………………………………………………… 112
◇右傍正中切開・第四胃固定術(Right paramedian abomasopexy) ………… 116
術式 ………………………………………………………………………………………… 116
◇左膁部切開・第四胃固定術(Left paralumbar fossa abomasopexy / Utrecht method) …… 119
術式 ………………………………………………………………………………………… 120
◇第四胃右方捻転(RVA) ……………………………………………………………… 122
発症機序 …………………………………………………………………………………… 122
症状 ………………………………………………………………………………………… 123
臨床病理 …………………………………………………………………………………… 124
診断 ………………………………………………………………………………………… 124
治療 ………………………………………………………………………………………… 124
周術期の注意点 ………………………………………………………………………… 124
捻転整復法 ………………………………………………………………………………… 125

3　腸管手術 ……………………………………………………………………………… 131
■理論編 …………………………………………………………………………………… 131
腸管における消化管通過障害の臨床徴候 ……………………………………… 131
診断と手術適応の判断 ……………………………………………………………… 133
外科手術における合併症と術後の管理 ………………………………………… 137
理解しておくべき解剖学的構造 …………………………………………………… 138
■実践編 …………………………………………………………………………………… 140
◇盲腸の手術 ……………………………………………………………………………… 140
盲腸拡張と転位(Cecal dilation/ Cecal dislocation/Cecal retro-flexion)の手術 …… 140
◇小腸の手術(腸重積・腸捻転・HBS) …………………………………………… 142
術前に考えるべきこと ……………………………………………………………… 142
腸重積の手術(腸管切除と吻合術) ………………………………………………… 143
腸捻転の手術 …………………………………………………………………………… 145
HBSの手術 ……………………………………………………………………………… 146

4　帝王切開術 …………………………………………………………………………… 150
■理論編 …………………………………………………………………………………… 150

子宮の解剖 ………………………………………………………… 150

帝王切開の目的と適応症例 ……………………………………… 150

帝王切開の予後に関わる要因 …………………………………… 152

周術期の注意点 …………………………………………………… 155

■実践編 ………………………………………………………… 156

保定体位 …………………………………………………………… 156

麻酔 ………………………………………………………………… 156

起立位保定 ………………………………………………………… 156

横臥位保定 ………………………………………………………… 158

（半）仰臥位保定 ………………………………………………… 158

子宮切開〜子牛娩出 ……………………………………………… 159

子宮縫合 …………………………………………………………… 161

術後管理 …………………………………………………………… 162

5　膣脱整復術 …………………………………………………… 164

膣脱の概要 ………………………………………………………… 164

外科手術が必要な状況 …………………………………………… 165

Buhner 法 ………………………………………………………… 165

Caslick 法 ………………………………………………………… 166

Halstead（水平マットレス）法 ………………………………… 167

その他の縫合法 …………………………………………………… 167

6　子宮脱整復術 …………………………………………………… 170

子宮脱の概要 ……………………………………………………… 170

理解しておくべき解剖学的知識 ………………………………… 171

診断 ………………………………………………………………… 171

術式 ………………………………………………………………… 172

子宮切除術 ………………………………………………………… 174

7　尿道造瘻術 …………………………………………………… 177

■理論編 ………………………………………………………… 177

尿道造瘻術の適応症例 …………………………………………… 177

徴候・病態 ………………………………………………………… 178

診断 ………………………………………………………………… 179

治療 ………………………………………………………………… 180

予防 ………………………………………………………………… 181

手術適応の判断 …………………………………………………… 181

周術期の注意点 …………………………………………………… 181

■実践編 ………………………………………………………… 182

解剖学的構造 ……………………………………………………… 182

尿道造瘻術の概要 ………………………………………………… 182

周術期の注意点 …………………………………………………… 183

尿道造瘻術の実際 ………………………………………………………………………………… 183

術後管理 …………………………………………………………………………………………… 186

■山羊の尿道造瘻術 ……………………………………………………………………………… 187

山羊の泌尿器官の解剖 …………………………………………………………………………… 187

外科的治療 ………………………………………………………………………………………… 188

8　陰茎血腫 ……………………………………………………………………………………… 191

解剖学的構造 ……………………………………………………………………………………… 191

診断 ………………………………………………………………………………………………… 191

治療 ………………………………………………………………………………………………… 192

術式 ………………………………………………………………………………………………… 193

合併症と予後 ……………………………………………………………………………………… 195

9　去勢手術 ……………………………………………………………………………………… 197

必要な解剖学的知識 ……………………………………………………………………………… 197

実施時期について ………………………………………………………………………………… 198

去勢方法1：物理的処置 ………………………………………………………………………… 199

去勢方法2：化学的処置 ………………………………………………………………………… 201

去勢方法3：免疫学的処置 ……………………………………………………………………… 201

10　潜在精巣摘出術 …………………………………………………………………………… 203

診断 ………………………………………………………………………………………………… 204

治療 ………………………………………………………………………………………………… 205

11　臍ヘルニア整復術 ………………………………………………………………………… 209

臍部構造 …………………………………………………………………………………………… 209

徴候・病態 ………………………………………………………………………………………… 209

診断 ………………………………………………………………………………………………… 210

治療 ………………………………………………………………………………………………… 210

術式 ………………………………………………………………………………………………… 210

合併症と予後 ……………………………………………………………………………………… 214

12　臍炎・臍帯炎 ……………………………………………………………………………… 215

■理論編 …………………………………………………………………………………………… 215

臍部の解剖 ………………………………………………………………………………………… 215

診断 ………………………………………………………………………………………………… 215

治療 ………………………………………………………………………………………………… 219

周術期の注意点 …………………………………………………………………………………… 220

■実践編 …………………………………………………………………………………………… 221

臍炎 ………………………………………………………………………………………………… 221

解剖学的構造 ……………………………………………………………………………………… 221

術前管理 …………………………………………………………………………………………… 222

10

鎮静・麻酔と保定 ……………………………………………………………… 222

開腹と閉腹 ………………………………………………………………………… 222

臍静脈炎（膿瘍）………………………………………………………………… 225

臍動脈炎（膿瘍）………………………………………………………………… 226

尿膜管遺残・尿膜管炎（膿瘍）……………………………………………… 226

術後管理 …………………………………………………………………………… 227

13　感染性関節炎における関節洗浄・関節切開術・関節固定術 …… 229

■理論編 …………………………………………………………………………… 229

関節の基本構造 ………………………………………………………………… 229

発生機序と進行過程 …………………………………………………………… 229

臨床症状と罹患牛摘発が遅れる理由 ……………………………………… 230

診断 ………………………………………………………………………………… 231

■実践編 …………………………………………………………………………… 237

一般的な治療法 ………………………………………………………………… 237

外科的治療と治療前準備 ……………………………………………………… 238

関節洗浄 …………………………………………………………………………… 239

関節切開術 ………………………………………………………………………… 241

関節固定術 ………………………………………………………………………… 241

予後 ………………………………………………………………………………… 242

14　肋骨骨折 ………………………………………………………………… 245

■理論編 …………………………………………………………………………… 245

外科的治療が必要となる状況とは …………………………………………… 245

診断と治療実施の判断 ………………………………………………………… 247

一般的な治療法 ………………………………………………………………… 247

■実践編 …………………………………………………………………………… 249

必要な解剖学的知識 …………………………………………………………… 249

術式 ………………………………………………………………………………… 250

術後 ………………………………………………………………………………… 254

15　眼球摘出術 ……………………………………………………………… 257

■理論編 …………………………………………………………………………… 257

眼球摘出術の適応判断に必要な眼科疾患へのアプローチ …………… 257

■実践編 …………………………………………………………………………… 262

眼窩付属器の解剖 ……………………………………………………………… 263

麻酔と神経ブロック …………………………………………………………… 264

術前管理と眼球摘出の術式 …………………………………………………… 265

術後管理 …………………………………………………………………………… 267

索引 ………………………………………………………………………………… 268

【注意】

　獣医学分野の知識と技術は日々進歩している。新たな研究や経験による知識の広がりに伴い，研究や診療，治療の手法は適正に変化する必要がある。

　牛獣医療従事者は，本書に記載されている情報，手法，化合物を評価し，使用する際には自らの経験と知識のもと，自身と職務上責任を負うべき動物を含むほかの人の安全に留意すべきである。

　読者は，医薬品や製剤に関して，①本書に記載されている内容や用法についての最新の情報，②各製剤の製造販売元が提供する最新の情報を検証，③薬剤耐性（AMR）に関する最新の情報を基に医薬品を選択，さらに用法・用量および禁忌事項を確認すべきである。経験および知識を基に診断，適切な投与量の決定，最善の治療を行い，かつ安全に関するあらゆる措置を講じることは獣医療従事者の責務である。

　本書に記載されている内容の使用，または使用に関連した人または動物を含む財産に対して被害や損傷が生じたとしても，法律によって許容される範囲において，編著者，著者，編集者および出版社は一切の責任を負わない。そこには製造物責任や過失の問題，あるいはいかなる使用方法，製品，使用説明書についても含まれる。

総論

手術の基本

1 術前準備（手術者・術野の準備）
2 外科器具
3 縫合法と結紮法
4 局所麻酔
5 全静脈麻酔法（TIVA）

総論：手術の基本

1

術前準備（手術者・術野の準備）

「臨床現場で行う牛の手術に必要な衛生レベルとは？」「牛の臨床で無菌手術を実施できるのか？」「伴侶動物や馬の手術における衛生観念は，牛の手術にはそぐわない？」など，牛の診療に従事する獣医師のなかには，このような疑問を持つ方がいるかもしれない。少なくとも，現代の獣医学を修めた獣医師であれば，動物種によって手術の衛生観念が異なることに，動物福祉や獣医倫理上の違和感を感じるはずである。動物種におけるそのような差異は，手術を行う場所，手術を行う獣医師の人数，手術のための設備・施設，手術に投入できる経費などの違いに起因するものである。

牛の手術の多くは臨床現場（屋外や牛舎内）で行われるため，完璧な無菌手術の実践は困難と言わざるをえない。では，我々，牛の臨床獣医師はどのような衛生観念を持って手術に臨むべきなのか？ そのガイドラインになるような術前準備（手術者と術野の準備）に関する基本概念を提示していきたい。

牛の臨床現場における "無菌手術" の考え方

手術部位感染（Surgical site infection：SSI）の成立には，生体の防御能力，生理機能の乱れ，細菌汚染の程度，手術時間が関与する[1]。SSIの予防には，術前状態の改善や予防的な抗菌薬の投与も必要だが，無菌手術を理解し，その手技を実施できることが不可欠である。

読者の多くは，牛の臨床現場（屋外や牛舎内）

We are sometimes reminded by fellow veterinarians in the field that we must teach undergraduates how to do surgery in the real world. By this they mean that we must ignore aseptic draping and gloving and lower the standard to a "practical" level.
This is fallacious in our opinion.
Although we recognize that while the ideal may be unattainable in private practice, one should always strive for the highest possible standard; otherwise, the final standard of practice may be so low that the well-being of the patient is at risk, not to mention the reputation of the veterinarian as a surgeon. For this reason, we believe that it behooves us as instructors of undergraduates to teach the best possible methods with regard to asepsis as well as technique.

図1 牛の臨床獣医師も心に留めるべき手術の心構え

文献1より引用

に無菌手術の概念を持ち込むことは滑稽に感じるかもしれない。しかし，筆者は牛の臨床においても，無菌手術の観念を机上の空論で終わらせるべきではないと考えている。図1は，『Techniques in Large Animal Surgery』初版（1982年）の前書きから抜粋した文章である。現在，著者は変わったものの，最新の改訂版でもこの記述は掲載されており[1]，そこには次のような内容が書かれている（意訳）。

『臨床現場において，理想的な無菌状態の維持が難しいことは周知であるが，誰しも可能な限り高い基準を求めて努力すべきである。さもなければ，臨床現場の最低基準が低くなり，動物福祉に反し，獣医師の評価を下げる。したがって，技術と同様に，無菌に関する可能な限りの最善な方法を学ぶことが必要である』

牛の臨床では，診療所の規模や設備により，手術の行い方は様々である。第四胃変位整復術

表1 牛の手術で使用される代表的な消毒薬

濃度・剤型	主な用途・用法	主な商品	微生物への効果				
			一般細菌	真菌	芽胞	ウイルス(エンベロープあり)	ウイルス(エンベロープなし)
エタノール製剤							
76.9〜81.4%液	手指・術野の消毒 医療機器の消毒	日本薬局方消毒用エタノール	○	○	×	○	△
イソプロパノール製剤							
70%液	手指・術野の消毒 医療機器の消毒	消毒用イソプロパノール	○	○	×	○	×
ポビドンヨード							
10%液	術野の消毒 創傷の消毒	ポビドンヨード外用液10% イソジン®液10%(塩野義製薬㈱)	○	○	△	○	△
10%エタノール液	術野の消毒(速乾性)	ポビドンヨードフィールド外用液10% イソジン®フィールド液10%(塩野義製薬㈱)	○	○	△	○	△
7.5%スクラブ	手指・皮膚の消毒	ポビドンヨードスクラブ液10% イソジン®スクラブ液7.5%(塩野義製薬㈱)	○	○	△	○	△
ベンザルコニウム塩化物							
10%液	手指・皮膚の消毒(0.05〜0.1%) 術野の消毒(0.1%) 粘膜や創傷の洗浄(0.01〜0.025%)	オスバン®消毒液10%(富士製薬工業㈱) ザルコニン液P(健栄製薬㈱)	○	△	×	△	×
グルコン酸クロルヘキシジン							
4%スクラブ	手指専用消毒洗浄	ヒビスクラブ®消毒液4%(住友ファーマ㈱) スクラビインS4%液(サラヤ㈱)	○	△	×	○	×
エタノール含有液	速乾性擦式手指消毒	ウェルアップ®ハンドローション0.5%(丸石製薬㈱)	○	○	×	○	△

○：有効，△：十分な効果が得られないことがある(報告により評価が異なる)，×：無効。

を例にしても，手術室を持たない診療所では，獣医師が往診先の牛舎内において単独で手術を行わざるをえない。他方，手術設備がある診療所では，罹患牛を搬入し，複数の獣医師で手術を行うことができる。このように手術環境が診療所ごとに大きく異なるとしても，すべての獣医師が無菌手術に関する共通のガイドラインを認識していれば，手術室内で高度な衛生条件を必要とする手術(閉鎖骨折の内固定や関節手術など)が可能であると同時に，屋外や牛舎内で単独手術を行う場面でも効果的に汚染を低減した手術が可能になる。

すなわち，牛の臨床では有効な汚染低減手術を実践することが重要であり，そのために獣医師は無菌手術に関する基本知識を共通のガイドラインとして持つ必要がある。

消毒

SSIの予防には，手術者の手指・腕ならびに術野を，適切な手段で洗浄，乾燥，消毒することが基本である。洗浄は水と洗剤などによって目視できる汚染を洗い落とすことであり，乾燥は拭き取りや熱を加えることで対象物から水分を除去することである[2]。消毒とは，生体に有害な微生物の感染性を物理的(温湯・熱湯など)あるいは化学的手段(消毒薬)を用いて除去するか菌量を減少させることであり[2]，手術者ならびに術野の準備では化学的手段が用いられている。消毒薬による消毒効果は濃度(計量した正しい濃度で使用)，温度(20℃以上で使用)，時間(微生物との必要以上の接触時間の確保)の3つの要素に依存する[2]。

表1に牛の手術で使用される代表的な消毒薬

を示す。消毒の目的，消毒薬の用途・用法や微生物への効果を理解し，適切に使用することが肝要である。

手術者の準備

① 手術時手洗い

忙しい臨床現場では，獣医師は術前の手洗いをできるだけ短時間で済ませたいのが心情である。学生時代，長い時間延々と両肘を挙げ，硬いブラシで肌が赤くなるまで手腕を擦り続ける実習を受けたことのある獣医師には，手術時手洗いは悪夢のような記憶かもしれない。近年，臨床および疫学研究の結果，短時間で完了するプロトコールが紹介されている。ここでは，手術時手洗いの変遷を簡単に振り返り，牛の臨床現場で実施可能なプロトコールの例を紹介する。

手術者は爪を短く整え，指先を清潔にし，マニキュア，付爪，指輪，腕時計などを外しておくことは言うまでもない。スクラブ（または半袖Tシャツなどの）姿で，マスクとキャップを装着し，手術用のガウンとグローブ（手袋）を準備後，手洗いをはじめる。

従来の抗菌性洗浄剤と硬いブラシを用いる手術時手洗い（ブラシ法）では，Anatomical timed scrubの概念（左右の手腕を指〜手掌，手首〜前腕，肘〜上腕などに区画し，遠位から近位に向けて各区画を一定時間ずつスクラブする）のもと，10分程度かける長時間のブラッシングが行われていた。この方法では，ブラッシングで生じた微細な皮膚の擦過傷が細菌増殖の温床になることが危惧されていた。その後，軟らかいディスポーザブルブラシによる洗浄法や指先のみをブラッシングして速乾性擦式アルコールを適用する方法（4〜6分程度）が開発され，いずれも従来法と同等の洗浄・消毒効果があることが証明されている[3]。

近年，欧州を中心に，石鹸と流水による洗浄後に速乾性アルコール擦式消毒薬を使用する手術時手洗い法（ラビング法）が普及し，ブラシ法との比較でSSI発生率に差がないことが証明されている[4]。ラビング法は，米国疾病予防管理センター（Centers for Disease Control and Prevention：CDC）による手指衛生に関するガイドライン[5,6]でも推奨されており，滅菌ブラシや滅菌タオルが不要で手間が少なく，短時間で終了するため，牛の臨床現場でも実用的な手洗い法である。

以下に，ラビング法のプロトコール例を紹介する。

1）手順1

両腕について，水道水（流水）で指先から前腕，肘にかけて水洗，石鹸や手洗い洗剤※などで十分に洗浄（揉み洗い）後，よくすすぎ，清潔なペーパータオル※で手指・前腕を拭き，水分をしっかりと拭き取る。

※石鹸や手洗い洗剤は非抗菌性，ペーパータオルは非滅菌で構わない。

2）手順2

速乾性アルコール擦式消毒薬※を片手の掌に取り（3 mL程度），指先，手首，前腕，肘の順に擦り込む（図2）。

※クロルヘキシジングルコン酸塩・エタノール含有擦式消毒薬：ウェルアップ®ハンドローション0.5％（丸石製薬㈱）。

3）手順3

手順2とは反対の手に同様の手順で手指消毒を実施する。

4）手順4

最後に，消毒薬を少量手掌に取り，指先から手首にかけて擦り込む（消毒薬が完全に乾燥していなくても，ガウンと手袋の装着が可能）。

獣医師によっては，厳密さを求めるがゆえに，手術時手洗いに用いる水が気になるかもしれない。牛の臨床現場で使用できる水は，通常，水道水である。我が国の水道水には一定濃度の塩

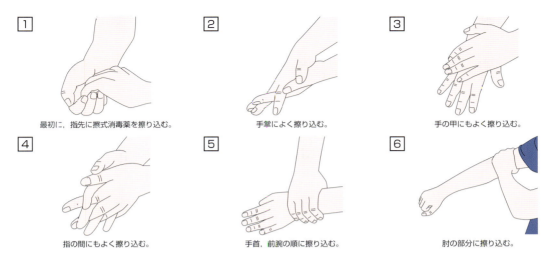

図2 ラビング法による手指消毒の例

素が含有されており，細菌の汚染を受けにくい[7]。手術時手洗いに医療用ろ過滅菌水と水道水を用いた研究では，手指生存菌数に差がないことが証明されており[8]，厚生労働省からも「手術時に使用する手洗い水は管理された水道水で十分であり，あえて滅菌水を使用する必要はない」との通知が出されている（医政指発第0201004号，2005年）。したがって，手術時手洗いに用いる水として日本の水道水は支障がなく，上述の速乾性アルコール擦式消毒薬によるラビング法を併用することで，牛臨床現場においても理想的な手術時手洗いを実施できる。

2 ガウンと手術用手袋の装着

手洗い後は手術用のガウンと手袋を装着する。人医療分野では，手術用ガウンには濡れてもバリア効果があるものとされており，使い慣れているとしても，バリア効果の低いリネン製ガウンの使用は推奨されていない[5,6,9]。これは，手術者と患者の相互の衛生管理（健康被害の防止など）を重視しているからである。獣医療においては，手術用ガウンとしてリネン製とディスポーザブル製品のどちらにすべきかの厳格な定めはないが，獣医学教育の場ではディスポーザブル製品を用いることが標準になってきている。

図3に，一般的なディスポーザブル製手術用ガウンの着用手順をイラストで解説する。手術用手袋の装着手順には，開放法（オープン法）もしくは閉鎖法（クローズド法）がある。図4，5に手術用手袋の装着手順を示す。慣れれば，数分以内に終わる工程である。手術用ガウンと手袋の装着後は，図6のように清潔領域を意識する。

筆者は，過去に牛の手術でリネン製ガウンを使用していたが，洗濯・包装・滅菌の手間と時間の節約，家畜共済診療点数表の手術料で十分に採算が合う価格の製品を入手可能なことから，現在ディスポーザブル製品を使用している。ディスポーザブル製品は医療廃棄物が増えるといったデメリットもあるが，臨床現場の獣医師の業務負担の軽減につながる可能性がある。

手術器材の滅菌

滅菌とは，物質中のすべての微生物を殺滅あるいは除去することである。一般に牛の手術器材の滅菌には，高圧蒸気滅菌（オートクレーブ）や酸化エチレン（エチレンオキサイド：EO）ガス滅菌が行われる。被滅菌物は，滅菌専用のパウチやロールパックあるいは不織布やコンテ

1 術前準備（手術者・術野の準備）

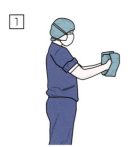
左右のスリット部分に両手を入れ，体から離してガウンを広げる。

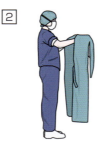
前腕までガウンの袖に通し，手を伸ばして，肩の高さに保つ。

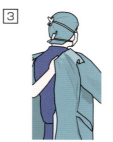
補助者はガウンの内側のみに触れ，肩までガウンを引っ張る。

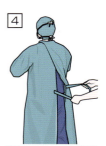
補助者がガウンの内側の紐を結ぶ。

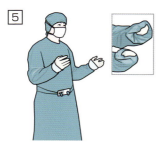
手術手袋を開放法（オープン法）で装着の場合，母指（親指）の第二関節が袖に隠れるように，手を通す。閉鎖法（クローズド法）で装着の場合，手が袖に隠れるようにする（枠内）。

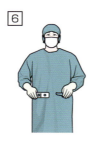
手袋を装着後，両手でカードと紐をしっかり持ち，切り離す。

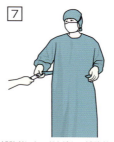
補助者にカードを渡し，補助者がカードとこれに付着の紐を伸ばす間に，術者は左側に回る（3/4程度）。

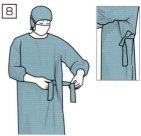
補助者が持つカードから紐のみを引き離し，術者が持つ他方の紐と結ぶ（枠内は結んだ後の様子）。

図3　手術用ガウンの着用手順

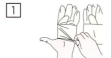
左手の母指以外の4指を左手袋の内側に挿入する。このとき，右手は手袋開口部の折り返し部分をつまんで補助する。

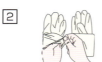
右手で手袋開口部の折り返し部分をつまみ上げ，左手の母指を折り畳んで手袋の内側に入れる。

左手の5本の指の位置を合わせながら，右手で手袋を牽引し，左手全体を手袋の中に収める。手袋の左手首の折り返し部分はそのままにして，右手の装着に移る。

左手が右手袋の内側（折り返し部分の表面）に触れないように注意しながら，左手の母指以外の4指を右手袋の折り返し部分に挿入する。

左手の母指以外の4指で手袋の折り返し部を操作しながら，右手を手袋の中に挿入する。このとき，左手が右手袋の内側に触れないように気をつける。

手袋が右の手掌まで入ったら，左手で手首の折り返し部分を広げる。

最後に，左手袋の手首折り返し部分を広げる。このとき，右手が左手袋の内側に触れないように気をつける。

図4　開放法（オープン法）による手術手袋の装着（左手から装着する場合）

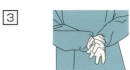

1 手を袖口に入れたまま手袋の包装を開く。右手で，左手袋の折り返し部分を持つ。

2 左の手掌上に，手袋の手掌側を向け，指先は術者の肘側に向くように載せる。このとき，手と手袋の母指同士が合わさるようにする。ガウン越しに，左手で手袋の裏面から手袋の開口部を掴み，右手の母指で手袋の開口部の表面をつまむ。次いで，手袋をつまむ右手を矢印の方向に回転させ，左手の母指以外の4指が手袋内に入るように誘導する。

3 左手の指を伸ばしながら，手袋開口部の折り返しを返すように手前に牽引し，各指が手袋の正しい位置に収まるように調整する。右手はガウンに収めたまま，左手袋の開口部が袖口を覆うように装着する。

  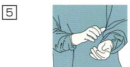

4 右手も1〜3と同様の手順で手袋を装着する。すなわち，手袋を装着した左手を使用して，右の手掌上に右手袋を向かい合わせに置き，手袋を被せる。

5 両手に手袋を装着した状態で，手袋の装着具合を微調整する。ガウンのたるみを伸ばすため，袖を覆う部分(手袋開口部)も微調整する。

図5 閉鎖法(クローズド法)による手術手袋の装着(左手から装着する場合)

ナ・カストなどに収容し，滅菌する。

1 高圧蒸気滅菌(オートクレーブ)

適当な温度ならびに圧力の飽和蒸気により加熱することで，微生物をタンパク凝固(変性)により死滅させ，滅菌が成立する。通例の滅菌の条件は115〜118℃・30分間，121〜124℃・15分間，126〜129℃・10分間であり[2]，金属製，磁製，ガラス製など耐熱性が高い素材や，鉱油や固形の医薬品などのうち，蒸気と熱に安定なものが適用となる。芽胞形成菌に対しても，ほかの滅菌法に比べ短時間での効果を期待できる。被滅菌物の洗浄不足やパックへの詰めすぎは，滅菌不良の原因になる。

2 エチレンオキサイド(EO)ガス滅菌

EOはエーテル臭がある無色の気体(沸点10.7℃)で，微生物をタンパクのアルキル化により死滅させ，滅菌が成立する。EOは引火性があり，安定化のために液化炭酸ガスと混合して不燃性とする。EOガスおよびその二次生成物(エチレンクロヒドリンなど)は毒性が強いため，滅菌の際には被滅菌物から残留ガスを除去する工程(エアレーション)が必要である[2]。EOガスそのものが人体に有害な化学物質(特定化

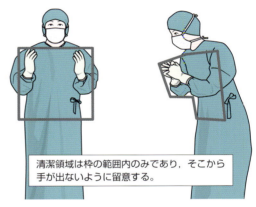

清潔領域は枠の範囲内のみであり，そこから手が出ないように留意する。

図6 術者のガウン装着後のイメージ

学物質障害予防規則および労働安全衛生規則の特定第2類物質)であることから，労働安全衛生法(作業環境評価基準)において取り扱いが規制されている。EOガスは環境への負荷も大きいことから，その排出は「特定化学物質の環境への排出量の把握等及び管理の改善の促進に関する法律(PRTR法)」の規制対象になっている[10]。このような経緯から，現在，EOガス滅菌には専用機器が使用されている。EOガス滅菌には，オートクレーブができないカテーテル類，内視鏡，カメラ，麻酔器材，縫合材料などが対象となるが，水溶液や濡れた被滅菌物は対象にならない。

1 術前準備（手術者・術野の準備）

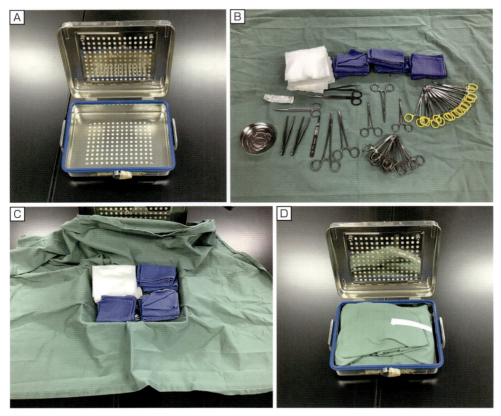

図7　手術器材の滅菌準備の例
A：滅菌コンテナの外観（松吉医科器械㈱，ニューカスト角型・フィルター式・ネジ止め・小サイズ，外寸 335×285 ×115 mm）。B：一重四角巾（ナガイレーベン㈱，900×1,200 mm）上に広げた手術器材一式。C：滅菌コンテナ内に手術器材を納めた様子。D：手術器材を一重四角巾で包み，インジケーターテープでとめた様子。この後，滅菌コンテナを閉じ，オートクレーブを行う。

図7，8に，筆者らの手術器材のオートクレーブの様子を紹介する。手術器材は手術後，速やかに消毒・洗浄し，水分を除去した後，図7の通り，手術器材はリネン製の四角巾に包み，滅菌コンテナに入れて滅菌を行う。ガーゼも滅菌カストに入れ滅菌している（図8A）。筆者は，図中の滅菌コンテナ・滅菌カストを15年ほど前に購入し継続使用しているが，これまで不都合を感じたことはない。これらは交換用フィルター（図8B）を使用し，閉鎖して扉付きの棚に収納しておけば内部の滅菌状態は維持される（最長3カ月間）。フィルターの交換は変色（白色から濃茶色へ）が顕著になった際に行っており，これまで数回交換した程度である。滅菌の完了はオートクレーブ対応のインジケーターテープで確認する（図8C）。なお，滅菌コンテナ・滅菌カスト内部の滅菌を確認するために，手術器材やガーゼの中にインジケーターテープを忍ばせている。

術野の準備

① 除毛と消毒

往診の合間に時間を割いて手術を行う臨床獣医師にとって，術野の準備は時間を要し骨が折れる作業の1つと言える。特に成牛では，馬や

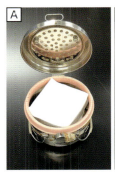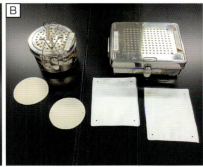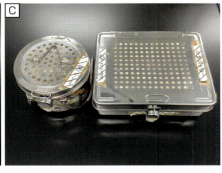

図8 滅菌カストの例
A：ガーゼ用滅菌コンテナの外観とガーゼ収納の様子（松吉医科器械㈱，ニューカスト丸型・フィルター式・ネジ止，外寸φ220×150 mm）。B：滅菌コンテナと交換用フィルター。C：オートクレーブ後の滅菌コンテナの外観。インジケーターテープには，コンテナの内容，滅菌日，滅菌担当者を記載している。インジケーターテープは滅菌後に縞模様が出るものを使用している。

小動物に比べ被毛が太く硬いものが多く，除毛に苦戦することがある。一方，牛の臨床現場では，古くから，カミソリによる剃毛が普及しており，熟練技と言っても過言ではない剃毛技術に長けた獣医師も多い。

術野の除毛はかつて，カミソリによる剃毛が医療・獣医療を問わず，広く受け入れられてきた。医療分野の調査において，SSIの発生率は除毛クリームを使用した患者（人）や剃毛しなかった患者では0.6％であるのに対し，カミソリで剃毛した患者では5.6％であった[11]。これは剃毛により皮膚に微細な切創が生じ，細菌増殖の温床となることが要因とされる[1]。医療分野ではこのようなエビデンスが積み上げられ，近年，SSIのリスク回避のために剃毛を行わない提案がなされている[11]。

牛では被毛が皮膚に密生するため，除毛はSSIの防除に不可欠である。除毛により，皮膚と消毒薬の密着効率が高まるため，皮膚消毒後の常在細菌数は劇的に減少する。牛の術野の除毛と消毒に関して，2001年にカナダ・モントリオール大学から，興味深い臨床研究が報告されている[12, 13]。この研究では，牛の膁部開腹手術において，4種類の術野準備プロトコール（Group 1：毛刈り＋ポビドンヨード消毒，Group 2：毛刈り＋グルコン酸クロルヘキシジン消毒，Group 3：剃毛＋ポビドンヨード消毒，Group 4：剃毛＋グルコン酸クロルヘキシジン消毒）を比較した（各群23頭）。毛刈りもしくは剃毛後は，洗剤による洗浄3回と滅菌スクラブ3回を計6分間行い，その後，選択した消毒薬とイソプロピルアルコールの交互塗布を3回繰り返した。いずれのプロトコールにおいても消毒直後の細菌数は消毒前の0.1～0.3％にまで減少し，手術直後でも消毒前の1.3～1.5％の細菌数であった。手術後30日以内のSSIの発生は4.4～8.7％でプロトコール間に大差はないが，皮膚表面の炎症はGroup 1および2の8.7％に対し，Group 3および4では47.8％であった。以上の結果は，除毛と消毒は術野の細菌数を激減させること，毛刈りと剃毛の消毒への影響に同等であること，消毒薬による効果に差はないことを明らかにしている。また，剃毛は皮膚表面を傷つけやすいことも示している。

術野消毒には，迅速な消毒作用発現と残存効果を併せ持つような効果が必要である。そのために，グルコン酸クロルヘキシジンあるいはポビドンヨードのどちらかとアルコールを組み合わせて使用するのが標準となっている[13]。グルコン酸クロルヘキシジンは作用発現が迅速で，

23

残存効果も最大6時間であり，有機物の存在下でも一定の効果を発揮することが利点である[13]。ポビドンヨードは，ヨウ素とポリビニルピロリドンの錯化合物であり，グルコン酸クロルヘキシジンより広域の作用スペクトルを有し，真菌類やウイルスに対しても効果を発揮する[2, 13]。ポビドンヨード単独による消毒効果発現に要する時間はグルコン酸クロルヘキシジンやアルコールより長いが，アルコールを添加することで短縮される[13]。ポビドンヨードの欠点として，消毒効力が有機物の存在下で低下することが挙げられる[13]。エタノールは消毒薬として古くから使用されているアルコール系消毒薬である。作用機序は微生物のタンパク質の変性，凝固，溶解，代謝機構の阻害であり，80％前後の濃度(76.9〜81.4％)で高い殺菌作用を発揮する[2]。イソプロパノールも広く普及しているアルコール系消毒薬であり，70％の濃度で使用される。これらの殺菌作用は迅速かつ強力であるが，効果の持続が短く，皮脂を溶解しやすいことが欠点である[2, 13]。

牛の術野準備として，スクラブは重要な作業の1つである。スクラブは機械的に皮膚状の汚れ，有機物，一過性細菌を除去するだけでなく，消毒薬を含む洗剤の使用によって常在細菌数を減少させる。では，スクラブに必要な時間はどのくらいだろうか？ この疑問には，米国・ワシントン州立大学の臨床研究の結果が参考になる[14]。この研究では，馬の関節穿刺術において，4種類のプロトコール(Technique 1：ポビドンヨード加洗剤で10分間のスクラブ＋イソプロパノール清拭，Technique 2：ポビドンヨード加洗剤で5分間のスクラブ＋イソプロパノール清拭，Technique 3：ポビドンヨード加洗剤で30秒間のスクラブを3回＋イソプロパノール清拭，Technique 4：市販ヨードフォア製剤を塗布し2分静置乾燥)を比較した。いずれのプロトコールでも細菌数は同程度に減少し，関節穿刺術後の合併症もなかった。すなわち，こ

の研究の条件下では，スクラブ時間が違っても消毒効果は同等と考えられた。

以下に参考として，筆者らの術野消毒プロトコールを紹介する。

1）毛刈り

術野は広く取ることを原則とし，切開線の約20 cm周囲を目処に長方形に毛刈りする。バリカンの刃は，子牛では No. 40(0.25 mm，Oster製)，成牛では No. 10(1.5 mm，Oster 製)を使用する。手術室内での手術では掃除機があれば，刈り取った毛を吸引する。

2）術野の予洗

適量の水道水で術野の毛や汚れを除去する。仰臥位の場合，術野の縁でゆすいだ水をタオルで受けて吸い取ることで，非消毒部位の被毛が濡れることを防ぐことができる。

3）消毒者の準備

マスク，キャップ，スクラブ(または半袖Tシャツなど)，清潔なプラスチック手袋を着用する(図9)。

4）スクラブ1回目(30秒〜1分)

適当なサイズの滅菌スポンジ[※1](成牛)あるいは適量の滅菌ガーゼ(子牛)を消毒液[※2]で湿らせ，ポビドンヨード加消毒洗剤[※3]を用いて術野全体をスクラブする。このスクラブでは，皮膚表面の残屑や汚れを浮遊させ除去することを意識する。

スクラブ後，適量の消毒液で術野をすすぐ。仰臥位での手術では，すすぎで溢れる消毒液を滅菌タオルなどで受けて吸い取り，被毛の濡れを防ぐ。

[※1]市販の台所用スポンジをオートクレーブ滅菌したもの。
[※2]0.01％塩化ベンザルコニウム溶液(例：水道水5 Lに10％塩化ベンザルコニウム液〈オスバン® S，アリナミン製薬㈱〉を5 mL 添加して作製)
[※3]イソジン® スクラブ液7.5％(塩野義製薬㈱)

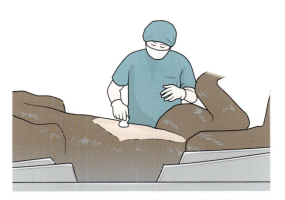

図9 術野消毒のイメージ（仰臥位保定の場合）
マスク，キャップ，スクラブ（半袖上着），清潔なプラスチック手袋を着用する。

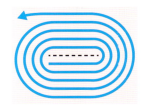

図10 術野消毒におけるスクラブ（2および3回目）の要領
術野中央部の切開線（点線）から開始し，円を描くように遠位に向かってスクラブを行う。

5）スクラブ2回目（30秒～1分）

　スクラブ1回目と同様の手順で術野をスクラブするが，消毒することを意識し，術野の中心（切開線）から周辺へ向かって円を描くようにスクラブを進める（図10）。スクラブ後は適量の消毒液で術野をすすぐ。

6）スクラブ3回目（30秒～1分）

　スクラブ2回目と同様の手順で術野をスクラブし（図10），消毒液[※2]ですすぐ。

7）術野の水分除去

　滅菌タオルで術野全体を優しく覆って水分を吸わせ，滅菌タオルを除去する。

8）消毒

　エタノール加10％ポビドンヨード液[※4]を術野全体にスプレーし，2分間静置する。

[※4]イソジン®フィールド液10％（塩野義製薬㈱）

　以上の工程の完了後，術者がドレーピングを行い，手術を開始する。

2 ドレーピング

　術野をドレープで覆う目的は，手術部位を最小限にし，術野外側の非消毒部位による汚染を避けることである[13]。手術中にドレープが動いてしまうと，非消毒部位からの汚染や微生物の移動を許してしまう。牛の手術ではドレープの固定にタオル鉗子を用いるが，皮膚を挟むときの疼痛で牛が過度に動いてしまうことがある。しかし，経験的にタオル鉗子をゆっくり閉じて皮膚を挟むことで，牛の許容範囲まで疼痛を軽減することが可能である[1]。ドレープをせずに手術を行う場合には，手術者は非消毒部位へ接触しないよう努める必要がある[1]。

　ドレープは，手術中に濡れてもバリア効果が保たれるものが望ましい。牛の手術において，リネン製とディスポーザブルの不織布のどちらも使用されているが，バリア効果の面では後者が優れている。筆者らは，牛の手術の際，洗濯・包装・滅菌の手間・時間の節約ならびに診療点数に見合う商品を入手可能なことから，常にディスポーザブルの不織布を使用している。

おわりに

　牛の手術において獣医師が認識すべき術前準備の基本事項をまとめた。手術者のガウンや手袋の装着はSSI防除につながる無菌手術の基本事項であるが，One Healthの観点では手術者（人）の健康を守る重要な行為とも言える。

　図11は，筆者の牛の手術の光景で，乳牛の第四胃変位整復術（図11A）あるいは子牛の臍帯遺残構造摘出手術（図11B）を行ったときのも

1 術前準備（手術者・術野の準備）

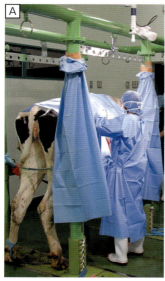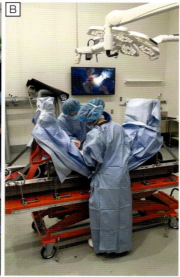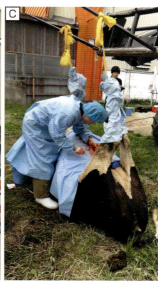

図11　筆者が実施してきた牛の腹部手術の様子
A：診療施設（手術室）内での起立位右腰部切開開腹術（第四胃変位整復術）。
B：診療施設（手術室）内での仰臥位腹部手術（臍帯遺残構造摘出手術）。
C：酪農場（屋外）での仰臥位腹部切開開腹術（第四胃変位整復術）。マスク・キャップ・手術用手袋はもちろんのこと，いずれもディスポーザブルタイプの手術用ガウンならびに不織布（㈱リブドゥコーポレーション製）を使用して手術を実施している。

のである。図のように，設備・人員ともに恵まれた環境下では，牛の手術においても無菌手術が可能である。図11Cは，野外で単独で実施した第四胃変位整復術の様子である。無菌手術を意識した術前準備を行ったが，息が白くなるような寒い季節の手術で，眼鏡が曇るため，視界確保を優先し，やむをえず，マスクの装着は諦めた。

このように臨床現場における牛の手術では，その都度，獣医師の責任において，迅速かつ効果的で最良の術前準備の方法を判断するためにも，無菌手術の基本知識に関する共通のガイドラインは重要である。

文献

1) Hendrickson DA, Baird AN：*Turner and McIlwraith's Techniques in Large Animal Surgery 4th edition*, Wiley-Blackwell, Hoboken（2013）
2) ICHG研究会：滅菌・消毒・洗浄ハンドブック：国際標準の感染予防対策，医歯薬出版，東京（2018）
3) 古川清憲，小川　龍，野呂瀬嘉彦ら：*J Nippon Med Sch*, 71（3），190-197（2004）
4) Parienti JJ, Thibon P, Heller R, et al.：*JAMA*, 288（6），722-727（2002）
5) Berríos-Torres SI, Umscheid CA, Bratzler DW, et al.：*JAMA Surg*, 152（8），784-791（2017）
6) 西垣恭一：小児循環器，35（4），214-220（2019）
7) Oie S, Oomaki M, Yorioka K, et al.：*J Hosp Infect*, 38, 61-65（1998）
8) 藤井　昭，西村チエ子，粕田晴之ら：日手術医会誌，23（1），2-9（2002）
9) Mangram AJ, Horan TC, Pearson ML, et al.：*Am J Infect Control*, 27（2），97-134（1999）
10) 大井一正：*Medical Gases*, 5（1），48-53（2003）
11) 小林寛伊：手術時手洗いのすべて，へるす出版，東京（2000）
12) Bédard S, Desrochers A, Fecteau G, et al.：*Can Vet J*, 42（3），199-203（2001）
13) Desrochers A：ウシの軟部組織外科（田口　清 監訳），獣医輸液研究会，江別（2006）
14) Zubrod CJ, Farnsworth KD, Oaks JL：*Vet Surg*, 33（5），525-530（2004）

総論：手技の基本

2 外科器具

外科用メス・剪刀

　牛に限らず動物の疾患を治療する際には，畜主からしっかりと問診をとり，患畜の身体検査や臨床検査の結果を正確に解釈し，それらを基に診断を下し，適切な治療（内科的・外科的）を選択，実施する必要がある。外科的介入が必要な疾患では手術がうまくいけば，その疾患は治ると思われがちである。もちろん，手術自体がうまくいくことは必須であるが，手術は治療行為のうちの1つでしかなく，それだけがうまくいけば良いというものではない。術前・術後の内科的治療，リハビリテーションなど周術期ケアが適切に行われなければ，無駄な治療を要し，最悪，動物の命を助けることができないこともあり得る。動物の疾患は多種多様で，同じものは2つとしてない。そのなかで，手術に臨むスタッフはあらゆる状況に臨機応変に対応できるよう，多くの引き出しを準備しておく必要がある。良い手術をするには適切な器具，縫合糸，結紮法，縫合法を選択し使いこなす必要がある。

　執刀医の力量は組織の扱い方に現れる。器具の扱い方に熟練すれば，組織の取り扱いに集中することができる。

外科用メス

　組織を切開するために用いる器具である。メスの構造はメス刃（刃部）とメスホルダー（柄部）に分かれており（図1），両者が一体で使い捨てのものとメス刃のみが使い捨ての替刃式のものがある。産業動物の外科手術では一般的に替刃式メスが用いられる。

1 メスホルダー（ハンドル）

　替刃式メスに用いるメスホルダーは，滅菌可能な金属製である。メスホルダーにディスポーザブルのメス刃を接続して使用するが，事故を防ぐため取り付けや取り外しは手でなく鉗子や持針器を使用して行う（図2）。メスホルダーは長さや形状，メスを取り付ける部分の幅によって，No.3，4，7の3種類に大別される。産業動物の外科手術では主にNo.4が用いられる（図3）。また，柄部の長さ，形状により様々な種類があり，使用する部位に応じて適切なものを選択する（図4）。

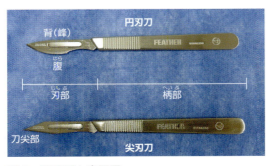

図1　円刃刀と尖刃刀

2 外科器具

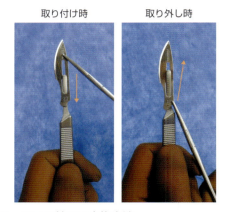

図2 メスの替刃の交換方法

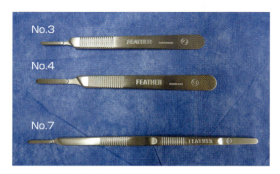

図3 メスホルダーの種類

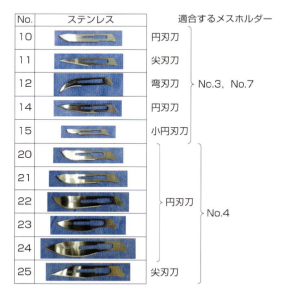

図5 メスの替刃の種類

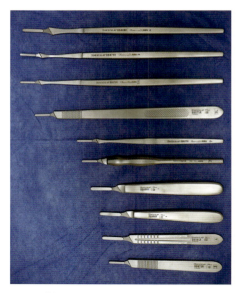

図4 様々なメスホルダー

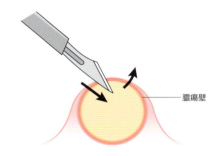

図6 膿瘍壁の切開

2 メス刃の種類と選択

　メス刃は形状によって尖刃刀（スピッツメス）と円刃刀（バウフメス）に分けられる（図1）。さらに，メス刃の大きさや刃腹の角度によってNo.10からNo.25に分けられ，それぞれに適合するメスホルダーが決まっている（図5）。
　尖刃刀は刃が直線で先端が鋭角となっており，指の微妙な細かい動きが刃先に伝わるので，微細な切開に向いている。例えば，皮膚の小切開や剥離，膿瘍壁に刀尖を差し込んで切開排膿させるような場合（図6），血管や腸管の切開などといった繊細な操作を必要とするときに用いられる。

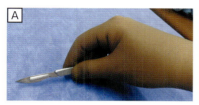 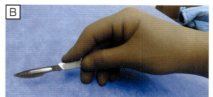 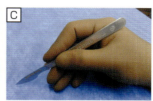

図7　メスの把持法
A：バイオリン把持法，B：テーブルナイフ把持法，C：ペングリップ把持法。

一方，円刃刀は円弧状の刀腹で厚い組織（皮膚など）の切開や軟部組織を切離する際に用いられる。

3 把持方法

メスの把持方法には①バイオリン把持法，②テーブルナイフ把持法，③ペングリップ把持法の3種類があり，メス刃の形状や対象組織，処置内容に応じて使い分ける（図7）。

1）バイオリン把持法
　　（Violin-bow holding，図7A）

円刃刀を使用する際の把持法である。バイオリンの弓を持つように母指（親指）と示指（人差し指）の間に柄部の先端をしっかり挟み，柄部の中央から尾を手掌と残りの指で包み込むように把持する。長い皮膚切開を行う場合に用いられるが，テーブルナイフ把持法に比べメス刃に力が伝わりにくいため，1刀で皮下組織まで到達させるのは難しい。また，小範囲の切開や弧状切開，途中で切開方向を変更するような場合には向いていない。

2）テーブルナイフ把持法
　　（Table knife holding，図7B）

円刃刀を使用する際の把持法である。示指を柄の背に当て，円刃刀の先端をやや立てて把持する。力を加えやすく安定して切開できる。長い皮膚切開を行う場合に用いられる。示指による下方向への力の調節が可能であるが，深く入りすぎないように注意が必要である。

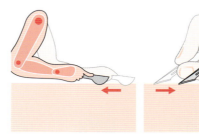

図8　メス刃の運び

文献2をもとに作成・一部改変

3）ペングリップ把持法
　　（Pen grip holding，図7C）

尖刃刀や円刃刀で刃先を使用する場合の把持法で，執筆法とも呼ばれる。ペンを握る要領で把持し，環指（薬指）と小指は支点として皮膚面に接地させる。前述した2つの把持法に比べ組織に対するメス刃の角度が大きいので，短く，細かい切開が可能である。正確な切開や切離が要求されるような操作の際に用いられる。

4 メスの使い方

メス刃は引くと鋭利に切れるが，押しては切れにくい。

円刃刀を使用する場合は，メスの重心に中指を当てて手と手首は固定し，肩関節と肘関節を自由に動かして刀腹で切開する（図8左）。

尖刃刀は示指のPIP関節（指の先端から2番目の関節，図8右黒丸）を軸とした示指の動きで切開する。小指を手術面に密着させると手指の動きが安定する。

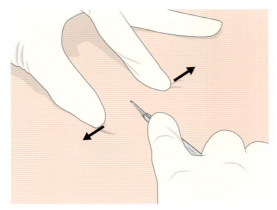

図9 カウンタートラクション

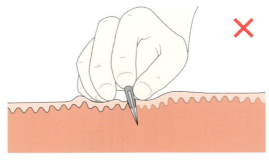

図10 カウンタートラクションが緩くなった悪い例
メスで皮膚を切開している間は，カウンタートラクションを決して緩めてはならない。

文献2をもとに作成・一部改変

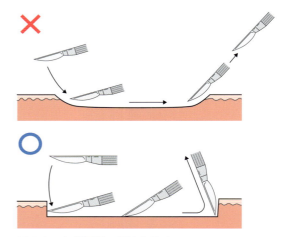

図11 皮膚切開の起始と終止
切開創の起始と終止部分が同じ深さになるよう切開する。

一般に皮膚を切開する際は，横方向では術者の左側から右側に向かって，縦方向では上方から下方に向かってメスを運ぶ。この際，1回の切開で皮下織まで到達し，垂直に切開することが理想である。そのために以下の3つを意識する。

①円刃刀の刃腹で切開する
②皮膚を固定する

皮膚はコラーゲンと弾性線維が密に織り込まれているため硬いが，皮下組織は軟らかいため外力によってその下の骨や筋肉からずれやすい。したがって，目的とする部位を正確に切開するには皮膚をしっかり固定する。

③メス刃を皮膚に垂直に当てる

具体的には，メスを持っていない手の母指と示指で皮膚をしっかり押さえ込み，その指を伸ばして目的とする皮膚切開部位をピンと張って固定する（カウンタートラクション，図9）。メスを手術面に対してほとんど並行に把持して，カウンタートラクションを加えた皮膚に刃腹を垂直に押し当ててメスを引けば，皮膚が切開される。カウンタートラクションを緩めてしまうと，皮膚がずれて刃先と皮膚面との角度を垂直に保てなくなる（図10）。

メスの構造上，皮膚切開の起始と終止の深さが浅くなり，術創感染の原因となることがある。切開創の大きさに見合った創口の開大を得るためには，起始と終止の部分は図11のように操作し，できるだけ同じ深さにする必要がある。

剪刀

剪刀では「切離」と「剥離」を行うことができるため，外科手術において比較的使用頻度の高い器具である。形状が異なる多くの種類の剪刀があるが，ここでは産業動物の外科手術で使用されることが多いものについて解説する。

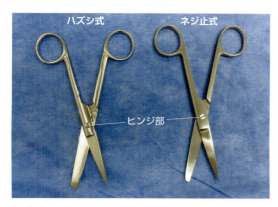

図12 剪刀のヒンジ部の種類

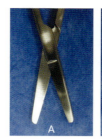 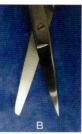 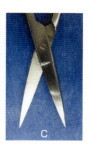

図13 剪刀の刃先の形態
A：両鈍，B：片尖，C：両尖。

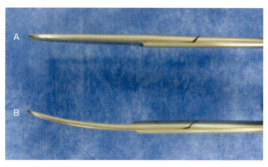

図14 剪刀の刃先の形状
A：直，B：曲。

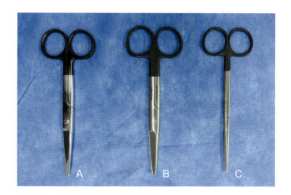

図15 各剪刀の刃先の違い
A：外科剪刀，B：メーヨー剪刀，C：メッツェンバウム剪刀。

1 剪刀の構造

剪刀は2枚の剪葉がネジ止めによって合わさっている。剪葉を止める関節部(ヒンジ部)には「ハズシ式」と「ネジ止式」のものがある(図12)。「ハズシ式」は取り外しが容易で洗浄などの手入れがやりやすい反面，使用しているうちに摩耗によって関節部が甘くなり，使用中にガタついたり外れやすくなるといった欠点がある。「ネジ止式」は洗浄しにくいが，外れる心配がなく固定がしっかりしている。

2 剪刀の種類と選択

剪刀は大まかに，①刃先の形態(尖・鈍)，②刃の形状(直・曲)，③柄の長さ(長・短)で分類される(図13，14)。直剪刀は主に体表で用いられ，刃の局面と組織との間にスペースをつくれる曲剪刀は，切離する組織を目視で確認しやすいので，体表のほか，深い創内や腹腔内などで用いられる。

産業動物の外科手術では主に外科剪刀，両鈍で刃先が細いメーヨー剪刀，全体が細く，刃が薄くて先端が丸味を帯びたメッツェンバウム剪刀が用いられる(図15)。

外科剪刀は縫合糸など生体組織以外のものを切離する際に使用される。外科剪刀のうち，両鈍曲で長さが15 cm前後のものをクーパー剪刀と呼ぶこともある。メーヨー剪刀は組織間を剥離するのに有用で，鈍的に組織を圧排し剥離を進められ，さらに剥離した組織の切離も可能である。皮下組織から腹膜，筋膜，腱，靭帯などといった軟らかい組織から，比較的硬い組織を切離する際や，剥離でも広く用いられる。メッ

31

2 外科器具

表1 各剪刀の用途と特徴

		外科剪刀	クーパー剪刀	メーヨー剪刀	メッツェンバウム剪刀
刃先の形態		両鈍, 両尖, 片尖	両鈍	両鈍	両鈍
刃の形状		直	直・曲	直・曲	直・曲
切開	縫合糸	◎	○	△	×
	硬組織(筋肉, 腱・靭帯など)	△	◎	◎	×
	軟組織(腹膜, 筋膜など)	△	◎	◎	×
	繊細な組織(薄い膜や血管)	△	×	×	△
剥離		△	○(鈍)	○(やや鈍)	◎
その他		基本的には生体組織以外の切離	メーヨー剪刀よりも幅が広く, 先端が鈍	クーパー剪刀よりも先端が細く, 刃の片側だけ研磨されている	クーパー剪刀やメーヨー剪刀よりも全体が細く, 細かい操作に優れる 基本的には剥離のみに用いる 縫合糸や硬い組織の切離に使用すると切れ味が悪くなる

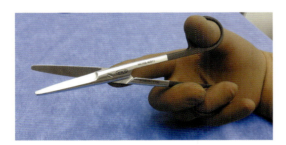

図16 Standard surgeon's grip

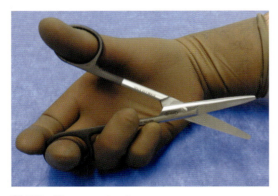

図18 Reversed grip

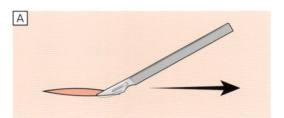

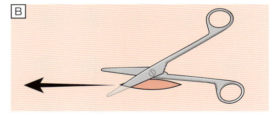

図17 メスと剪刀の使い方の違い
メスは左から右へ(A), 剪刀は右から左へ(B)組織を切る(術者が右利きの場合)。

3 剪刀の持ち方

　母指と環指を指輪に通し(母指は第一関節まで), 中指と環指でハンドルを包みこむように把持し, 刃を固定する。示指は軽く屈曲させて剪刀背面のヒンジ部に添え, 三点支持で把持する(Standard surgeon's grip, 図16)。左手をヒンジ部や刃先に添えるか, 右手の一部を周辺の固定された組織に添えることで, 安全に切開や剥離を行うことが可能となる。
　剪刀の進行方向はメスと反対である。術者が

ツェンバウム剪刀は, より細かい剥離や深部の操作には有用で, 基本的には剥離のみに用いるが, 薄い膜や比較的軟らかい組織(細い血管など)の切離に用いることもできる(表1)。

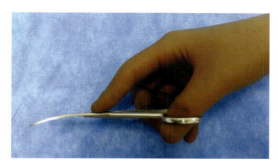

図19 曲剪刀の持ち方

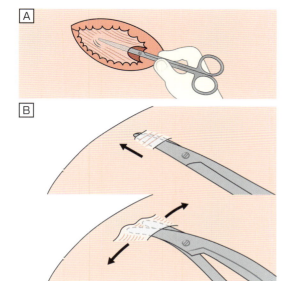

図21 剪刀による剥離動作
A：先端を閉じたままヘラのように周囲を圧排しながら剥離する。
B：まず閉じた剪刀の刃先を組織内に挿入する。次に組織内で剪刀の刃先を少しだけ開いて剥離する。

右利きの場合，メスは左から右に操作するが，剪刀は右から左へ組織の切離を進める（図17）。これと逆方向に使用する場合は，母指と示指もしくは中指を指輪に通して刃先が術者側に向くように持つ（Reversed grip，図18）。

曲剪刀を使用する際は，基本的には弯曲した刃が手掌側にくるように持つ（図19）。

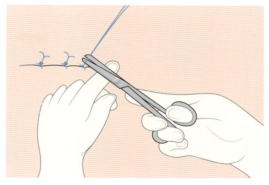

図20 縫合糸切断時の左手の添え方
糸切り時に剪刀の刃先を安定させるために，左手背の上に右手を置いたり，左手示指の上に剪刀を置いて，左手を「てこの支点」とする。

4 剪刀の使い方

1）切離

剪刀は「刃先1～2 cmの切れ味がその剪刀の命」と言われるくらい刃先が重要で，この部分では絶対に硬いものを切ってはならない。軟らかい組織は刃先で，縫合糸や硬い組織は刃先を損傷しないように刃の根元に近い部分で切離する。切離する際は，剪刀の刃の方向と対象物が常に直角もしくは直角に近い角度で，切離部位が視認できていることが必要である。

組織の切離には，基本的に先端が両鈍の剪刀を用いる。縫合糸を切断する際，左手が空いていれば左手の示指で剪刀を支えるか（図20），右手を左手の上に置くことで，素早くかつ的確に安定した切断ができる。

2）剥離

剪刀による剥離には，先端を閉じたままヘラのように周囲を圧排しながら剥離する方法（図21 A）と，閉じた刃先を剥離したい組織内に挿入し開きながら行う方法がある（Hilton's maneuver，図21 B）。刃を挿入する際に，差し込みすぎるとより深部の臓器を傷害することがあるので注意が必要である。

3）押し切り

腹膜はまず，鑷子で腹膜を引き上げてからメスで穿刺・小切開し，癒着の有無を確認する。

2 外科器具

癒着がなければ示指と中指を腹腔内に挿入して腹膜を引き上げ，両指の間に剪刀の片方の刃先を小切開孔に挿入する。そのまま剪刀を切開方向に進めることで，腹膜内の臓器を傷つけずに腹膜を押し切ることができる（図22）。

4）圧排

閉じた剪刀の刃先を，筋組織などの走行を持つ組織に挿入した後，組織の走行方向（時に垂直方向）に刃先を開くことで組織を圧排し，切開孔の幅を拡げることができる。

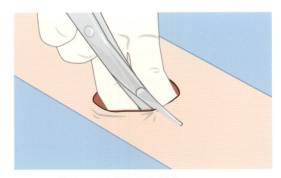

図22　剪刀による押し切り動作

鉗子

鉗子

鉗子は組織や縫合糸を「把持」する目的（ときに剥離や結紮操作を行うこともある）で使用される器具である。把持する対象物（組織や臓器）や部位によって様々な鉗子があるが，産業動物の外科手術で主に使用されるものとしては，①止血鉗子，②組織把持鉗子，③腸鉗子，④子宮鉗子，⑤タオル鉗子がある。

1 鉗子の構造

「把持」を目的とした器具として鑷子があるが，鉗子との大きな違いはラチェット（爪かけ式ストッパー）と呼ばれる構造の有無である（図23）。鉗子はラチェットが付いていることで使用者の力を用いずに把持の状態を維持できる。ラチェットは一般に3〜4段階となっており，押さえ込む段階が進むほど把持力は増すが，一方で把持した組織に与える傷害は強くなる。

2 鉗子の種類と使い方

鉗子には把持面に，鈎が付いていないもの（無鈎鉗子）と付いているもの（有鈎鉗子）がある。無鈎鉗子は軟らかい組織（粘膜や腸管など）の把持や剥離，有鈎鉗子は皮膚や筋層などの比較的硬い組織を把持する際に使用する（図24）。

鉗子を使用する主な目的は前述したように「把持」することである。把持する対象は目的によって血管や腹膜，腸管，子宮，縫合糸と様々である。

鉗子は基本的に剪刀と同じく，示指を軽く屈曲させて鉗子背面のヒンジ部分に添えた三点支持で持つ（Standard surgeon's grip/Tumb-ring finger grip，図25）。曲鉗子は尖端の弯曲を手掌の弯曲に合わせて持つ。

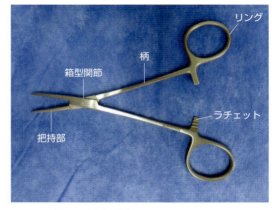

図23　鉗子の基本構造

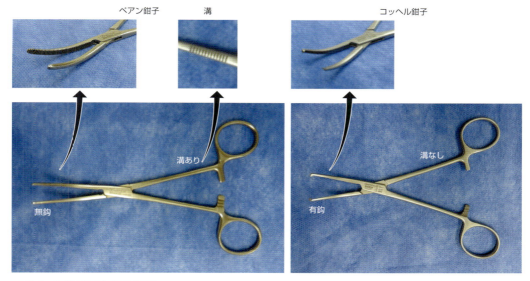

図24 無鈎鉗子と有鈎鉗子

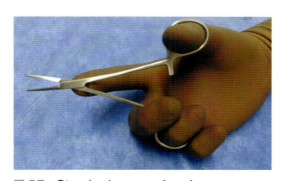

図25 Standard surgeon's grip

3 止血鉗子

　止血鉗子には様々な種類があるが，産業動物の外科手術では一般にモスキート鉗子，ペアン鉗子，コッヘル鉗子が用いられる（表2）。止血操作には血管の太さに応じた鉗子を選択し，出血部に対して垂直になるように把持する。止血鉗子は尖端が最初に閉じる構造になっているため，血管を把持する際は鉗子の先端が少し余る程度に把持する（図26）。この際，血管を周囲組織と一緒に巻き込んで把持すると，目的とする血管の把持が甘くなり，結果的に十分な止血ができなくなる。

表2 止血鉗子の種類

	モスキート鉗子	ペアン鉗子	コッヘル鉗子
鈎の有無	無鈎・有鈎	無鈎	有鈎
先端の太さ	細	太	太
先端の形状	直・曲	直・曲	直・曲
大きさ	小	大	大

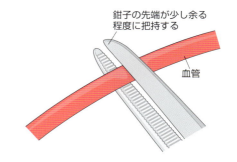

図26 血管の把持方法

2 外科器具

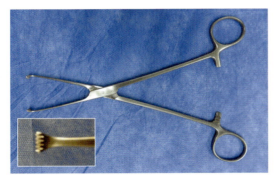

図27　アリス鉗子

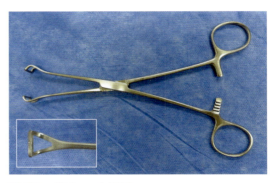

図28　バブコック鉗子

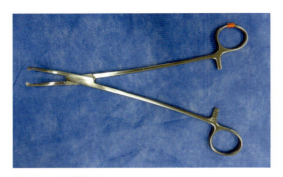

図29　腹膜鉗子

1）モスキート鉗子

　小型の鉗子で，鉤の有無と尖端の形状（弯曲の有無）によって4種類ある。後述のコッヘル鉗子やペアン鉗子に比べ，より小型で先端が細くなっているため，出血部をピンポイントで鉗圧できる。止血操作以外の使用として，助手が結紮糸を誘導する際や結紮部が緩みやすい場合に結紮部を一時的に把持するのに使用することもある。

2）ペアン鉗子

　ペアン鉗子とコッヘル鉗子の違いは鉤の有無だけなので，一見区別がつきにくい。そのため，ペアン鉗子の柄の部分に溝が入っているものもある（図24）。ペアン鉗子の把持部は無鉤で横溝が入っている。コッヘル鉗子に比べて把持力は弱いが，組織への侵襲性も低い。止血の目的以外では組織の把持のほか，縫合糸やガーゼを掴む際や剥離にも使用される。

3）コッヘル鉗子

　コッヘル鉗子の把持部はペアン鉗子と同様に全体に横溝が刻まれているが，違う点は先端に3つ鉤が付いている。ペアン鉗子よりも把持力が強いが，組織への侵襲性も高いため，止血目的で用いられるよりも，比較的硬く弾力性に乏しい組織（筋膜など）や縫合糸，異物を把持する際に用いられる。

4 組織把持鉗子

　産業動物の外科手術ではあまり使用される機会は多くないかもしれない。代表的なものとして，アリス鉗子とバブコック鉗子，腹膜鉗子がある。

1）アリス鉗子，バブコック鉗子

　アリス鉗子は咬合面に短く小さい縦溝が刻まれている（図27）。先端部分が幅広く，小さな圧力で組織を把持できるようになっている。把持力は強く，皮膚，筋膜や腱などの硬い組織を把持するのに適しているが，把持力が強いため軟部組織や臓器の把持には不適である。

　バブコック鉗子の咬合面には鉤がなく，細かな横溝が刻まれており，組織への侵襲性はアリス鉗子よりも低い（図28）。腸管や膀胱などの臓器の把持に使用される。

　アリス鉗子もバブコック鉗子も先端部以外で組織を把持しないようになっているが，逆に把持部には大きな力が加わるため，必要以上に把

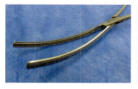
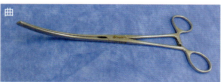
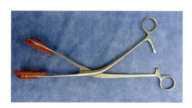

図31　子宮鉗子

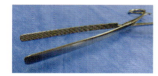
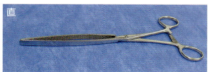

図30　腸鉗子

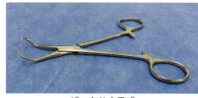
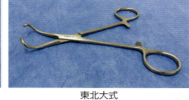
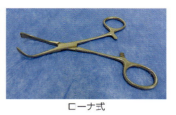

バックハウス式　　　　東北大式　　　　ローナ式

図32　タオル鉗子

持・牽引しないように注意を要する。

2）腹膜鉗子

　腹膜鉗子は尖端に大きな鉤が付いており，主に産業動物の外科手術において，閉腹操作の際に腹膜の把持に使用される（図29）。非常に把持力が強いため，強く引っ張りすぎると腹膜の裂離を起こすことがあるので注意が必要である。

5 腸鉗子

　その名の通り，腸管切除や腸管吻合などの場面で腸の把持と腸管内容物の漏出防止を目的に使用する。腸鉗子には，ドアイヤン，メーヨーロブソン，コッヘルなどいくつか種類があるが，一般的にドフイヤン腸鉗子が使用される（図30）。把持部分の形状は直型と曲型（反型）がある。咬合面は縦溝になっており，腸管へ与える損傷が最小限になるようになっている。

6 子宮鉗子

　子宮鉗子は帝王切開の際に子宮を創外で把持する際に用いられる。先端部は横溝の入ったゴムやシリコン製になっており（図31），取り外して洗浄することができる。ラチェットを絞りすぎると把持力が強くなりすぎて子宮を損傷することがあるので，使用の際は子宮がこぼれ落ちない程度の鉗圧にとどめておく。

7 タオル鉗子

　タオル鉗子には尖端が鋭（バックハウス式）のものと鈍（東北大式，ローナ式）のものがある（図32）。主にドレープを動物に固定する際に使用するが，産業動物の外科手術では，臍膿瘍などの手術時に臍部を牽引する際に使用することもある。先端が鋭のものは固定の際に疼痛が生じて患畜が動くことがある。鈍は鋭ほどの疼痛は生じないものの，ラチェットを絞りすぎると組織が挫滅・壊死することがあるので注意が必要である。

2 外科器具

持針器（把針器），鑷子

持針器（把針器）

持針器は把針器とも呼ばれ，その名の通り，針を把持し組織に刺入・抜針する目的で使用する外科器具である。組織の縫合や吻合，閉鎖のみならず，組織に支持糸をかけたり，止血の際に血管を貫通結紮する場合にも使用する。

① 持針器の種類と構造

持針器には大きく分けてマチュー型とヘガール型がある。どちらもラチェットがあり，このラチェット部分が重なるとロックがかかり，外れると針の固定が解除される。ラチェットの重なりが多いほど把持力は強くなる（図33）。

1）マチュー型持針器（図33 A）

指を通す指輪がなく，柄には滑り止めのための溝が彫られている。手掌と指全体で包むように把持するため力を入れやすい。持針器の中央に戻しバネがあり，最後のラチェットを超えるとロックが解除され持針器の先端が開くようになっている。マチュー型持針器は針を把持する力が強いので，皮膚や筋膜などの硬い組織へ針を刺入するのに適している。

2）ヘガール型持針器（図33 B）

鉗子のように指を入れるための指輪が2つあり，一般的な鉗子と同じような構造をしている。マチュー型持針器のような戻しバネがないため，原則的には指輪に通した指でラチェットを意識的に浮かせて外すことで持針器の先端を開く。繊細な作業が可能で，腸管吻合や縫合止血，鼠径部など深部の縫合に適している。

3）オルセン・ヘガール型持針器（図33 C）

ヘガール型持針器に剪刀が備わった持針器である。先端の咬合部位に剪刀が付いている。縫合時に術者自身で縫合糸を切断することができるため，少人数で手術をする場合に便利である。しかしながら，操作に不慣れだと不意に縫合糸を切断してしまう危険性があり，さらに純粋な剪刀よりも切れ味が若干劣る。また，ヘガール型に比べ咬合面が小さいため，針の把持力はそれより劣り，構造上，持針器自体の強度もヘガール型より弱い。

② 持針器の持ち方

針を把持する際に針先が術者から見て左向きになることを「順針」，右向きになることを「逆針」という（図34）。

持針器の持ち方には，① Finger grip 法，② Palm grip 法，③ Thenar grip 法がある。

1）Finger grip 法（図35）

ヘガール型持針器の持ち方である。2つの指輪に母指と環指を通して剪刀と同じように持つ。繊細な組織の縫合や正確な縫合が必要な際に用いられる持ち方である。

2）Palm grip 法（図36）

マチュー型持針器では片方の柄を包み込むように，ヘガール型持針器では指を輪の中に通さず，母指の付け根のふくらみに片方（上方）の輪が接するように握る。手掌内で持針器を自由に回転させることができるので，深部の縫合や複雑な運針も行いやすい。手首の回転を利用するため，針を大きく回転させることが可能である。また，示指が持針器の先端にあるので，針先の動きが安定する。持針器の長軸が術者の前腕の長軸とほぼ一直線上になることで，術者の示指を中心とした手首の回転がそのまま持針器の先端に伝わるため，縫合針のカーブに沿った精度の高い運針が可能になる（図37）。基本的にマチュー型持針器を使用する際に用いられるが，ヘガール型持針器を使用する際も Palm grip 法で把持することが推奨されている。

ヘガール型持針器を Palm grip 法で把持した

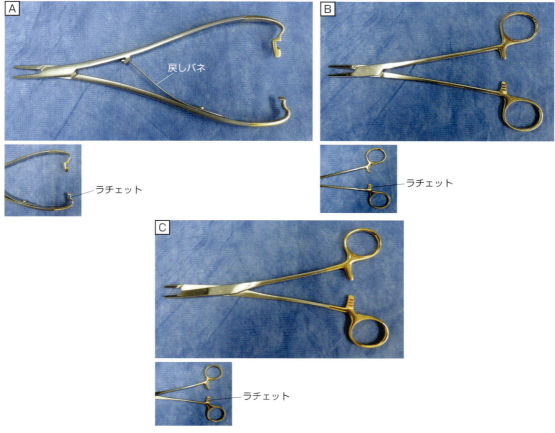

図33 マチュー型持針器（A），ヘガール型持針器（B），オルセン・ヘガール型持針器（C）

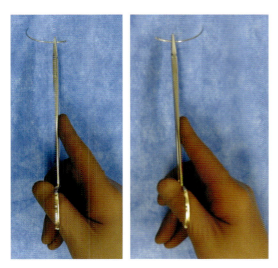

図34 順針（左）と逆針（右）

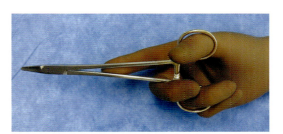

図35 Finger grip法

2 外科器具

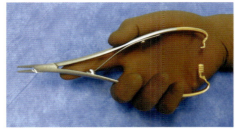
マチュー型持針器の場合

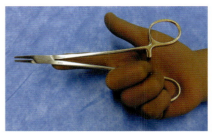
ヘガール型持針器の場合

図36 Palm grip 法

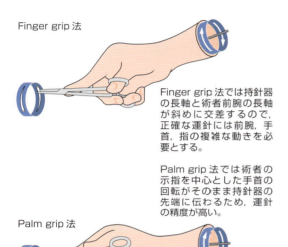

図37 Finger grip 法と Palm grip 法の違い

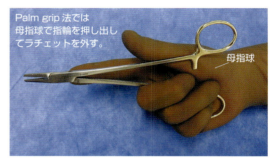

図38 Palm grip 法でのヘガール型持針器のラチェットの外し方

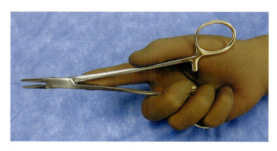

図39 Thenar grip 法

際のラチェットの外し方は，持針器の一方の柄を中指，環指，小指で把持しながら母指球でもう一方の指輪を押し出すようにする（図38）。

3）Thenar grip 法（図39）

Palm grip 法と同じように母指は輪に通さず，母指の付け根に片方（上方）の輪を置くが，もう片方（下方）の輪に小指を通す。ラチェットを締める際は母指で押し込み，外す際は下方の輪に通した環指を手掌側に引きながら，上方の輪に通した母指を環指と反対側に押すことで外す。

3 針の持ち方と持針器の使い方

縫合針は一般的に弯曲しており，先端部分から付け根を三等分して，先端部（ポイント），体部（ボディ），尾（基）部（スウェッジ）に分けられる。基本的には持針器の先端で垂直になるように縫合針を把持するが，より強い把持力が求められる場合には持針器の中央付近で把持する。

縫合針を把持する部位は，スウェッジ部分（糸と針の接合部）から針先までの1/3～1/2の部位とする。硬い組織へ刺入する際は1/2の部分を把持すると針が曲がりにくい。

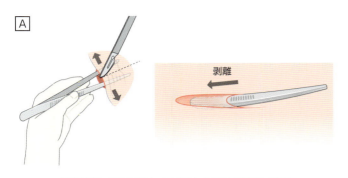
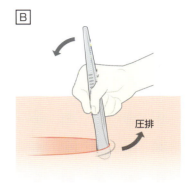

膜様組織に小孔を開け，その孔から組織の下面に鑷子を挿入して，鑷子の脚部の弾性を利用して組織を剥離する（右）。鑷子を有溝ゾンデのようにして，開けた鑷子の間で組織を切開することにも用いる（左）。

図40　鑷子による組織の剥離（A）や圧排（B）

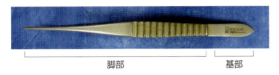

図41　鑷子の構造

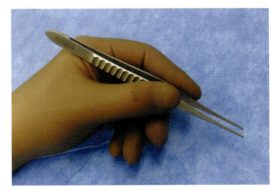

図42　鑷子の把持方法

鑷子

手指では操作困難な微細な作業を行う際に用いる器具である。鑷子は組織をつまんだり，引き寄せたり，押さえたりするのに使用するほか，組織の剥離（図40 A）や圧排（図40 B）にも使用する。

1 鑷子の構造

鑷子は組織を把持する脚部と示指の付け根と接する基部に分かれている（図41）。また，2本の金属を張り合わせてつくられている「併式」（図41）と1本の金属を折り曲げてつくられている「折り曲げ式」がある。併式はバネが弱いため長時間使用しても疲れにくい。一方，折り曲げ式は併式よりもバネが強く，安価である。「併式」と「折り曲げ式」どちらを使用するかは術者の好みにもよるが，腸管吻合など細かい縫合を繰り返し行うような場合には「併式」の方が操作性が良い。

2 鑷子の種類と使い方

鑷子には先端に鋭利な鈎を持つ有鈎鑷子と，横溝だけ入った鈎のない無鈎鑷子の2種類に大別される。ほかにも先端の幅や大きさ，溝や鈎の入り方の違いによって多くの種類があるが，ここでは，産業動物の臨床現場で主に用いられる鑷子について記載する。

原則として，術者は利き手でない手でペンを持つように鑷子を持つ（図42）。脚部に彫られている溝の部分を圧迫すると先端も閉じ，力を緩めると先端が開くようになっている。

術者は利き手で剪刀や持針器を持ち，組織の切開や剥離，縫合を行うが，その際，利き手と反対の手に鑷子を持ち，利き手の操作に先んじて

2 外科器具

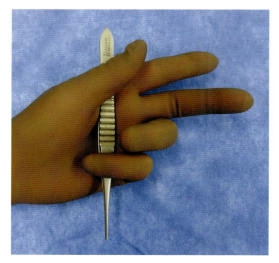

図43 鑷子を手掌で握る場合

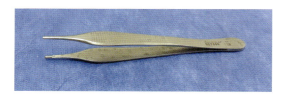

図45 アドソン鑷子

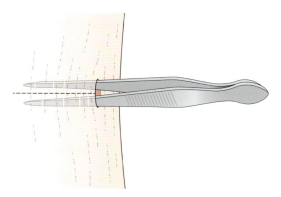

図44 鑷子による組織の縦方向の剥離

目的とする組織を把持，牽引する．

糸を手で結ぶ際には，環指と小指で鑷子を保持し，鑷子を手掌で把持する（図43）．

1）外科鑷子

① 有鈎鑷子

有鈎鑷子は片側の先端に少なくとも1つの鈎があり，反対側には挟み込むように2つ鈎が付いて咬み合わさるようになっている．鑷子の鈎が組織の表面を刺すことで滑るのを防ぐようになっている．皮膚や筋膜の把持に用いる．腸管などの軟部組織は鈎で損傷させてしまうので用いない．筋膜や軟骨，骨のような硬くて滑りやすい組織の把持に使用する．

② 無鈎鑷子

無鈎鑷子に鈎はないが，先端に溝が彫られているものが多い．先端に鈎はなく滑り止めのための細かな横溝が入っている．有鈎鑷子に比べて把持力は弱いが組織の損傷は少ないので，粘膜や血管，腸管などの軟らかい管状組織を把持する際に使用する．

また，無鈎鑷子の先端は組織を縦方向に剥離する際に用いることがある．剥離する組織にメスや剪刀で小孔を開け，その孔に鑷子を挿入し鑷子の弾性を利用して組織を優しく広げるように剥離する（図44）．

2）アドソン鑷子（図45）

アドソン鑷子は先端が細く，微細な作業を行う際に用いる．先端は有鈎と無鈎があり，外科鑷子よりも先端が細い．有鈎のアドソン鑷子は繊細な鈎を持ち，鑷子の脚部に加えられた力が小さな鈎の先に集中し，組織を点として把持できるので，皮膚縫合時の皮膚の操作など細部の組織を把持する際に使用する．

おわりに

目的とする手術をスムーズに遂行するためには正しい器具を選択し，正しく使用することに尽きる．1頭でも多くの牛を助けるためには「日々是精進」．

文献

1） Wind CG, Richi NM：*Principles of Surgical Techniquie 2nd ed*, 63-66, Williams & Wilkins, Baltimore（1987）

2） 下間正隆：カラーイラストでみる外科手術の基本，照林社，東京（2004）

3） Kirk RM：*Basic Surgical Techniques 6th ed*, Churchill Livirgstone, London（2010）

4） Fossum TW：*Small Animal Surgery 3rd ed*（Hedlund CS, Johnson AL, Achulz KS, et al., eds）, Mosby, St. Louis（2007）

5） フェザー安全剃刀外科手術用製品カタログ（https://www.feather.co.jp/medical_pdf/feather_surgery140707.pdf）2025 年 2 月 10 日参照

6） 日本フリッツメディコ株式会社　Fo- Animal 鋼製手術器械総合カタログ（https://frigzmj.com/pdf/vets4000_02_hpver.pdf）2025 年 2 月 10 日参照

7） 富士平工業株式会社総合カタログ（https://www.fujihira.co.jp/seihin/chk/all_catalog/chk_all_catalog.pdf）2025 年 2 月 10 日参照

総論：手術の基本

3

縫合法と結紮法

西洋医学における「外科」のはじまりは理容師による外科処置であったとも言われている。したがって，当時の外科器具と言えば"かみそり"と"はさみ"くらいしかなかったのであろうと思われるが，外科学の発展に伴い様々な外科器具が開発・改良されてきた。選択できる器具が増えたことで様々な状況に対応できるようになった反面，各々の器具の種類や特徴をよく理解し，適材適所で使い分ける知識を身に付け

なければ「宝の持ち腐れ」になりかねない。

本項では，手術器具と同様に手術を行ううえで不可欠な「縫合糸」と「縫合針」について，そして縫合のはじまりと終わり，止血操作などすべての外科手技の基本となる「結紮法」，さらには手術において最も基本的かつ根幹をなす手技である「縫合法」の基本と，特に確実な操作が求められる腸管の縫合法について解説していく。

縫合糸と縫合針

縫合糸

縫合糸は，機能（吸収性 or 非吸収性），素材（天然 or 合成），構造（モノフィラメント or マルチフィラメント）によって分類される（図1）。さらに，それぞれの素材成分や表面コーティングの有無，サイズ，縫合針の有無により数多くの種類の縫合糸が存在している。使用部位や使用目的，操作性を十分に考慮したうえで最適な縫合糸を選択する必要がある。

1 サイズ（太さ）

多くの種類の縫合糸が存在することは前述した通りだが，それぞれの縫合糸に様々なサイズが用意されている。縫合糸のサイズは，BPC（The British Pharmacopoeia：英国薬局方）やUSP（The United States Pharmacopeia：米国

薬局方），日本産業規格（JIS-T4101）によって決められている。国内で使用されている縫合糸はUSP で規定された USP サイズで表記されているものがほとんどである。合成吸収性縫合糸および非吸収性縫合糸ともに最も細いものがUSP 12-0（直径 0.001〜0.009 mm），最も太いものが合成吸収性縫合糸では USP 5（直径 0.7〜0.799 mm），非吸収性縫合糸では USP 10（直径1.2〜1.299 mm）である（表1）。

産業動物の外科手術では，対象とする動物の大きさや縫合糸の機能（吸収性あるいは非吸収性）によって用意する縫合糸のサイズは異なる。一般的に，乳頭や膀胱の縫合には USP3-0〜0（吸収性縫合糸），子宮の縫合には USP1〜2，腹壁（腹膜，筋層）の縫合には USP 2〜5（吸収性縫合糸），皮膚縫合には USP 0（吸収性縫合糸）や USP 1〜5（非吸収性縫合糸）を

44

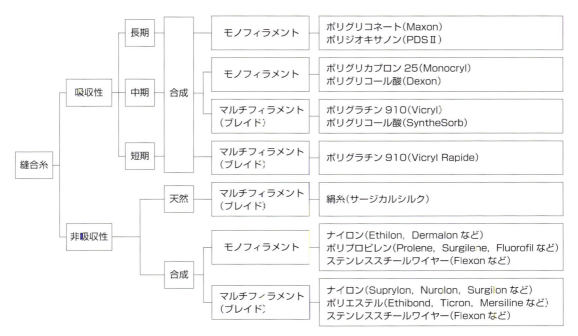

図1 医療用縫合糸の種類

表1 医療用縫合糸の規格

USP(米国薬局方)39版による規格					日本産業規格(JIS-T4101)			
合成吸収性縫合糸			非吸収性縫合糸			医療用絹製縫合糸			
糸の太さ (USPサイズ)	糸の直径(mm)		糸の太さ (USPサイズ)	糸の直径(mm)		糸の太さ (号数)	糸の直径(mm)		結節 抗張力 (N)
	最小	最大		最小	最大		最小	最大	
12-0	0.001	0.009	12-0	0.001	0.009				
11-0	0.01	0.019	11-0	0.01	0.019				
10-0	0.02	0.029	10-0	0.02	0.029				
9-0	0.03	0.039	9-0	0.03	0.039				
8-0	0.04	0.049	8-0	0.04	0.049				
7-0	0.05	0.069	7-0	0.05	0.069				
6-0	0.07	0.099	6-0	0.07	0.099				
5-0	0.1	0.149	5-0	0.1	0.149	1	0.1	0.15	1.47
4-0	0.15	0.199	4-0	0.15	0.199	2	0.15	0.2	2.94
3-0	0.2	0.249	3-0	0.2	0.249	3	0.2	0.27	5.88
2-0	0.3	0.339	2-0	0.3	0.339	4	0.27	0.34	8.83
0	0.35	0.399	0	0.35	0.399	5	0.34	0.41	11.77
1	0.4	0.499	1	0.4	0.499	6	0.41	0.48	14.71
2	0.5	0.599	2	0.5	0.599	7	0.48	0.56	19.12
3・4	0.6	0.699	3・4	0.6	0.699	8	0.56	0.64	29.42
5	0.7	0.799	5	0.7	0.799	9	0.64	0.74	35.3
			6	0.8	0.899	10	0.74	0.86	51.49
			7	0.9	0.999				
			8	1	1.099				
			9	1.1	1.199				
			10	1.2	1.299				

文献9より引用・改変

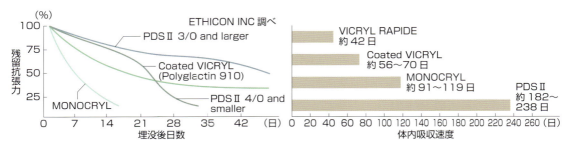

図2　吸収性縫合糸の残留抗張力と吸収速度

文献10より引用・改変

使用する。

2 縫合糸の種類と特性

産業動物の外科手術において縫合糸を選択する際，使用部位や操作性，使用目的に応じて，①組織反応性，②抗張力維持期間，③結節保持力，④機能（吸収性 or 非吸収性），⑤構造（モノフィラメント or マルチフィラメント），⑥操作性，⑦経済性を考慮する必要がある。

1）組織反応性

現在の縫合糸は以前と比べ格段に改良され，組織同士の癒着や肉芽形成を引き起こす原因となる組織反応性は少なくなっている。それでも縫合糸は生体にとっては異物であることから，最小・最短の縫合で完遂できるように適切なサイズの針，縫合法を選択し，できるだけ生体内に残置する異物量を少なくする必要がある。

2）抗張力維持期間

張力に対して耐える能力を維持できる期間で，抗張力が強ければ組織保持力も強くなる。糸の特性にかかわらず，一般的にサイズが大きい（太い）ほど抗張力も強くなるが，組織反応性も強くなる。

3）結節保持力

糸の結び目（結節）の緩みにくさのことである。結節保持力が強ければ結節が緩まないので，組織保持力は強くなる。一般的にモノフィラメントの縫合糸は形状記憶があることに加え表面が滑らかであるため，結節が緩みやすい。

また糸の特性にかかわらず，結節が多くなれば結節保持力は増すが，組織反応性も強くなる。

4）機能（吸収性 or 非吸収性）

縫合糸は体内での吸収方法の違い（加水分解の有無）によって，吸収性縫合糸と非吸収性縫合糸に分けられる。

吸収性縫合糸は一時的な組織反応は認められるが，最終的には体内から消失するため組織反応による弊害が生じにくい。縫合糸の素材成分によって抗張力の経時的変化や吸収期間は異なる（図2）。また，加水分解の速度は縫合糸に含まれるエステル基の割合（エステル基率）によって決められ，エステル基率が高いポリグリコール酸（Dexon）の方がポリジオキサノン（PDSⅡ）よりも早く分解される。加水分解される際は縫合糸周囲の環境（pH）も影響し，アルカリ性環境下だと分解速度が速くなる。そのため，癒合を阻害する基礎疾患やアルカリ性環境へ変化させる感染には注意が必要である。吸収性縫合糸は消化管のような治癒速度の速い組織や，子宮など高感染リスク組織，結石形成リスクのある尿路系組織，口腔内や咽頭，腹底部など抜糸困難な部位などに使用する。

非吸収性縫合糸のうち，天然の縫合糸として絹糸（サージカルシルク）があり，現在も産業動物の外科手術では頻用されている。絹糸はしなやかで結紮性もよく安価である一方，天然動物由来タンパクであるため，強い組織反応性を生じるといった欠点も有している。また，編糸（ブ

表2 モノフィラメントとマルチフィラメントの特徴

	モノフィラメント	マルチフィラメント
操作性	形状記憶があるためコシが強く，操作性はあまり良くない	柔軟性が高くしなやかなため操作性が良い
		捻れに弱い
組織通過性	優れる（組織損傷が少ない）	組織通過時の摩擦により，組織を傷つける可能性がある
結紮の大きさ・保持力	結節が大きくなりがちで，緩みやすい	結節は比較的小さく，緩みにくい
毛細管現象	ない	ある（感染リスクあり）
強度	持針器による挫滅，捻れに弱い	

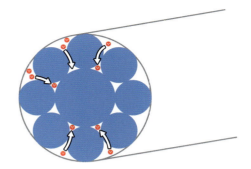

図3 ブレイド縫合糸の毛細管現象

レイド）であるため毛細管現象により細菌の温床になりやすく，医療領域ではアメリカ疾病予防管理センター（Central for Disease Control and Prevention：CDC）の手術部位感染（Surgical site infection：SSI）防止ガイドラインにおいて，絹糸の使用でSSIの発生頻度が上昇することが報告されている．非吸収性縫合糸は，筋膜や腱など治癒が遅く，また縫合部位に大きな圧がかかる組織で使用される．

5）構造（モノフィラメントorマルチフィラメント）

縫合糸の構造によりモノフィラメントとマルチフィラメントに分類され，それぞれに特性がある（表2）．

1本の繊維でつくられている縫合糸をモノフィラメント（単糸）と呼ぶ．モノフィラメント縫合糸は単一フィラメント（ノンキャピラリー）で表面が平滑であるため，感染を起こしにくい．ただし，捻れに弱いという欠点がある．

マルチフィラメントには細いフィラメント（糸）を撚って1本の糸にした撚糸と複数本の細いフィラメントを編みこんで1本の糸にしたブレイドがあるが，近年使用されているマルチフィラメント縫合糸のほとんどはブレイドである．マルチフィラメント縫合糸は，柔軟性があるため操作性が良く，また，結紮しやすく結節保持力も良い．ただし，複数の細い糸を編んで（キャピラリー）作製しているため，細い糸同士の間にきわめて狭いが空隙ができ，その空隙に液体が吸い込まれていく，いわゆる毛細管現象が生じやすいという欠点もある（図3）．落下細菌などが毛細管現象により縫合糸に吸い込まれてしまうと，大きい好中球やマクロファージは空隙に入り込めず，感染巣が成立してしまう．特に，非吸収性のマルチフィラメントを使用する際は，このリスクを理解したうえで使用する必要がある．

6）操作性

モノフィラメントではその形状から，縫合糸自体にクセが付きやすいため取り扱いにくい．一方，マルチフィラメントは柔軟性があるため，取り扱いやすく縫合しやすい．

7）経済性

縫合糸を選択するうえで最も大きな選択要因となっているのが経済性ではないだろうか．できるだけ経費を抑制したいという気持ちは痛いほど分かる．ただ，安価な縫合糸を使用し生じる合併症の割合が仮に「1,000頭中1頭」であったとしても，農家にとってその牛は「かけがえのない1頭」かもしれない．高価な縫合糸は手術の成功の必要十分条件ではないが，合併症の発生リスクをお金で解決できるのであれば，そう高いものではないのではなかろうか．

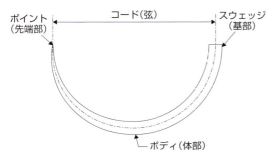

図4 縫合針の基本構造

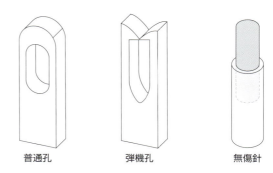

図5 針孔の形状の違いによる分類

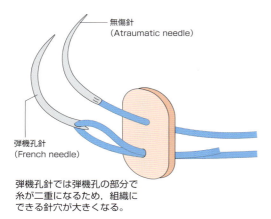

図6 針孔のある縫合針と無傷針における組織通過時の針穴の大きさの違い

縫合針

縫合針には対象とする様々な組織，組織の形状，大きさに対応できるよう色々なものがある。

1 縫合針の基本構造

針は先端部（針先）をポイント，基部をスウェッジ（糸と針の接合部），その間（体部）をボディと呼ぶ（図4）。

2 縫合針の種類

針は縫合糸を通す針孔の有無，サイズ，形状によって分類される。

1) 針孔

縫合針先端の反対型に針孔があるタイプと縫合糸と一体型（無傷針）のものがある。針孔があるものは針孔の形状によって普通孔（ナミ孔）と弾機孔（バネ孔）に分けられる（図5）。人医療や小動物医療で使用される縫合針のほとんどは無傷針である。産業動物の外科手術で使用する縫合糸は人や小動物よりも太く，選択可能な無傷針が少ないため，針孔のある縫合針を使用することが多い。

普通孔は裁縫用針の針孔に近く滅菌すれば何度でも使用可能で廉価ではあるが，柔らかい縫合糸を通すのに時間がかかり，さらに抜けやすいため操作性が良いとは言えない。一方，弾機孔は針孔がバネ様になっており，術中に素早く針に糸を装着できるように工夫されている。

普通孔，弾機孔ともに縫合糸に比べ針穴部が太く，針穴で縫合糸が二重に折られた状態で組織を通過することから，縫合糸の外径よりも針穴が大きくなり，無傷針に比べ組織損傷の程度が大きくなるという欠点がある（図6）。

2) サイズ

縫合針には裁縫針のような直針と弯曲している円針があるが，実際の手術現場で使用するのは円針がほとんどである。円針は弯曲の程度により，1/4円針（弱々弯），3/8円針（弱弯），1/2円針（強弯），5/8円針（強々弯）がある（図7）。

比較的大きい創や組織を縫合する際は手首を少し回内・回外するとスムーズに運針できる弱弯針が使用され，逆に深く狭い部位の組織を縫合する際は，少ない手首の回転で多くの組織を

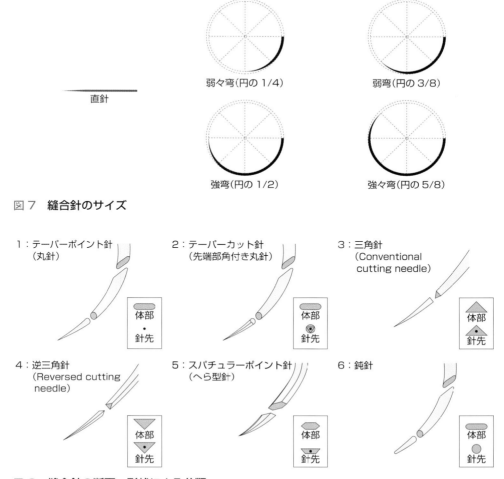

図7 縫合針のサイズ

図8 縫合針の断面・形状による分類

すくえる強弯針の方が操作しやすい。

3 形状

縫合針は先端部と体部の形状によって6種類に分けられるが(図8)、ここでは主に産業動物の外科手術で使用される、①丸針、②角針(三角針、逆三角針)について解説する。

1) 丸針(Taper needle)

丸針に先端が鋭利だが刃が付いていない。つまり、組織を切りながらではなく、開きながら貫通するので組織に対する損傷が少ない。そのため、腹膜や皮下組織、筋膜、筋肉、消化管、膀胱など抵抗なく刺入しやすく軟らかい組織の縫合に使用する。テーパーカット針(先端部角付き丸針)は逆三角針を針先に設置し、体部は丸針と同様の刃のない構造になっている。針先に刃が付いているため比較的硬い組織も貫通させることができ、また体部には刃がないため組織の切断も少ない。腱など硬くて裂けにくい組織の縫合に使用する。

2) 角針(Cutting needle)

角針は鋭い刃と針先を持ち、体部が三角稜構造になっている。丸針よりも組織刺通性に優れているため、皮膚などの硬い組織の縫合に用いられる。一般的な角針(Conventional cutting needle:三角針)は針の両側とカーブの内側に

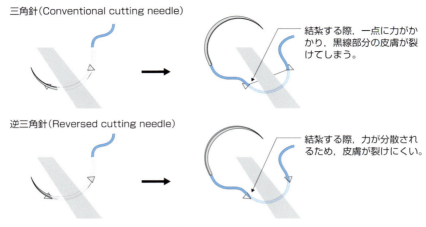

図9　角針による縫合時の組織損傷

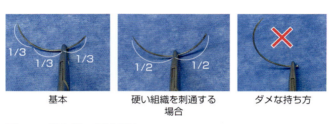

図10　縫合針の把持部位

向かって刃が付いている．皮膚や腱などの硬い組織の縫合に使用する．しかしながら，縫合の際に必要以上に糸を引っ張ると糸自体で組織を裂いてしまうため，縫合時の引っ張る力に注意が必要である（図9）．

逆三角針（Reversed cutting needle）は，刃が両端とカーブの外側に付いており，カーブの内側は三角形の底辺となっている．縫合糸はこの三角形の底辺の部分にあたるため，三角針に比べて針穴に生じる裂傷も少ない（図9）．三角針に比べ逆三角針は強度があり，より硬く刺通しにくい組織に適している．

4 運針

運針は，「Point to the left, eye to the right, both pointing upwards, convexity down.（針先は左，針孔は右，ともに上を向いて，下に凸）」と言われる．

基本的に持針器の把持部先端で，持針器と垂直になるように針を把持する．硬い組織へ刺入する際など，より強い把持力を必要とする場合は，持針器の把持部中央付近で針を把持する．針の先端から2/3～3/4の位置を把持するが，硬い組織を刺通する際は1/2の部位を把持することもある．ただし，先端部や基部を把持してはならない（図10）．

理想の運針は，①針先を対象組織に直角に刺入し，②縫合針のカーブに沿って，円を描くように針を進め抜くこと，に集約される．これらの動きをスムーズに行うには，持針器の柄に添えた示指で縫合針を操る感覚で，手首を柔らかく保ち，手首のスナップ（回内・回外動作）を利用することが必要である．この際，持針器を持つ手と反対側の手に鑷子を持ち，縫合組織を軽く牽引・挙上して組織に直角に針が刺入するように把持・誘導することも重要である．

また，縫合する組織量が多く1回の運針で縫

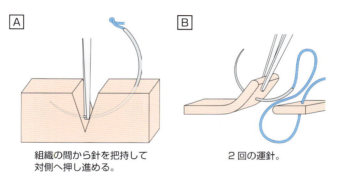

組織の間から針を把持して
対側へ押し進める。

２回の運針。

図11　１回の運針で縫合できない場合

合を完遂できない場合，無理な力を加えて縫合針を押し進めることは決してしてはならない。そのような場合には，縫合組織の間で縫合針を把持し対側へ押し進めたり（図11 A），いったん縫合する片側の組織にのみ縫合針を刺入し抜針した後，再度縫合する対側の組織に縫合針を刺入して２回の運針で完遂させる（図11 B）と，組織に無理な力をかけることなく原則に沿った運針ができる。

短時間で手術を終えることは動物と術者の双方の負担を減らすために重要なことである。しかし，鎮静効果が切れてきて体動が大きくなってくると，早く終わらせたい気持ちが先に出て少々強引になることがあるかもしれない。それは避けるべきで，多くの場合，急いでいるときこそ「急がば回れ」を心に刻み，原則に則った縫合をする方が余計な出血などを起こすこともなく，結果的に短時間で終わることが多い。

結紮法

結紮法の種類

基本的な結紮法は以下に紹介する３つである。牛の外科手術では手結びと器械結びの両方を必要とするため，どちらも修得しておく必要がある。

1 片手結び

片手の指だけで結紮する方法である。片方の手に持針器や鉗子などの器械を把持した状態で，もう片方の手で結紮することができるが，糸の緊張を保ちながらの結紮はできない。一方の糸が長く他方が短い場合や，結紮を何回も繰り返す場合に用いられる。

2 両手結び

両手の指を用いて結紮する方法である。両方の糸の緊張を保ちながら，２本の縫合糸に同量の力を加えて結紮できるので，第一結紮を緩めずに第二結紮を行うことができる。片手結びより操作スペースと時間を要する。

3 器械結び

指の代わりに持針器を用いて結紮する方法である。状況によってペアン鉗子や鑷子を用いることもある。器械結びでは結紮中に糸の緊張を保つことができないため，モノフィラメントの縫合糸では緩みやすくなる。そのような場合には，助手に鉗子や指で結び目を把持してもらい

3 縫合法と結紮法

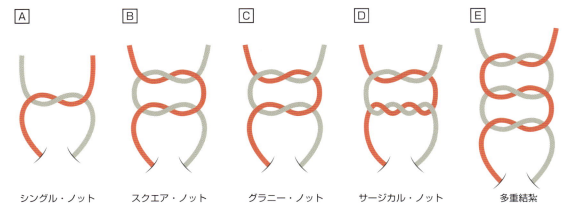

図12 結び方の種類

ながら第二結紮を行うことで，緩みを防ぐことができる。

結び方の種類

1 シングル・ノット（Single knot，単結紮）
（図12 A）

　結紮の第一段階の結び方である。これだけでは，結紮は完結しない。シングル・ノットを2回以上，さらに2本の縫合糸を均等な力で直線状に牽引したときのみ確実な結紮となる。一方の糸の牽引だけが強く，同じ方向の結紮を繰り返すと，1本の縫合糸にもう1本が巻き付いたいびつで不確実なスリップ・ノットをつくりやすくなる（図13）。

　シングル・ノットの結節回数は，マルチフィラメント（ブレイド）では最低3回，モノフィラメントでは4回以上行う必要がある。

2 スクエア・ノット（Square knot）
（図12 B）

　外科手術ではこのスクエア・ノットが原則的な結紮法である。第一結紮と第二結紮の単結節の方向を反対方向に結ぶと，結び目が上下の鏡面対象となる。2つの結節は結紮糸の走行に対して逆となり，結び目がしっかり咬み合って緩みにくくなるため，滑りにくく，かつ結び目が

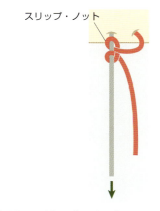

図13 スリップ・ノット

小さいため，確実な結紮が可能となる。欠点は，第一結紮が緩んだ場合に締め込むことができないことである。確実なスクエア・ノットを行うには，①縫合糸の牽引方向，②縫合糸の牽引力，③結びの方向の3要素に注意する。

3 グラニー・ノット（Granny knot，女結び）
（図12 C）

　第一結紮と第二結紮を同じ結び方で行い，シングル・ノットの方向が同一になる結紮法である。スクエア・ノットよりも早く結ぶことができるが，結び目がしっかり咬み合った形とならず，結紮糸の走行に対して垂直方向になるため，結紮糸に張力がかかると結び目が緩みやすくなる。もし，第一結紮と第二結紮がグラニー・

ノットになった場合は，第三結紮および第四結紮をスクエア・ノットにすれば，確実な結紮にすることができる。

グラニー・ノットは第一結紮が緩んだとしても，第二結紮で締め直すことができるが，滑りの良い縫合糸では第二結紮をきつく締めると締まりすぎる。組織を必要以上に締めすぎてしまう可能性があるので，注意が必要である。

スクエア・ノットを行っているつもりが，実はこのグラニー・ノットであった，ということをよく目にするので，今一度，自身で確認してみることをお勧めする。

④ サージカル・ノット（Surgical knot，外科結び）（図12 D）

第一結紮で縫合糸を2回絡ませる結紮法である。2回絡ませることで，縫合糸同士の接触面積が大きくなり摩擦係数が増加するので，第二結紮までに第一結紮が緩みにくい。第一結紮の結び目の幅が第二結紮の結び目よりも広くなるため，第一結紮と第二結紮の結び目同士がしっくり咬み合わないことがある。この場合，縫合糸の構造に応じて，結紮を増やす必要がある。

第四胃を腹壁に固定する際など，離れた組織を強く寄せる場合や張力がかかる部位では，第一結紮を強く締めても第二結紮までの間に緩んでしまうことがある。このような場合にはサージカル・ノットが有用である。第一結紮の結び目を片側に寄せてロックすると，さらに結び目が緩みにくくなる。

ただし，結紮部位が大きくなり，組織中に多くの縫合糸（異物）を残すことや，血管など細いものを結紮するには結び目が大きい分，抜けやすく（外れやすく）なることに注意が必要である。

⑤ 多重結紮（図12 E）

二重結紮で結紮が緩む場合に用いる方法で，基本的には第一結紮から交互に反対方向へ結紮を加えていく。場合によっては，グラニー・

ノットで結び目を目的とする位置へ送り込みながら締め込み，第三結紮以降をスクエア・ノットのように交互に結紮操作することで確実な結紮にすることもある。

結紮の原則

結紮は術野の状況に応じて，手結び（片手結び，両手結び）もしくは器械結びを選択し，スクエア・ノットで結紮することが重要である。第一結紮を捻じらずにきちんと締めれば，第二，第三結紮は緩まないように添えるだけで強く締める必要はない。

① 第一結紮は交差させない

結紮糸を90°以上捻じって締めると糸が切れやすくなるので，「第一結紮は交差させない」（図14）。

結紮糸のループ面が，術者の体の水平面上にある場合，縫合糸を左右に牽引して結紮すると糸が捻じれやすいため，できるだけ結紮糸のループが術者の体の矢状面にくるようにして，上下に牽引して結紮すると捻れにくい（図15）。

それ以外の方法として，①結紮の操作前にあらかじめ縫合糸を交差させておく，②結紮中に左右の縫合糸を持ち替える，③結紮の最後に両手を交差する，のいずれかの方法をとることで交差することを防ぐことができる（図16）。

② 第一結紮を緩ませない

スクエア・ノットでは，第一結紮が緩むと，その後の結紮をいくら締めても締まらないので，第一結紮を緩ませないようにする必要がある。そのためには，①第一結紮をサージカル・ノットにする（図17 A），②第一結紮の後，糸に張力がかからないように糸をたるませてから第二結紮を行う（図17 B），③第一結紮の後，両手結びで両方の糸に均等に張力をかけながら第二結紮を行う（図17 C），④第一結紮の結び目をペアン鉗

子や鑷子で軽く把持するか，指で押さえて緩まないようにしている間に第二結紮を行う（図17 D）。

結紮法の実際

スクエア・ノットについて，片手結びを図18，両手結びを図19，器械結びを図20に解説した。サージカル・ノットは器械結びの図20 ③において，スクエア・ノットが持針器に縫合糸を1回巻き付けるところを2回巻き付ける点が違うだけで，後はスクエア・ノットの操作と同様である。

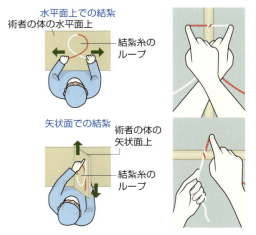

図15 結紮糸のループは術者の体の矢状面に持ってくる

結紮糸のループ面が，術者の体の水平面上にある場合，縫合糸を左右に牽引して結紮すると糸が捻れやすいため，できるだけ結紮糸のループが術者の体の矢状面にくるように操作すると良い。

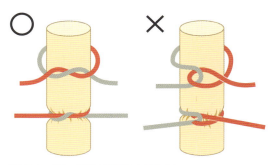

図14 第一結紮は交差させない

結紮糸を90°以上捻じって締めると，わずかな力でも糸が切れやすい。

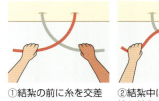 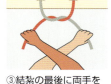

①結紮の前に糸を交差させておく。
②結紮中に左右の糸を持ち替える。
③結紮の最後に両手を交差する。

図16 第一結紮を交差させない方法

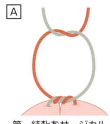 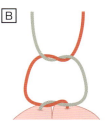 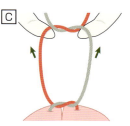 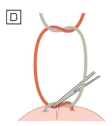

A 第一結紮をサージカル・ノットにする。

B 第一結紮の後，糸に張力がかからないように糸をたるませてから第二結紮を行う。

C 第一結紮の後，両手結びで両方の糸に均等に張力をかけながら第二結紮を行う。

D 第一結紮の結び目をペアン鉗子や鑷子で軽く把持するか，指で押さえて緩まないようにしている間に第二結紮を行う。

図17 第一結紮を緩ませないための方法

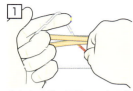
1
白糸を手掌で把持し,左示指の第一関節の上に置く。

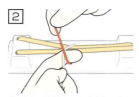
2
右手を手前側から奥側に動かし,赤糸を左示指に巻き付けるようにして白糸の上に持っていく。

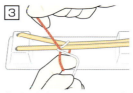
3
右手で赤糸を持ったまま,左示指の先端で白糸を引っ掛けてループの中を通す。

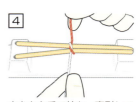
4
白糸を左手で持ち,牽引して結び目を締め込む。

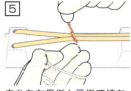
5
白糸を左母指と示指で持ち,巻き付けるようにして左の手掌を仰向けにする。

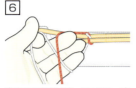
6
右手を手前に持ってきて,中指に引っ掛けて白糸の上に交差させる。

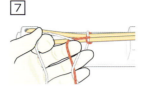
7
左中指で赤糸を押さえ,白糸を引っ掛けてループの中に白糸を通す。

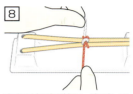
8
白糸を左手で持ち,牽引して結び目を締め込む。

図18　スクエア・ノット（片手結び）

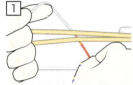
1
白い縫合糸(白糸)を手掌で把持し,左示指の第一関節の上に置く。

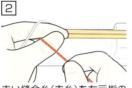
2
赤い縫合糸(赤糸)を左示指の第一関節下に持ってくる。

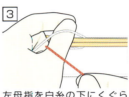
3
左母指を白糸の下にくぐらせる。

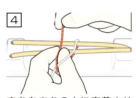
4
赤糸を白糸の上に交差させて左手の示指と母指で把持する。

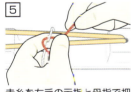
5
赤糸を左手の示指と母指で把持したまま白糸のループの間を通す。

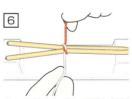
6
糸を把持しながら両手を対側に牽引し,結び目を締め込む。

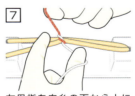
7
左母指を白糸の下から上に突き出す。

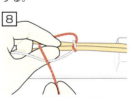
8
赤糸を左母指の上で白糸とループをつくるように交差させる。

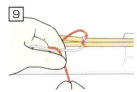
9
左示指をループの上から下に突き出し,母指と示指で赤糸を把持する。

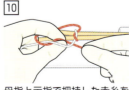
10
母指と示指で把持した赤糸をループの中を下から上にくぐらせる。

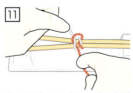
11
糸を保持しながら両手を牽引し,結び目を締め込む。

図19　スクエア・ノット（両手結び）

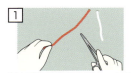
① 利き手に持針器を持ち，もう片方の手で同側にある糸を持つ（赤糸）。このとき，それと逆側の糸は短くしておかないと結びにくくなり，縫合糸を無駄にすることになる。

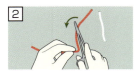
② 結び目をつくる側（赤糸）の内側に持針器の先端を置く。

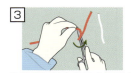
③ 持針器に縫合糸を1回巻き付けると同時に，持針器を持った手を外側に捻じる。

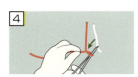
④ 持針器に縫合糸を巻き付けたまま，短い方の糸の先端を把持する。

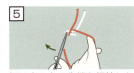
⑤ 短い方の糸の先端を把持したまま，長い方の縫合糸（赤糸）の中をくぐらせる。

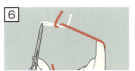
⑥ 持針器で把持している縫合糸と指で保持している縫合糸を均等の力で，糸孔に水平になるように牽引するが，この際，手が交差する。

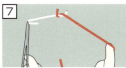
⑦ 第一結紮の完了。

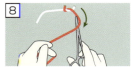
⑧ 第二第一結紮の開始。

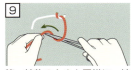
⑨ 第一結紮のときと同様に，結び目をつくる側（赤糸）の内側に持針器を置き，縫合糸を1回巻き付ける。

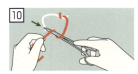
⑩ 持針器に縫合糸を巻き付けたまま，短い方の糸の先端を把持する。

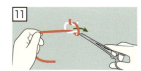
⑪ 短い方の糸の先端を把持したまま，長い方の縫合糸（赤糸）の中をくぐらせる。

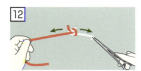
⑫ 均等の力で，糸孔に水平になるように牽引する。

図20　スクエア・ノット（器械結び）

基本的な縫合法

米国の医師・医学者でジョンズ・ホプキンス大学のビッグフォーと称されている William Stewart Halsted は，縫合の基本的な考え方として，①滅菌および無菌的な手術，②組織の丁寧な取り扱い，③組織への血流の確保，④細心かつ確実な止血，⑤デッドスペース（死腔）をなくす，⑥組織への張力を最小にする，⑦組織は各層ごとに並置・縫合する，ことを提唱している（Halsted's Principle of Surgery）。この原則は人の外科手術に限ったものではなく，当然のことながら，牛の外科手術における縫合にも当てはまる。

単純結節縫合（図21）

単純結節縫合は最も古い縫合法であり，現在でも最も使用されている。創縁にかかる張力と創面の接合状態を調節しやすいが，1針ずつ結紮するため連続縫合に比べて縫合に時間を要する。その反面，各結節が独立しているため，結節の緩みや切断によるほかの結節への影響が少ない。さらに，確実に創面の接着が保持でき，感染リスクが少ないというメリットがある。

創縁の一方から縫合針を刺入し，切開線に対して直角に横断して反対側の組織から抜針する。基本的には，露出した縫合糸はすべて平行

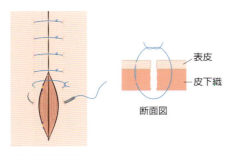

図21　単純結節縫合
創縁の一方から縫合針を刺入し，切開線に対して直角に横断して反対側の組織から抜針する（断面図は皮膚縫合時のもの）。

になるように縫合する。右利きの術者は右から左へ，左利きの術者であればその逆で行う。創面の血流を確保するために，結び目は切開線上に配置されないように，また，すべての結び目が同じ並びになるように配置する。

　縫合針を刺入する際は，縫合する組織の厚さを考慮する必要がある。例えば，成牛の皮膚では切開線から約1 cm離れた部位から刺入し，反対側の同程度切開線から離れた位置から抜針する。子牛の皮膚や筋層であれば，もう少し切開線に近い部位から刺入と抜針を行う。結紮する際の力が強すぎたり，縫合針の刺入と抜針の位置が創口から離れすぎていると，創面が反り返ることがあるので，注意が必要である。

　また，腹圧が強く創縁に強い緊張がかかる場合は，第一結紮をサージカル・ノットとし，持針器で把持している縫合糸を反対側に倒し，結び目をロックすると緩みにくくなる。適切な張力で縫合すれば，接合した創縁が周囲の皮膚よりも軽く隆起する"Halsted roll"が形成される。縫合の間隔は，創縁にかかる張力と，縫合糸を創縁から配置する距離に依存する。一般的に，縫合の間隔は切開線から縫合糸の刺入部位までの距離の2倍程度とされる。

連続縫合

1 単純連続縫合（図22 A）

　単純連続縫合は，縫合針の刺入と抜針の単純な繰り返しで，切開線の最初と最後を結紮する縫合法である。弾力性があり，張力がさほどかからない組織で用いられる。

　縫合の最初と最後は切開線に対して直角であるが，その間の部分の縫合糸は切開線に対して斜めに走行する。縫合に要する時間が短く，創全体に均等な張力を加えることができる。しかし，何かしらの原因で1カ所が切断してしまうと，創全体の抗張力が失われ切開創が離開するリスクがある。

2 かがり縫合（フォード連続固定縫合）（図22 B）

　かがり縫合は単純連続縫合を改良したもので，縫合針を組織に垂直，かつ同一方向に刺入する。組織を通過後，運針ごとに1つ前のループにくぐらせて糸をロックしていくことを繰り返す。縫合糸の抜針点に，それぞれの結節が配置されるように軽く緊張をかけながら縫合していく。縫合にかかる時間が短いため，成牛の皮膚縫合にも用いられる。

マットレス縫合

　マットレス縫合は減張縫合の1つであり，強い張力がかかる部位で用いられる。

1 結節水平マットレス縫合（図23 A）

　水平マットレス縫合は臥褥（がじょく）縫合とも呼ばれる。創縁の一方から縫合針を刺入し，切開線に対して直角に横断して反対側の創縁から抜針する。切開線と平行に運針し，抜針部位と同側から再度針を刺入し，切開線を直角に横断する。露出した両側の縫合糸は平行で，同じ長さになるように運針する（図23 Aのa＝b）。縫合時間が短くて済むため，牛の臨床現場では皮膚縫

3 縫合法と結紮法

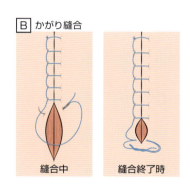

図22 連続縫合
A：縫合針の刺入と抜針の単純な繰り返しで，切開線の最初と最後を結紮する（断面図は皮膚縫合時のもの）。
B：組織を通過後，運針ごとに1つ前のループにくぐらせて糸をロックしていくことを繰り返す。

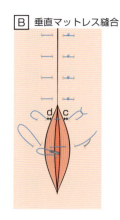
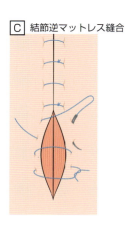

図23 マットレス縫合
A：創縁の一方から縫合針を刺入し，切開線に対して直角に横断して反対側の創縁から抜針する。切開線と平行に運針し，抜針部位と同側から再度針を刺入し，切開線を直角に横断する。露出した両側の縫合糸は平行で，同じ長さ（a=b）になるように運針する。
B：縫合針は切開線の近位から比較的浅く刺入し，切開線を横断して反対側の創縁の近位から抜針する。この際，切開線から刺入点（c），抜針点（d）までの距離は同じになるように運針する。次に縫合針を逆に持ち替え，抜針点よりも遠位から刺入し，切開線を横切って反対側に戻り，最初の刺入部位から少し遠位で抜針する。
C：縫合針は切開線（もしくは創口）と平行に運針し，切開線を横切り，抜針部位の反対側（刺入側）の創縁から刺入し，最初の刺入部位と切開線を挟んで対側から抜針する。

合や閉創時など比較的使用される機会が多い。しかし，創面がしっかり接合しないため，治癒に時間を要し，さらにブレイド糸による縫合では感染を生じやすい。創縁にかかる強い張力の減張には有用な縫合法ではあるが，創縁に対する血液供給を阻害しやすいという欠点がある。

2 垂直マットレス縫合（図23 B）

垂直マットレス縫合は，結節水平マットレス縫合と同様に強い減張力を発揮し，さらに単純結節縫合に比べて創面が密着しやすいという利点がある。縫合針は切開線の近位から比較的浅く刺入し，切開線を横断して反対側の創縁の近位から抜針する。この際，切開線から刺入点（図23 Bのc），抜針点（図23 Bのd）までの距離は同じになるように運針する。次に縫合針を逆に持ち替え，抜針点よりも遠位から刺入し，切開線を横切って反対側に戻り，最初の刺入部位か

ら少し遠位で抜針する。この際も切開線からの距離は同じになるようにする。

結節水平マットレス縫合に比べ，垂直マットレス縫合の方が創縁の血液供給を維持しやすいため，創縁の壊死のリスクが小さい。欠点としては，より多くの縫合糸が必要となることと縫合に時間を要することである。

③ 結節逆マットレス縫合（図23 C）

結節逆マットレス縫合は，縫合針は切開線（もしくは創口）と平行に運針し，切開線を横切り，抜針部位の反対側（刺入側）の創縁から刺入し，最初の刺入部位と切開線を挟んで対側から抜針する。拡張した第一胃内ガスを套管針で排出する際や，穿孔した小孔を閉鎖する際に用いられる。

Near-Far-Far-Near 縫合
（図24）

この縫合は減張縫合法の1つで，最初に切開線の近位（Near）に直角に縫合針を刺入し，切開線を横断して反対側の遠位（Far）から抜針する。次に，切開線の上を横断し，最初の刺入部位よりも遠位（Far）の点から縫合針を垂直に刺入する。縫合針は切開線を横断して，反対側の切開線の近位（Near）から抜針し結紮する。垂直マットレス縫合よりも減張力は劣るが，常に順手で持針器を操作できるため，縫合にかかる時間は垂直マットレス縫合よりも短い。

皮内縫合

皮内縫合は皮膚に残る縫合針の瘢痕を防ぐ目的で用いられる。創面同士がきっちりと接合し，皮膚表面に糸が出ないので感染リスクが少ない。さらに，吸収性縫合糸を使用すれば抜糸は不要である。

まず，一般的な皮内縫合を解説する。最初は

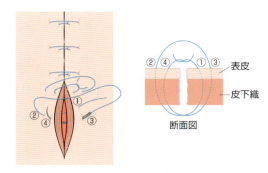

図24　Near-Far-Far-Near 縫合
①最初に切開線の近位（Near）に直角に縫合針を刺入し切開線を横断して，②反対側の遠位（Far）から抜針する。次に，切開線の上を横断し，③最初の刺入部位よりも遠位（Far）の点から縫合針を垂直に刺入する。④縫合針は切開線を横断して，反対側の切開線の近位（Near）から抜針し結紮する（断面図は皮膚縫合時のもの）。

創面の深部から真皮に向かって，切開線の頂点方向へ刺入する。頂点付近で抜針したら，続いて反対側の真皮から深部へ手前側に向かって刺入し，そこで結紮する。次からは縫合針が真皮内を平行に刺入し，出てきたら斜めに切開線を横断し，反対側の真皮内を同様に平行に運針する。最後の結節は，どちらかの真皮から終点近くに縫合針を抜針した後，反対側から再度刺入してわずかに上方へ戻った点から抜針する。その糸でできたループで結紮する（図25 A）。この方法では，真皮の間を運針するため，皮膚の最外層がわずかに開き，術後に皮膚表面を保護しなければ感染することがある。

次にこの欠点を改良した皮内縫合を解説する。最初は創面の深部から表皮と真皮の間に向かって，切開線の頂点方向へ刺入する。頂点付近で抜針したら，続いて反対側の真皮から深部へ手前側に向かって刺入し，そこで結紮する。次からは創口内側の真皮を十分にとり，表皮と真皮の間から抜針し，斜めに運針し反対側の表皮と真皮の間へ針を刺入する。同じく十分に真皮をひろって創口内側から針を抜針する。切開線に対してコイル状に運針していく（図25 B）。この方法だと，表皮同士が接合するため，

59

3 縫合法と結紮法

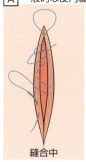
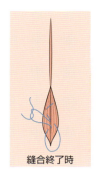
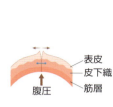
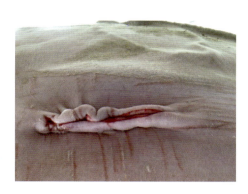
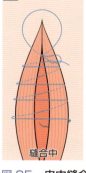
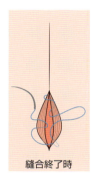
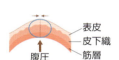
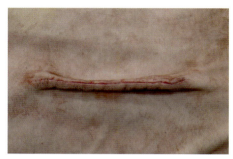

図25　皮内縫合
A：縫合針が真皮内を平行に刺入し，出てきたら斜めに切開線を横断し，反対側の真皮内を同様に平行に走行する．最後の結節は，どちらかの真皮から終点近くに縫合針を抜針した後，反対側から再度刺入してわずかに上方へ戻った点から抜針する．その糸とできたループで結紮する．
B：創口内側の真皮を十分にとり，表皮と真皮の間から抜針し，斜めに運針し反対側の表皮と真皮の間へ針を刺入する．同じく十分に真皮をひろって創口内側から針を抜針する．切開線に対してコイル状に運針していく．

一般的な皮内縫合のように表皮が開くことがなく，さらに腹底部など腹圧がかかるほど再外層の表皮が密着するため，感染リスクが少ない．縫合に要する時間は一般的な皮内縫合の方が短いが，創面の接合という面では改良した皮内縫合の方が優れている．

スキンステープラーによる皮膚縫合（図26）

　スキンステープラーは，四角形に形成されたステープルが創縁を接合する．四角形のうち皮膚上に出ている横棒の部分は皮膚表面に接触しないので，ステープルによる瘢痕は通常残らない．一般的な縫合に比べ，スキンステープラーによる縫合は手術時間の短縮が期待できるが，創面のずれの微修正が難しく，一見創面がうまく接合しているように見えても，実は創縁が内反している場合もある．創面のずれが生じにくい部位（臀部など）やステープル後に内反を修正できるようであれば，スキンステープラーは有用な縫合器具となり得る．ただし，万が一，針が脱落した際の誤食には十分注意する必要がある．

抜糸の時期と方法

　皮膚は感染などの組織癒合を阻害する要因がなければ，縫合後，約1週間で癒合する．術後1週間で創面の縫合糸の半分を抜糸し，創面の

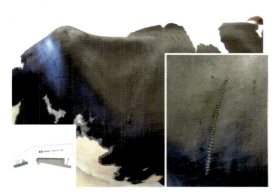

図26 スキンステープラーによる皮膚縫合
左下はスキンステープラー本体。

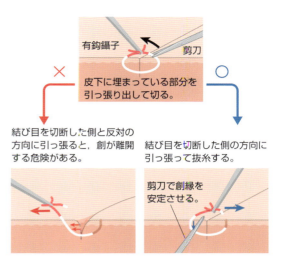

図27 抜糸方法

離開などが見られなければ、翌日に残りの縫合糸を抜糸する。

抜糸方法は、有鈎鑷子で縫合糸の結び目を少し持ち上げ（反対側の体表に出ている縫合糸が皮膚に入り込まない程度に）、皮下にあった縫合糸が少し皮膚上に出てきたら、その部分を剪刀で切断する。鑷子で把持している結び目を切断した側に引っ張って抜糸する（図27）。結び目を切断した側とは反対の方向に引っ張ると創を開くような力がかかり、創の離開につながる危険がある。

腸管の縫合法

腸管縫合・吻合における創傷治癒経過

腸管縫合・吻合部の治癒過程は、一般的な創傷治癒と同じく、力学的癒合期（炎症期）、組織学的癒合期（増殖期）、成熟期を経て治癒に向かう（図28）。①力学的癒合期は縫合糸の物理的支持力で接合が維持されている期間で、抗張力の維持期間は縫合糸の種類によって差はあるが徐々に低下する。②組織学的癒合期は線維芽細胞が増殖し、コラーゲン再生産により生物学的支持力が増加する期間である。③成熟期は過剰な線維組織が消失し、浮腫やうっ血が解除され治癒が完了する期間である。

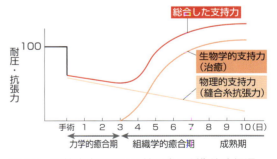

図28 腸管吻合における抗張力と創傷治癒経過

腸管吻合の原則

腸管吻合では、縫合が確実に行われることは大前提であるが、縫合がうまくいくだけでは癒合しない。吻合の際には、①吻合部の粘膜に欠

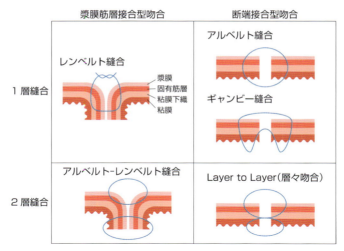

図29　代表的な縫合・吻合法

損がないこと，②吻合部の血液供給が維持されていること，③吻合部に十分な内径を確保できること，④内容が漏出（リーク）しないこと，に最大限注意を払う必要がある。

腸管は粘膜下織や固有筋層が線維成分を豊富に含み強靭であるため，腸詰めソーセージの袋として利用されたり，以前は縫合糸の原料にも使用されていた。したがって，腸管吻合では，吻合組織中に粘膜下織や固有筋層がどれだけ含まれているかが良好な癒合を期待できる重要なポイントとなる。

以前は非吸収性縫合糸を用いることが多かったが，現在ではほぼ吸収性縫合糸が使用されている。また，組織の損傷を最小限にするため，（丸）針付縫合糸を使用する。

腸管の吻合を「結節縫合で行うか，それとも連続縫合で行うか」については，よく議論されるところである。結節縫合は，1つの結び目が解けても縫合線全体の完全性が損なわれることはないため安全で，さらに各縫合糸の張力を調整することができ，創口への血液供給を確保することができることから推奨されてきた。しかしながら，Eickhoffらは，人の結腸吻合手術において，結節縫合に比べ連続縫合の方が全周性に均一な張力がかかり気密性が高まることか

ら，癒合不全の発生を防げると報告している。

また，「1層の縫合で十分なのか，2層の縫合が必要なのか」についても議論されることが多い。Sajidらは，人の腸管手術において1層縫合と2層縫合の成績をランダム比較した7つの研究について，メタアナリシスの結果をコクランレビューに報告している。そのなかで，1層縫合と2層縫合の間に縫合不全率に有意差は認められず，さらに周術期の合併症や入院日数についても同等であり，縫合時間については1層縫合の方が有意に短かったと報告している。また，HerrleらやKarらのRCT（ランダム化比較試験）においても，同様に両者の縫合不全率に有意差は認められなかったと報告されている。動物実験では，1層縫合の方が吻合部の血流が良く，血管新生も良好で狭窄を起こしにくいとされており，物理的耐性および抗張力については同等と考えられている。

代表的な縫合・吻合法(図29)

1 漿膜筋層接合型吻合
①1層縫合：レンベルト（Lembert）縫合
②2層縫合：アルベルト-レンベルト縫合，アルベルト-カッシング（クッシング）縫合，コンネ

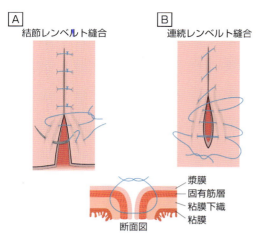

図30 レンベルト縫合

ルーレンベルト縫合

2 断端接合型吻合
① 1層縫合：アルベルト縫合，ギャンビー縫合
② 2層縫合：Layer to Layer（層々吻合）

3 開口部閉鎖法
パーカー・カー縫合，巾着縫合

レンベルト縫合

1 結節レンベルト縫合（図30 A）

　結節レンベルト縫合は消化器系の手術でよく使われる縫合法である。縫合糸は外側から組織を貫通して，切開線に向かう。運針は創縁遠位漿膜，固有筋層，粘膜下織まで縫合針を刺入し，切開線近位から抜針する。この際，粘膜までは刺入しない。次いで，切開線を横切って反対側の切開線近位の漿膜面から刺入し，漿膜，固有筋層，粘膜下織を通してから再び固有筋層と漿膜面を通して抜針する。これで結紮すると創面は内反する。この縫合法は第一胃や腸管の縫合に使用されるが，内反により内腔を狭窄する可能性があるため，十分な内腔を確保できる場合にのみ使用する。

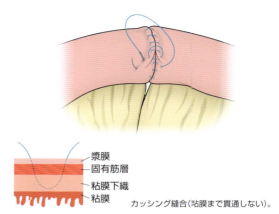

図31 アルベルト-カッシング縫合

2 連続レンベルト縫合（図30 B）

　連続レンベルト縫合は，最初と最後に結紮を行い，その間の組織の運針は結節レンベルト縫合と同様である。腸管や子宮の閉鎖に用いられ，結節レンベルト縫合よりかかる時間が短いのが利点である。

カッシング（クッシング）縫合（図31）

　カッシング（クッシング）縫合は，切開線に並行に縫合針を刺入し連続的に縫合する方法である。縫合糸は漿膜，固有筋層，粘膜下織に刺入するが，粘膜を通過しないので腸管内腔には入らない。縫合糸は切開線に対して直角に交差し，最初と最後の切開端で結紮をつくる。本縫合法は2層縫合を行う際の2層目の縫合として用いられ，粘膜は反転し漿膜同士が接合する。連続縫合のため，縫合にかかる時間が短い。欠点としては，縫合糸の走行が血液供給に対して直角になるので血液供給を阻害することである。

コンネル縫合（図32）

　コンネル縫合は，カッシング縫合に似ているが，一番の違いは縫合糸が粘膜を貫通して腸の内腔を通過する点である。縫合針は1つ前の抜針部位の切開線を横切った反対側の同じ部位か

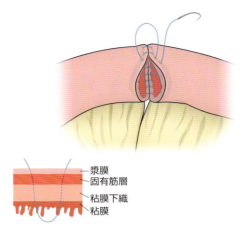

図32 コンネル縫合（粘膜まで貫通する）

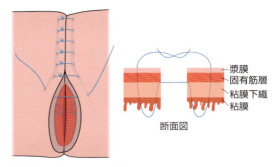

図33 ギャンビー縫合

ら刺入する。カッシング縫合と同様に粘膜を内反させるが，コンネル縫合は2層縫合を行う際の1層目の縫合として使用される。ただし，縫合糸が腸管内腔を通過し細菌感染を生じやすいため，腸管吻合での使用は推奨されない。

ギャンビー縫合（図33）

　ギャンビー縫合は，粘膜下織のみならず，各層が正しい位置で接合できる変則垂直マットレス（Far-Near-Near-Far）縫合による1層縫合法である。縫合糸は漿膜から全層を通過し内腔へ抜け，折り返して粘膜下織へ刺入し創面から抜針する。再度反対側の創面の粘膜下織へ刺入し，再度内腔に抜け，折り返して全層を通過して漿膜面から抜針する。マットレス縫合により内反された粘膜面がしっかり接合され，消化管内容が漏出しにくく，かつ粘膜下織や固有筋層が消化液に曝露されないため治癒が良好である。運針時に粘膜のみに力が加わり，結紮時に強く締めすぎると粘膜を損傷しやすいので注意する必要がある。

　一般に結節縫合で行われ，腸管の内径あるいは壁の厚さの異なる臓器間の吻合に適している。本縫合法は単純結節縫合よりも縫合に時間を要するが，腸管の縫合法としてはきわめて有用な縫合法である。

パーカー・カー縫合（図34）

　パーカー・カー縫合は，カッシング縫合と連続レンベルト縫合を組み合わせたもので，側側吻合する場合などに，管腔臓器（腸管や膀胱）の切断端を閉鎖する際に使用される。最初，鉗子で把持した切断端をカッシング縫合で運針し終えたら，縫合糸を両方向に引きながら，ゆっくりと鉗子を引き抜く。この方法だと粘膜が内反し，内容物漏出のリスクが少なくなる。続いて，片方の縫合糸で連続レンベルト縫合を行う。縫合の最後で1層目でかけた縫合糸と結紮する。1層目を連続レンベルト縫合，2層目をカッシング縫合とすることも可能である。

巾着縫合（図35）

　巾着縫合は，開放創やドレーン孔の周囲を円形に縫合する際や，第一胃内ガスを套管針で排出する際の穿孔した小孔を閉鎖する際に使用される。円の周囲を管腔内に貫通しないように運針し，図35のように結紮する。開口部を内反させるためには，運針部位を創面からやや離れた位置に取るか，助手に開口部近くの漿膜面を鉗子などで軽く押さえてもらいながら結紮する。巾着縫合した部位の上をさらにもう1層，巾着縫合や連続レンベルト縫合やカッシング縫合で

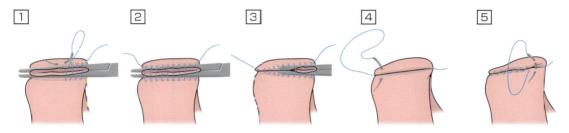

図34 パーカー・カー縫合

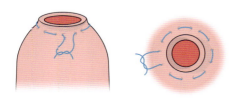

創を横から見た場合　　創を上から見た場合

図35 巾着縫合

閉鎖することで，より確実な閉鎖をすることが可能である。

おわりに

　本項では縫合と結紮について，解説してきた。産業動物の外科手術で使用される縫合糸や縫合針は，多くの場合経済性で選択されているように感じる。単に「切る」「縫う」という行為だけであれば，獣医師でなくとも繰り返し練習すればできるようになるかもしれない。ただ，獣医学を修め，その知識と技術を生産者に提供し，生産性を上げることが産業動物臨床獣医師の責務の1つであるとすれば，縫合糸や縫合針1つひとつについて，それを選択した根拠を説明でき，適切な使用方法をトレーニングしておく必要がある。最適な縫合糸や縫合針を選択し，正しく使用することは，結果的に手術時間の短縮，コスト削減，合併症の抑制につながり，正確で安全な手術の提供につながる。たかが縫合糸，縫合針かもしれないが，今一度基本を整理され手術に臨んでいただきたい。

　結紮の緩みは術後出血や縫合部離開の原因となり，締めすぎは縫合部の血行を阻害し縫合不全の原因となる。結紮は単純な操作であるが，手術の成否を左右することもあるので，確実な結紮ができるように日頃から繰り返し訓練することが重要である。

　外科手術の基本である結紮法についてしっかりトレーニングを積むことで，これから遭遇する多くの症例に対峙した際に，恐れず正確で確実な手術ができるようになると思う。多くの読者にとっては"釈迦に説法"かもしれないが，今一度，自身の結紮操作について再確認いただきたい。

　また，縫合法は多くの引き出しを持ち，その1つひとつの特性を理解し，ここぞというときに手が動くことが大切である。術式はイメージが大切だが，縫合はイメージだけでは意味をなさない。使うべき日のために，想定される手術をイメージしながら，持針器を握り，練習あるのみである。

　本項で解説した縫合法を身に付けていれば，だいたいの手術には対応できると思う。ただし，身に付けていればの話である。その瞬間は突然来る。イラストを眺めて，こんな縫合法もあるんだと言っていては使いものにならない。いつ来るか分からないその瞬間のために，日頃から知識をアップデートし，技術を磨いておく必要がある。

3 縫合法と結紮法

文献

1）福永 哲，木所昭夫：救急医学，23（5），512-514（1999）

2）下間正隆：カラーイラストでみる外科手術の基本，照林社，東京（2004）

3）北宮絵里：mVm，29（7），7-13（2020）

4）Kirk RM：*Basic Surgical Techniques 6th eds*, Churchill Livingstone, London（2010）

5）藤本大裕，小林宏寿：臨床外科，75（11），11-14（2020）

6）菊池章史，絹笠祐介：臨床外科，75（11），15-17（2020）

7）福井 翔：CLINIC NOTE，No.171（10），72-79（2019）

8）Fossum TW：*Small Animal Surgery 4th ed*, Elsevier, St. Louis（2012）

9）SUTURE PRODUCT CATALOG
https://asiapac.medtronic.com/content/dam/covidien/library/jp/ja/product/wound-closure/wound-closure-brochure.pdf

10）ETHICON 縫合糸
https://www.ethicon.jp/products/sutures/index.html

11）Hendrickson DA, Baird AN：*Turner and McIlwraith's Techniques in Large Animal Surgery 4th ed*, Wiley-Blackwell, Hoboken（2013）

12）松木亮太，森 俊幸，百瀬博一ら：臨床外科，75（11），24-27（2020）

13）Hasan T, Azizunnesa, Parvez A, et al.：*Asian J Med Biol Res*, 3（2），282-289（2017）

14）岡田倫明，錦織達人，板谷喜朗ら：臨床外科，75（10），59-62（2020）

15）大井正貴ら：消化管吻合法バイブル（北島政樹 監），11-17，医学書院，東京（2018）

16）Eickhoff R, Eickhoff SB, Katurman S, et al.：*Int J Colorectal Dis*, 34（1），55-61（2019）

17）Herrle F, Diener MK, Freudenberg S, et al.：*J Gastorintest Surg*, 20（2），421-430（2016）

18）Kar S, Mohapatra V, Singh S, et al.：*J Clin Diagn Res*, 11（6），1-4（2017）

19）Sajid MS, Siddiqui MRS, Baig MK：*Cochrane Database Sys Rev*, 1（2012）

20）Slieker JC, Daams F, Mulder IM, et al.：*JAMA Surg*, 148（2），190-201（2013）

総論：手術の基本

4

局所麻酔

牛の局所麻酔で用いる薬剤

　麻酔による動物の不動化は，獣医師および治療を受ける動物の安全性，安寧性を担保するうえで，きわめて重要な技術である。不動化が適切であれば処置が正確に行えるのはもちろん，作業効率が良いので作業時間が短くなり，結果的には獣医師と動物の両者にとって最善の結果をもたらすだろう。本項では牛獣医療の特殊性を考慮し，日常の臨床で実践可能な局所麻酔法について紹介する。

塩酸プロカインと塩酸リドカイン

　生産動物医療で用いるべき局所麻酔薬は，塩酸プロカインと塩酸リドカインである。このうち動物用医薬品として認可を受けているのは塩酸プロカインで，その効能効果は「浸潤麻酔，伝達麻酔，硬膜外麻酔」となっている。塩酸プロカインは神経の電位依存型ナトリウムイオンチャネルを阻害することで神経伝達を抑制して麻酔効果を発揮する。しかし，塩酸プロカインはエステル型局所麻酔薬であり，生体内では血漿中のエステラーゼによって容易に分解されてしまうため，その半減期は1分前後ときわめて短いという欠点がある。

　一方，塩酸リドカインはアミド型局所麻酔薬であり，生体内のエステラーゼによって加水分解されないため麻酔持続時間がプロカインと比べて格段と長く，その半減期は約1.5時間である。また，生体内代謝だけでなく水溶性のプロカインに対してリドカインは脂溶性であること，タンパク結合率が60～80％であることも麻酔持続時間が長い理由である。世界的な視野に立てば，生産動物医療の代表的な局所麻酔薬といえば塩酸リドカインとなる。

　塩酸リドカインも塩酸プロカインと同様に，電位依存型ナトリウムイオンチャネルを阻害して麻酔効果を発揮する。リドカインは神経細胞膜上のナトリウムチャネルに結合して，ナトリウムイオンの膜透過を阻害することで活動電位を不活性化し，神経伝達を遮断する。心臓の活動電位でもナトリウムチャネルが関与している。Vaughan Williams 分類 Ib 型不整脈の治療において，リドカインは心筋細胞へのナトリウムイオン流入を阻害することで抗不整脈効果を発揮する。

　人医療において塩酸リドカインおよび塩酸プロカインは，ともにエピネフリンを添加した製剤が販売されている。これはエピネフリンの血管収縮作用による，①末梢血管を収縮させることで出血を減らし，吸収速度を遅くして効果を持続させる効果と，②局所に麻酔薬を留めることで血中濃度の上昇を抑え，有害事象を生じさせにくくするなどの効果を期待したものである。ただし，趾，乳頭，陰茎などの末梢血管においては細い血管が収縮すると壊死を生じやす

67

いため，これらの局所麻酔には禁忌となる。言い換えると，塩酸リドカインにエピネフリンを添加することで，①出血の抑制，②麻酔持続時間の延長，③基準最高用量（極量）の増加などの効果が得られるため，広範囲の麻酔に有用である。

残念ながら我が国では動物用塩酸リドカインやエピネフリン添加塩酸リドカインは承認されていないが，生産動物医療関係の成書や研究で塩酸リドカインが用いられていることから，本項でも塩酸リドカインを用いた局所麻酔法について詳述する。

先取り鎮痛としての NSAIDs

局所麻酔において，鎮痛鎮静薬を併用することによって，①動物のハンドリングと保定の簡易化，②局所麻酔薬との併用時における相加相乗作用による鎮痛効果，ならびに③麻酔持続時間の延長が期待できる。牛用の動物用医薬品としてこのカテゴリーに分類されるのは，非ステロイド性抗炎症薬（NSAIDs）であるメロキシカムとフルニキシンメグルミン，そしてα_2作動薬のキシラジンである。NSAIDs の使用は先取り鎮痛として有用である。先取り鎮痛，または先制鎮痛（Pre-emptive analgesia）とは，1988 年に Wall が「痛みが記憶されないように，痛みの刺激の侵入前に鎮痛処置をすれば，術後の痛みは抑制される」との考えを呈したのがはじまりである[1]。

手術に伴う持続的な痛み刺激は，中枢神経系の痛覚過敏状態（痛み感作）を惹起する。疼痛刺激は神経細胞において"刷り込まれ"記憶される現象（中枢性感作）と，C繊維より持続する侵害刺激を脊髄後角細胞において応答反応を増幅させる現象がある。これらは全身麻酔下で患者が無意識状態であったとしても，術中の痛み情報は中枢に到達しており，脳はこれらの痛みを術中に感じるとともに記憶し，その結果として術後疼痛が生じる。そこで，術前に鎮痛薬，局所麻酔，オピオイドを用いた鎮痛処置を施すと（先取り鎮痛），術中の脳への疼痛感作が減るために術後疼痛が緩和される。その結果，痛みによる血圧上昇や免疫低下および創傷治癒遅延を防ぐために，先取り鎮痛を行った方が行わないよりも術後経過が良くなる。よって，1996 年にKissin は痛みを術中に記憶させず増幅させなければ，その後の疼痛は抑制できるとし，術中に受ける疼痛刺激（侵害刺激）に対して術前に鎮痛処置を行った方が疼痛刺激後に行うよりも効果的であることを示し，それに伴って先取り鎮痛を「術後疼痛の防止または減少の目的で術前に鎮痛処置を施すこと」と定義している[2]。

NSAIDs は，ステロイド骨格を持たないシクロオキシゲナーゼ（COX）阻害薬のうち，鎮痛効果はオピオイド鎮痛薬よりも弱いが，特にプロスタグランジン（PG）E_2を抑制することで炎症を生じさせず，今ある痛みを増強持続させない薬物群である（図1）。脊髄麻酔，硬膜外麻酔，近位傍脊髄ブロックによる局所麻酔では疼痛感作を予防する目的で鎮痛効果の弱い NSAIDs を先取り鎮痛として用いる意味はないが，十分に疼痛感作の上行経路を遮断できない浸潤麻酔では，NSAIDs の先取り鎮痛効果が期待できる。

キシラジン

牛の外科手術ができるのはキシラジンのおかげと言っても過言ではないほど，重要な鎮痛，鎮静，そして筋弛緩薬である。キシラジンはα_2アドレナリン受容体作動薬（α_2作動薬）であり，中枢神経系のα_2受容体を活性化することにより鎮痛，鎮静，筋弛緩作用を示す。これは，アドレナリン受容体のうち，α_2受容体のみが抑制性のGタンパク（Gi）共役型であり，セカンドメッセンジャーであるサイクリック AMP（cAMP）を減少させるため，α_2受容体を刺激することで鎮痛作用が生じる。キシラジンなどの

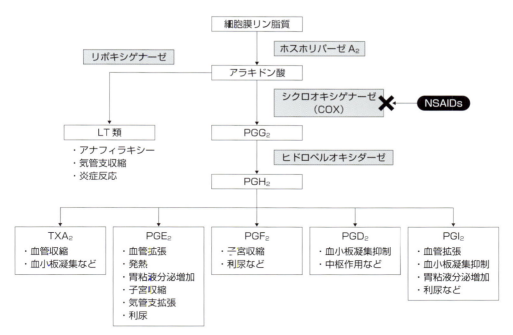

図1　アラキドン酸代謝経路とNSAIDsの作用箇所
PG：プロスタグランジン，LT：ロイコトリエン，TX：トロンボキサン。NSAIDsはアラキドン酸からPGの合成過程でCOXの合成を阻害する。特にPGE$_2$の合成を抑制することで鎮痛・解熱・抗炎症作用を示す。

α_2作動薬は脊髄後核に対して下行性疼痛抑制系に関与し，二次ニューロンのシナプス下膜状のα_2アドレナリン受容体に作用して興奮性を抑制する（鎮静効果）。また，青斑核ニューロンのα_2受容体にオートレセプターとして働き，青斑核ニューロンの興奮性も抑制する。

犬および猫のキシラジンの用法用量は，「通常1回量キシラジンとして1.0～3.0 mg/kgを筋肉内または皮下に注射する」であり，追加投与する際でもキシラジンとしての総量3.0 mg/kgを超えないようにすることが用法用量で示されている。これに対して，牛では「通常1回量キシラジンとして0.05～0.3 mg/kgを筋肉内または皮下に注射する」と能書で示されている（表1）。牛はキシラジンに対して感受性が高いため，犬や猫に対する用量の1/20～1/10で強い鎮静と鎮痛作用が得られ，また用量によってその鎮痛および鎮静効果を調節することができる。市販されているキシラジンのほとんどが2％注射液であるため，起立位での小手術の用量である0.1 mg/kgであれば体重100 kg当たり0.5 mL，仰臥させて種々の外科処置をする0.2 mg/kgの用量であれば体重100 kg当たり1 mLを筋肉内投与すれば良いので，たとえ成牛であっても6～7 mLの薬用量で済む。

α_2作動薬による鎮痛，鎮静効果はアチパメゾールなどのα_2受容体拮抗薬を用いることで簡単に拮抗させられるので，これもキシラジンの長所と言えるだろう。キシラジンをはじめα_2作動薬は鎮痛，鎮静効果だけでなく筋弛緩作用を有する。この筋弛緩作用により運動器の外科手術において硬直した筋肉が緩むため，整復や四肢の操作が容易になるといったメリットがある反面，消化管，血管，呼吸平滑筋の弛緩による有害事象も生じる。つまり，第一胃運動の停止，キシラジン処置後の一過性の血圧上昇とその後の血圧低下，そして最も問題となるのは呼吸平滑筋の弛緩による呼吸抑制がある。

4 局所麻酔

表1 キシラジンの用法用量（筋肉内投与）

投与レベル	投与量 本剤として(mL/100kg)	投与量 キシラジンとして(mg/kg)	使用目的	動物の状態
Ⅰ	0.25	0.05	検査，小処置，麻酔時の前処置など	立位
Ⅱ	0.5	0.1	創口縫合，抜糸などの小手術	立位
Ⅲ	1.0	0.2	除角，去勢，抜歯などの手術	臥位
Ⅳ	1.5	0.3	激痛を伴う処置，長時間の手術など	臥位

セラクタール™ 2％注射液（エランコジャパン㈱）の能書から抜粋

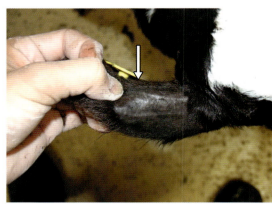
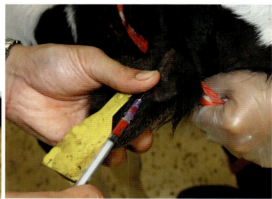

図2 牛の耳動脈分枝からの動脈血サンプリング法

実際にキシラジンを投与してどの程度の，そしてどのくらいの時間で呼吸が抑制されるか調査したデータがあるので紹介したい。データは1カ月齢前後のホルスタイン種の子牛16頭に0.1 mg/kgのキシラジンを頚静脈から静脈内投与し，子牛が自ら伏臥するまでの時間ならびにキシラジン処置前と伏臥した時点での動脈酸素分圧（PO_2）と動脈酸素飽和度（O_2sat）を比較した。なお，動脈血液は耳介を走行する耳動脈枝子からなるべく空気が混入しないようにヘパリン添加シリンジを用いてサンプリングし（図2），直ちにポータブル血液ガス測定器（i-STAT 1）を用いて測定し，そのときの体温で補正した。キシラジンの静脈内投与から子牛が伏臥するまでの時間は平均で49.3秒であった（図3）。たった1分程度であるが，伏臥した時点でのPO_2はキシラジン処置前の90.0 mmHgに対して65.2 mmHgまで有意に低下した。O_2satも

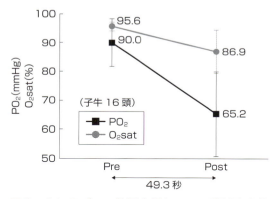

図3 キシラジンの静脈内投与による動脈酸素分圧（PO_2）および酸素飽和度（O_2sat）の変化

同様に95.6％から86.9％まで有意に減少している。この調査で用いた子牛は健常であり，伏臥後さらに仰臥して保定することを考えれば，臨床獣医師はキシラジンによる低酸素状態のリスクを考慮して処置するべきだろう。

浸潤麻酔，傍神経ブロック，硬膜外麻酔

膁部切開術のための局所麻酔

　成牛でよく遭遇する外科手術対象疾患はなんといっても第四胃変位と帝王切開である。第四胃変位整復術は仰臥位で行う傍正中術もあるが，起立位で行うユトレヒト法およびハノーバー法はそれぞれ左右の膁部を切開する。同様に，帝王切開術も膁部切開術が一般的であろう。それゆえに，成牛の外科手術において膁部切開術を行う際の局所麻酔法は重要である。膁部切開術に用いる局所麻酔法は，胸腰椎間の硬膜外麻酔，垂直および水平の傍脊髄神経ブロック，そして膁部の浸潤麻酔がある。いずれの局所麻酔法を用いたとしても，むやみやたらに麻酔薬を投与するのではなく，膁部を走行している神経を想定して施術しなければならない。

　実際に，膁部を走行している主な神経は頭側から①第十三胸神経(T13)，②第一腰神経(L1)，③第二腰神経(L2)，および④第三腰神経(L3)である(表2)。これらのうち，特に注意すべき神経は第一腰神経から続く腸骨下腹神経と，第二腰神経から続く腸骨鼠径神経である(図4)。これらの神経は第十三胸椎(T13)から第三腰椎(L3)の間の椎間から膁部を支配しているので，これらの神経がくも膜下腔から硬膜外腔を通って椎間孔を出る前に遮断するのか(胸腰椎間の硬膜外麻酔)，椎間孔を出たところで遮断するのか(垂直の傍神経側ブロック，ファーガソン法)，これらの神経が横突起を走行している部分で遮断するのか(水平の傍神経側ブロック，マグダ法)，これらの神経が膁部に分布したエリアを広く局所麻酔薬を浸潤させるのか(浸潤麻酔)を選択する(図5)。本項では，垂直の傍神経側ブロック(ファーガソン法，ケンブリッジ法)，水平の傍神経側ブロック(マグダ法，コーネル法)，胸腰椎間の硬膜外麻酔，および膁部での浸潤麻酔(逆7またはTブロック)について紹介する。

　なお，牛の局所麻酔薬としては塩酸リドカイ

表2　膁部を支配している神経

名称	別称	支配
第十三胸神経		頭背側膁部，臍周辺の腹側
第一腰神経	腸骨下腹神経	背腹側膁部中央
第二腰神経	腸骨鼠径神経	背尾側膁部，鼠径部，陰嚢，乳房の上の膁部
第三腰神経	陰部大腿神経	腹尾側膁部の主に腹側，陰嚢，乳房

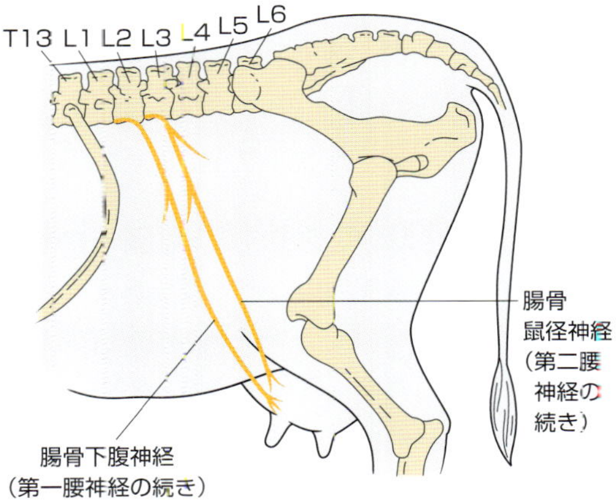

図4　膁部を支配する主な神経

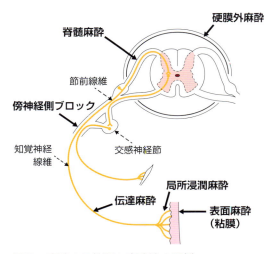

図5　麻酔する位置と麻酔法の関係

4 局所麻酔

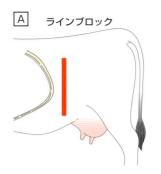
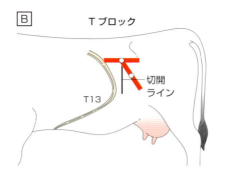
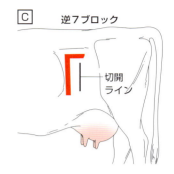

図6　謙部の浸潤麻酔法

ンが望ましいが，国内で牛用局所麻酔薬として承認されていないために塩酸プロカインを使用すること。ただ，海外の文献や牛の外科系の成書に記されているのは塩酸リドカインが多いため，引き続き塩酸リドカインを用いた局所麻酔について説明する。

謙部の浸潤麻酔

　謙部の浸潤麻酔法には，ラインブロック，Tブロックおよび逆7ブロックなどがあるが，字面のとおり直線状，T状，左右逆転した7状にリドカインを投与するものである（図6）。腹部の浸潤麻酔において，切開部位周囲の組織を麻酔することは可能だが，確実に腸骨下腹神経および腸骨鼠径神経をブロックすることはできない。たとえ麻酔によって切開部位周囲の無痛化が得られたとしても，腹膜の鎮痛効果は期待できず，痛み反射を遮断することは不可能である。よって，硬膜外麻酔や傍神経側麻酔では必ずしも必要でなかったNSAIDsによる先取り鎮痛がなければ，術中の痛みは中枢に伝わって蓄積する。動物福祉を考えるならば，NSAIDsの先取り鎮痛は必須であろう。

　謙部の浸潤麻酔は，簡便で有害事象が生じにくいという利点がある。言い換えれば，安全かつ容易に実施できるが無痛効果は十分ではなく，牛に苦痛を強いている麻酔法であると言えるかもしれない。また，謙部の浸潤麻酔は水平方向および垂直方向にそれぞれ60 mLのリドカインが必要であり（合計120 mL），大量の注射薬が必要という経済的理由と，大量の注射液を投与した局所に浮腫を形成するという問題もある。局所の浮腫は手術創の治癒を遅らせ，術後の腫脹を増大させ，術創感染の危険性を増す。浸潤麻酔による鎮痛効果は残念ながら腹膜には至らず，筋弛緩作用が乏しい。それゆえ海外の文献において，浸潤麻酔は傍神経側ブロックでうまく無痛化が得られないときの補助麻酔法として取り扱われている。

Tブロック，逆7ブロックの手技

　図6にTブロックと逆7ブロックによる謙部の浸潤麻酔法を示した。浸潤麻酔は皮下組織，筋層，腹膜下層の3層にそれぞれ麻酔薬を浸潤させるため，それぞれの層で別個の注入操作が必要となる。ここではTブロックの操作方法について説明するが，逆7ブロックでも同様に行う。

　謙部で切開創を想定して仮想"T"の水平および垂直線の交点（図では上の○）をランドマークとする。ここは予定している切開創の背側後縁である。先に水平方向，その後で垂直方向の操作を行う。T字の交点部位の○から頭側に針を刺入させ，血管内に針先が刺入していないことを確認するためにシリンジの内筒を引いて陰圧をかける。血液の逆流がないことを確認したら針先を扇状に動かし，針先を引きながら

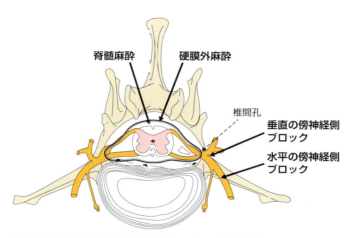

図7　硬膜外麻酔と傍神経側ブロックの位置関係

30 mLの2％リドカインをゆっくり注入する。このとき，腹膜-筋層間，筋層，皮下組織に薬液を段階的に注入するようにする。30 mLのリドカインを注入しても，針先を刺入部から抜いてはならない。シリンジを外して針を皮膚から抜かないように注意しながら180°回転させて尾側に向け，そして同じ操作を繰り返して最終的にシリンジと一緒に針も抜く（水平方向に合計60 mLのリドカインを注入する）。

次に垂直方向の浸潤麻酔を行う。最初の刺入点（上の○）から約10 cm下方に2つ目の刺入点を設ける（水平方向中央の○）。この垂直線は仮想切開線上となる。逆7ブロックの場合，垂直線は仮想切開線の頭側に置く（図6C）。垂直線上の操作も水平線上の操作と同様，線上の○から針を腹側に刺入して30 mLのリドカインを腹膜-筋層間，筋層，皮下組織へ段階的に注入し，針を完全に抜かずに背側を麻酔する。針を組織内で動かすよりも針で皮膚を切る痛みの方が強いため，浸潤麻酔の操作で針が皮膚を刺入するのは2回だけであることが重要である。

䑏部切開術のための傍神経側ブロック

本法は神経の傍らに麻酔薬を浸潤して神経をブロックする方法であるため，「傍神経側ブロック」と言う。䑏部切開において，第十三胸神経，第一腰神経および第二腰神経が椎間孔から出てくる部位をブロックする方法がファーガソン法（ケンブリッジ法）であり，これらの神経が横突起の下を走行している部位でブロックする方法がマグダ法（コーネル法）である。これらのどれが特に優れているというものはなく，選択は術者の好みによるところも大きいが，技術的に難しいものではないので，どちらも使えるようにしておくとよいだろう。図7に垂直および水平の傍神経側ブロックおよび硬膜外麻酔の位置関係を示した。

傍神経側ブロックおよび硬膜外麻酔は，薬液の注入部位が重要である。繰り返しになるが，䑏部切開術の麻酔では第十三胸神経，第一腰神経および第二腰神経が標的となるので，何よりも正確な薬液の注入部位の確認が必要となる。図8に示すように，牛の第六腰椎は腸骨粗面，いわゆる腰角に隠れているため，第六腰椎の横突起を外側から触れることはできない。すなわち，腸骨粗面の頭側直前に触知できる横突起は第五腰椎のものであり，あとは横突起に触れながら頭側に移動すればよい。第十三胸椎と第一腰椎の椎間は広いので，慣れれば母指（親指）の腹で椎間を押すだけで，最も広い椎間の位置か

4 局所麻酔

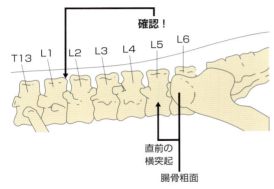

図8 腸骨粗面をランドマークとした麻酔位置の確認

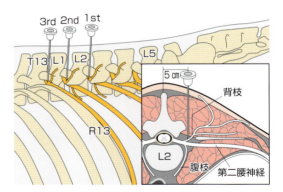

図9 垂直(近位)の傍神経側ブロック
薬用量：リドカイン 20 mL/1カ所(合計 60 mL)
文献3より引用・改変

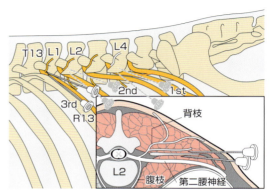

図10 水平(遠位)の傍神経側ブロック
薬用量：リドカイン 20 mL/1カ所(合計 60 mL)
文献3より引用・改変

ら胸腰椎間を簡単に見つけることができる。垂直の傍神経側ブロックの麻酔部位が，神経が椎間孔を出てすぐにあるのに対し，水平の傍神経側ブロックでは横突起の背側および腹側を分枝が走行する。このため，椎間孔の位置から見ると，垂直の傍神経側ブロックを「近位」の，垂直の傍神経側ブロックを「遠位」の神経側ブロックと呼ぶこともある（図9，10）。

1 垂直の傍神経側ブロック（ファーガソン法，ケンブリッジ法）

「垂直の」と頭にあるように，「針を垂直に刺入」する（図9）。胸椎および腰椎の棘突起に沿って，背側正中より約 5 cm 外側からほぼ垂直（実際には針先を約 10 度内側に向けるとよい）に，第二腰椎横突起後縁に沿うように針を刺入する（図9）。皮膚，筋肉を穿刺した針が横突起靭帯まで達すると，針先に抵抗が感じられる。緻密な繊維組織である横突起靭帯に達したら，少し力を入れて 1 cm 程度針先を進めるつもりで針をさらに刺入させる。横突起靭帯を通過した針先は，ちょうど第二腰椎神経が椎間孔付近で背枝と腹枝に分枝する位置にある。この部位に 20 mL のリドカインを注入して傍神経側ブロックを行うのだが，リドカインを誤って血管内に投与してしまうと流涎，意識低下などの有害事象を発症させてしまうため，シリンジに陰圧をかけて針先が血管内に入っていないことを確認する必要がある。横突起靭帯の約 1 cm 下で神経が分枝しているのであるが，確実に分枝している位置にリドカインを注入できるとも限らないので，「多量のリドカインを周辺に撒く」イメージで，針先をわずかに刺入周囲で動かしながら約 15 mL のリドカインを注入する。残りの 5 mL は，横突起靭帯の上まで針を引き抜いた際に背側皮下の分枝を麻酔するために投与する。皮下浮腫を防ぐために，注射針を抜去する際に注射部位を強く圧迫する必要がある。引き続き同じ麻酔操作を第一腰椎横突起後縁，および第一腰椎横突起前縁で行う（図9）。

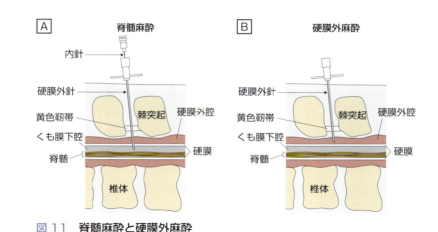

図11　脊髄麻酔と硬膜外麻酔

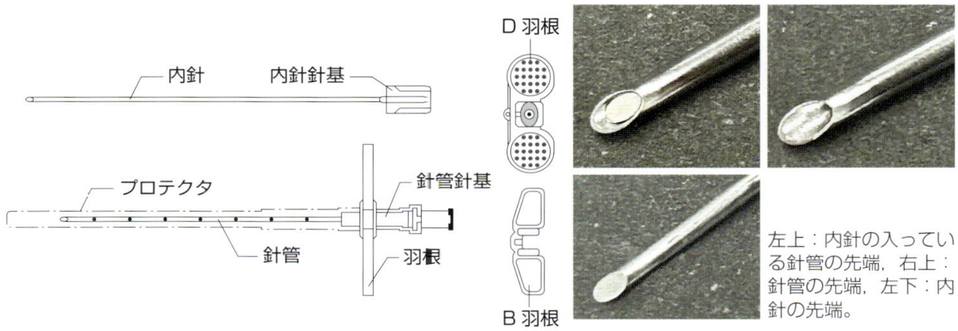

図12　硬膜外麻酔針

左上：内針の入っている針管の先端，右上：針管の先端，左下：内針の先端。

　帝王切開の場合には，第十三胸神経ではなく第一，二および三腰神経が対象となるので，第三腰神経（第三腰椎横突起後縁）から麻酔を開始し，第十三胸神経を省略してもよい。

② 水平の傍神経側ブロック
　　（マグダ法，コーネル法）

　「水平の」と頭にあるように，「針を横突起に対して水平に刺入」する。局所麻酔をする対象の神経は，垂直の傍神経側ブロックと同じ第十三胸神経，第一腰神経および第二腰神経である。どの神経も椎間孔から出て尾側に走行するため，垂直の傍神経側ブロックよりも麻酔部位が尾側にずれる。そのため標的部位は図10に示すように，第四腰椎横突起尖端，第二腰椎棘突起，第一腰椎横突起の順で，背側に針を約3 cm刺入させてリドカインを10 mL投与したのち，次に腹側にも同様に10 mL投与する（合計20 mL×3カ所）。

臍部切開術のための
胸腰椎間の硬膜外麻酔

　脊髄は硬膜で囲まれたくも膜下腔のなかにあり，硬膜の外に硬膜外腔がある（図7）。脊髄麻酔は，文字通り「硬膜くも膜下針」の針先を硬膜を貫通させてくも膜下腔に刺入させ，麻酔薬をくも膜下腔内に注入する（図11A）。一方，硬膜外麻酔は，硬膜を貫通させず硬膜外腔に「硬膜外麻酔針」の尖端を留置して，麻酔薬を硬膜外腔に投与する麻酔方法である（図11B）。硬膜外麻酔で用いる，「硬膜外麻酔針（図12）」は，

75

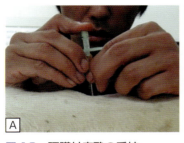 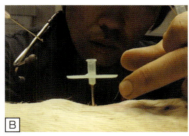 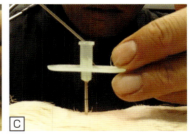

図13　硬膜外麻酔の手技
A：硬膜外麻酔針の刺入。
B：硬膜外腔に針先が刺入すると空気が流入する。
C：ハンギングドロップでリドカインを硬膜外に注入する。

針管と内針の2つからなり，針管の尖端は鈍でその脇に開口している。硬膜外麻酔部位は第十三胸椎と第一腰椎の間，すなわち胸腰椎間であり，第一および第二腰椎間でも代用できる。

脊髄麻酔は，牛が起立を維持できないこと（後躯麻痺）が多いために起立位での手術には不適である。一方，脊髄麻酔は臍や陰部周囲の麻酔効果・持続時間が硬膜外麻酔よりも優れていることから，子牛の臍炎やヘルニア，後肢の骨折整復などで長時間の手術が予測される場合には硬膜外麻酔よりも脊髄麻酔の方が優れている。

ただし，キシラジンの鎮静作用から子牛が覚醒しても，脊髄麻酔による後躯麻痺は長時間持続するため術後管理が重要である。

1 麻酔薬の調整

リドカインの単独投与と比べ，0.03 mg/kgのキシラジンを併用した方が，麻酔時間が少なくとも2倍延長することが知られている。これは麻酔薬に鎮静剤を併用することで相加ではなく相乗作用が得られることによる。よって，硬膜外麻酔を行うためには，0.03 mg/kgのキシラジンをリドカインに添加して総量を4～5 mLにすればよい。硬膜外麻酔の有害事象としては，一過性の強い鎮静，後肢の運動失調，徐脈および低血圧などが挙げられる。

2 硬膜外麻酔の手技

前述の通り，注射部位は第十三胸椎と第一腰椎の胸腰椎間である。母指の腹で椎間を軽く押しながら前後の椎間を探すと，最も広い椎間を容易に見つけることができる。このとき，胸腰椎間にこだわらず，第一および第二腰椎間の方が椎間が広く操作しやすいのであれば，第一および第二腰椎間でもかまわない。脊椎の正中に硬膜外麻酔針を垂直に刺入させる（図13A）と，皮膚および筋肉を通り黄色靱帯に到達する。針を刺入する際に黄色靱帯で抵抗を感じられるので，少し力を入れて1～2 cm程度針先を進めるつもりで針をさらに刺入させると，突然針先が自由に動けるようになる。これは硬膜外腔に針が刺入したためであるので，ここで内針を針管から抜く。硬膜外腔は陰圧状態なので，針先が正しく硬膜外腔にあれば「シュー」という音を立てながら空気が流入されていく（図13B）。抵抗があれば針の刺入が深すぎて椎間板軟骨に刺さっている場合があるので，針を抜去してやり直さなければならない。

空気が針を通して流入されるので，まずは「針管針基」というハブ部分にキシラジン添加リドカイン液を滴下し，抵抗なく吸い込まれていくならば針先は正しく硬膜外腔にあると判断できるので，シリンジを装着しゆっくりと麻酔薬を投与する（図13C，ハンギングドロップ法）。

椎間に針を刺入させるので，できる限り椎間

を広げることがポイントである。牛の場合は直
腸内に手を入れて骨盤腔の縁をマッサージする
と背弯姿勢をとる。術者が硬膜外麻酔針を刺入
して黄色靭帯の手前まで針先を進めたら，助手
が直腸マッサージをして背弯姿勢を牛にとら
せ，十分に椎間が広がったら術者が少し力を入
れて硬膜外麻酔針の先で黄色靭帯を貫通させれ
ばよい。

おわりに

　牛はα_2作動薬に対してきわめて感受性が高
いため，全身麻酔をせずに外科処置ができる。

これはある意味で奇跡であり，生産動物臨床獣
医師にとって大きなアドバンテージである。正
しい不動化なくしてきれいな手術はあり得ない
ので，これまで浸潤麻酔を主に行っていた読者
は傍神経側ブロックを，さらに硬膜外麻酔に
チャレンジし，日常診療に取り入れていただき
たい。

文献

1）Clark L：*Vet Anaesth Analg*, 41（2），109〜112（2014）
2）Kissin I：*Anesthesiology*, 84（5），1015〜1019（1996）
3）Weaver AD, St Jean G, Steinar A: 牛の外科マニュアル第
　　2版（田口 清 監訳），緑書房，東京（2008）

総論：手術の基本

5

全静脈麻酔法（TIVA）

牛はほかの動物種に比べキシラジンに対する感受性が高く，少量で不動化が得られることから，多くの国々で本来は鎮静薬であるキシラジンが麻酔薬として使用されている。国内においてもキシラジンは，家畜共済制度において病傷給付が認められている麻酔・鎮静関連薬であり，不動化（麻酔様作用）を目的として使用されることが多い。麻酔に関する成書には，キシラジンは，鎮静処置を目的とした麻酔前投薬であること，または，ケタミンなど全身麻酔薬の補助的な役割を担う医薬品とされており，単独投与では麻酔作用を有していないと記載されている[1,2]。また，近年では，農林水産省が生産性の向上や安全な畜産物の生産のため，畜産動物に対する動物福祉（アニマルウェルフェア）の考えの普及に努めており，疼痛管理の観点からも麻酔技術の習得は重要である。

本項ではアニマルウェルフェアの考えに則って牛の臨床において広く普及している「キシラジン」をはじめとする麻酔に関連した医薬品の特徴，牛における全身麻酔実践のための予備知識や機器について解説する。

麻酔とは

麻酔には，目的部位に麻酔薬を直接浸潤させる局所浸潤麻酔，痛覚を支配する神経の伝達を妨げる神経ブロック，上位の神経を標的とした硬膜外麻酔，さらに意識の消失を狙った全身麻酔などがある。麻酔の目的は，獣医師と患畜双方の安全を確保したうえで，目的とする処置を

スムーズに行えるようにすることで，そのためには動物の不動化が必須である。特に全身麻酔時の不動化は，単に処置をスムーズに進めるだけではなく，術野の衛生管理の役割もある。術中の不動化のためには，患畜に対する疼痛ストレスの軽減が必須であり，そのことは，アニマルウェルフェアにもつながる。さらに，症例の生命に関わる有害反射の消失も，麻酔の目的達成のために必要である。

つまり，全身麻酔においては，①意識の消失（鎮静作用），②不動化（筋弛緩作用），③鎮痛作用，④有害反射の抑制という4つのコンポーネントを含んでおり[3]，それらは麻酔の4原則とされている。全身麻酔で目指すべきは，それら4原則を満たした技術である。

アニマルウェルフェア

日本の産業動物臨床において，アニマルウェルフェアの概念は，まだ十分に浸透しているわけではない。一方，世界的には産業動物についても飼養管理などを法律で規制している国が数多くある。特にアメリカやヨーロッパにおいてアニマルウェルフェアの意識は高く，例えばイギリスでは，子牛の飼養スペースまで詳細に設定されている。また，アニマルウェルフェアは，国際獣疫事務局（WOAH）によって「動物が生活および死亡する環境と関連する動物の身体的および心理的状態」と定義されている。そして1965年には，人間が管理する必要のある動物の生活の権利として，国際的に認識されている以

表1　α_2作動薬の代表的な作用

中枢神経作用	循環器への作用	呼吸器への作用	反芻動物に対する作用
鎮静作用	心拍出量および心拍数の減少，末梢血管抵抗の増加	呼吸中枢の抑制	強力な睡眠作用
鎮痛作用	動脈血圧は薬物投与後，短時間で上昇，その後低下	PCO_2増加に対する呼吸中枢の感受性低下	胎盤を通過し，オキシトシン作用を示す
中枢神経性筋弛緩作用			妊娠後期（180日以降）では，早産や流産を引き起こす可能性がある

下の5つの自由を挙げている[4]。

1. 飢え，渇きおよび栄養不良からの自由
2. 恐怖および苦悩からの自由
3. 物理的および熱の不快からの自由
4. 苦痛，傷害および疾病からの自由
5. 通常の行動様式を発現する自由

　獣医師には，疾病による苦痛のみならず治療行為自体によって発生する「苦痛」を緩和するという観点から，特に「4．苦痛，傷害および疾病からの自由」を意識した獣医療が求められる。必ず疼痛が付随する外科的治療時に適切な麻酔手技を実施することは，アニマルウェルフェアの観点からも，我々獣医師にとって必須の技術と言える。

麻酔で使用する医薬品

[1] α_2アドレナリン受容体作動薬（キシラジン，デトミジン，メデトミジン，ロミフィジンなど）

　牛の診療において，最も使用されている鎮静薬であり，使用経験のない獣医師は，いないと言っても過言ではないだろう。

　作用機序は，中枢神経系（CNS）と末梢のシナプス前後両方のα_2アドレナリン受容体刺激によるCNS抑制を生じることにより様々な効果を発する。結果として，CNS交感神経出力の減少および循環血流中のカテコールアミンやほかのストレス関連物質量が減少する（表1）。肝臓で比較的急速に代謝され，その後，尿中に排泄

表2　薬剤によるα_2およびα_1アドレナリン受容体選択性

薬物	α_2：α_1選択性
キシラジン	160：1
デトミジン	260：1
ロミフィジン	340：1
メデトミジン	1,620：1

される[2]。また，薬剤によってα_2とα_1アドレナリン受容体の選択性が異なっており，効果に差異を認める場合がある（表2）。

[2] GABA受容体作用薬（プロポフォール，エトミデートなど）

　近年，国内では，プロポフォールを用いた牛の麻酔についての報告が増えつつある。

　プロポフォールは，非バルビツレート系麻酔薬であるが，その作用機序はバルビツレートと同様に，CNSのGABA受容体に作用して効果を発揮し，用量依存性に大脳皮質とCNS多シナプス性反射を抑制する（表3）。主に肝臓で代謝され，肝内性および肝外性に代謝排泄される。超短時間型麻酔薬に分類され，利点は，急速な作用の発現と回復が期待できることにある。欠点としては，催眠量未満では鎮痛作用がほとんどないことである[2]。

[3] 解離性麻酔薬（ケタミン，チレタミンなど）

　解離性麻酔薬であるケタミンは，2006年3月

5 全静脈麻酔法（TIVA）

表3　プロポフォールの作用

循環器への作用	呼吸器への作用	その他
・心拍数はほぼ変化しない ・心拍出量と全身血管抵抗の低下からの血圧低下	・用量依存性の呼吸中枢抑制による呼吸抑制作用 ・投与直後の無呼吸	・胎盤通過 ・良好な筋弛緩作用 ・急速な導入と覚醒

表4　ケタミンの作用

循環器への作用	呼吸器への作用	その他
・心拍数の増加と心収縮性の低下 ・血圧の上昇	・不規則な呼吸パターン	・唾液と涙液の分泌 ・表在性の鎮痛効果は良好だが内臓痛は除去されない

23日の政令改正により麻薬に指定されたため，その使用や取り扱いには，各自治体の保健所に麻薬管理者・麻薬施用者の免許を要することや保管のための金庫の設置が必要になるなどの制限がある。全身麻酔に使用した際は，顕著な健忘，無痛，カタレプシーが認められる。一方，筋弛緩作用は乏しい（表4）[2]。

④ グアイフェネシン（GGE）

グアイフェネシン（GGE）もプロポフォールと同様に非バルビツレート系麻酔薬に分類される，白色，水溶性の細粒状の粉末で，脊髄や脳幹介在ニューロンにおける信号伝達を遮断する中枢作用性筋弛緩薬である。呼吸器系および循環器系への作用が少ないことも特徴で，主に30〜60分程度の短時間麻酔に使用されている。また，市販されている薬剤は粉剤のため，使用の際には調剤する必要がある。

⑤ オピオイド（モルヒネ，ブトルファノールなど）

モルヒネは，国内ではケタミンと同様に麻薬指定されており，使用には同じく許可が必要となる。そのため，国内では，動物用医薬品として販売されているブトルファノール（牛での認可はなし）が使用されている。作用機序は，脳や脊髄にある1種類以上の特異受容体に作用して効果を生じるとされる[2]。牛の臨床における一般的な使用目的は，鎮痛である。

全静脈麻酔法（TIVA）とは

全身麻酔については，①意識の消失（鎮静作用），②不動化（筋弛緩作用），③鎮痛作用，④有害反射の抑制の4原則を満たすことを目標に実施すべきことは前述した。吸入麻酔は，使用する麻酔薬の濃度によって比較的容易に麻酔の4原則に近い作用を得ることが可能であるが，機器が高額であることから，産業動物臨床現場への導入には，ハードルが高い。

吸入麻酔に代わる麻酔法として，全静脈麻酔法（Total intravenous anesthesia：TIVA）がある。経静脈による麻酔関連薬の単独投与では麻酔の4原則を満たすことが困難で，不十分な鎮静，鎮痛，筋弛緩作用を補うためには，複数の麻酔関連薬を混合投与する必要がある（バランス麻酔）。TIVAにおけるバランス麻酔の例を挙げると，Bovine triple dripと称されるGGE，ケタミン，キシラジンの3剤混合投与（GKX）[1]やMLBP-TIVA（メデトミジン，リドカイン，ブトルファノール，プロポフォールの混合投与）[5,6]などがある。吸入麻酔とTIVAの簡単な比較を表5に示す。

TIVAの最大の利点は，吸入麻酔と比較して循環器への抑制作用が低いことにある。ただし，呼吸抑制作用への対応は必須である。

TIVAに使用する医療機器

牛でTIVAを実施するうえで，必要な医療機

表5 吸入麻酔 vs TIVA

吸入麻酔	TIVA
麻酔器が高額（大動物用の麻酔器のみで600万円程度）	必要な医療器具が比較的安価（モニタリング機器を除いて30万円程度）
換気については安全性が高い	呼吸抑制への対処が必要
循環器系の抑制が強い	循環器系への影響は軽度
覚醒に時間を要する	速やかな覚醒が得られる場合が多い

表6 牛のTIVAで使用する医療機器

医療機器	目的
輸液ポンプ	確実な持続定量点滴（CRI）の実施
気管チューブ	・呼吸抑制に備えた気道の確保 ・誤嚥防止
デマンドバルブ	・術中の酸素吸入 ・呼吸停止の際の陽圧換気
モニタリング機器	術中の生体情報をモニターすることで、異常が生じた際に速やかに対応

表7 気管チューブのラインナップ

サイズ呼称	全長	内径（I.D.）	外径（O.D.）
ID7.0	L-600 mm	7.0 mm	10.0 mm（30Fr）
ID9.0	L-600 mm	9.0 mm	12.0 mm（36Fr）
ID11.0	L-600 mm	11.0 mm	15.0 mm（45Fr）
ID13.0	L-650 mm	13.0 mm	18.0 mm（54Fr）
ID15.0	L-750 mm	15.0 mm	20.0 mm（60Fr）

取り扱い：クリエートメディック㈱

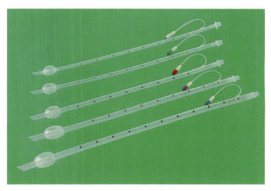

図1 子牛・子馬用気管チューブ
ティアレ 大型動物用気管内チューブ（クリエートメディック㈱）
写真提供：クリエートメディック㈱

器を表6にした。

　TIVAでは，経静脈に留置した1本のラインに対し三方活栓などを使用して複数の薬剤を投与（麻酔薬と維持輸液など）することがよくある。しかし，留置針の太さによっては流量に上限が生じ，薬剤が設定した速度で投与できなくなる場合があり，思うような薬剤の効果が得られなくなってしまう。そのようなことにならないよう，安心・安全な麻酔のために，一定の時間に一定量の薬剤投与（持続定量点滴：CRI，mL/kg/時）が必須で，そのコントロールに輸液ポンプが必要となる。余談となるが，吸入麻酔実施時の循環器抑制に対しカテコールアミンなどを投与することがあり，輸液ポンプはその際にも使用する。また，気管チューブは，たとえキシラジンのみの処置であっても，誤嚥防止のため，その使用が推奨される。以前は犬・猫用の流用などで長さが足りない場合もあったが，現在は子牛・子馬用であれば，長さも十分な製品が国内から販売されている（図1，表7）。デマンドバルブは，通常の自発呼吸であれば吸気時には自動的に酸素が流入し，呼吸停止の際には陽圧換気が可能な機器である。呼吸停止時には必須の機器であるが，呼吸抑制時の低酸素血症

表8　麻酔の5段階

①麻酔導入前
②麻酔導入
③麻酔維持
④麻酔回復（覚醒）
⑤麻酔回復後

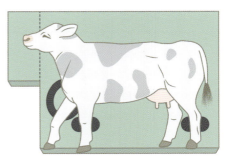

図3　横臥位保定時の手術マット，タイヤチューブの使用①

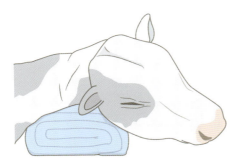

図2　横臥位保定における誤嚥防止
頸部の下にパッドを入れ，誤嚥を防止する。

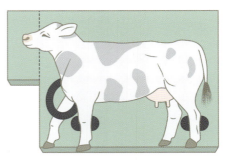

図4　横臥位保定時の手術マット，タイヤチューブの使用②

への対応用としても準備しておきたい。モニタリング機器は，術中の循環器や呼吸器の状態をリアルタイムに把握するために必要な医療機器である。

TIVAの手順

全身麻酔は，患畜と術者の安全のために，①麻酔導入前，②麻酔導入，③麻酔維持，④麻酔回復（覚醒），⑤麻酔回復後の5つの段階で構成される（表8）[2]。麻酔導入前は，外科手術前の準備期間から麻酔前投薬を行うまでの期間で，あらゆる準備と患畜の評価を行う。麻酔導入は，患畜を不動化してから麻酔維持までの期間である。麻酔維持は，手術中に麻酔の4原則を満たした麻酔の継続を目標に，麻酔薬の投与が終了するまでの期間を指す。麻酔回復は，麻酔薬投与が終了してから患畜の意識が回復するまでの時期で，無事に覚醒してからが術後の処置などを行う麻酔回復後の段階となる。それぞれの段階の内容について，以下に記載する。

1　麻酔導入前

麻酔を担当する獣医師は，絶食の指示や保定体位などについて，事前に術者と十分な打ち合わせを行う。術前の絶食は，麻酔の効果や術中の換気状態に影響する。一般的な絶食の時間は，成牛で24〜48時間とされている。ただし，4カ月齢未満の子牛では，低血糖や覚醒が遅延する可能性があるので長時間の絶食は推奨されない[1]。手術時の保定体位は，横臥位や仰臥位，半仰臥位など，実施する手術によって様々である。どのような保定体位であれ，誤嚥や鼓張，自重による血流障害や神経障害に注意しなければならない。誤嚥防止のために，気管チューブの挿管が有効であることは前述したが，横臥位保定の場合には頸部の下にパッドを入れ，頸部を持ち上げることも誤嚥防止に有効である（図2）[1]。また，血流障害や神経障害を予防するために，クッション性の高い手術マットやタイヤチューブなどを使用する（図3〜5）。

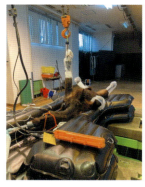
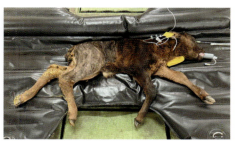

図5 手術マットを使用した保定

続いて,手術直前に,全身状態のモニタリングと評価を行う。具体的には,体格(体重や肉付きなど),および便性状,循環器や呼吸器の異常,毛細血管再充満時間(CRT),可視粘膜の色調,過去の薬剤に対するアレルギー反応の有無などを把握する。それらの情報から,術中に起こり得るリスク(後述の「TIVA におけるエマージェンシー」を参照)を予測し事前に準備しておくことで,麻酔事故を防ぐことが可能となる[1,2]。

麻酔前投薬は,患畜のストレスや心肺抑制,麻酔薬による興奮作用などの有害作用を最小限にし,多くの場合,麻酔薬の総投与量を減らすことができることから,安全な麻酔管理を行うために不可欠である[2]。麻酔前投薬に用いられる薬剤に,一般的にα_2アドレナリン受容体作動薬であるキシラジンが使用される。必要に応じて,鎮痛効果を増強する目的でブトルファノールを追加投与する。ブトルファノールを併用することで,キシラジンの鎮痛および鎮静作用も増強される。表9に,キシラジンおよびブトルファノールを用いた麻酔前投薬(鎮静処置)の具体的な用量を示す。

2 麻酔導入(気管挿管)

麻酔導入は,麻酔前投薬の効果が十分に表れたタイミングで実施する。牛では,一般的に麻酔薬を経静脈から投与するが,経静脈投与の欠

表9 キシラジン,ブトルファノールを用いた麻酔前投薬の投与例

薬剤	投与量(mg/kg)	備考
キシラジン	0.0075〜0.01 IV 0.015〜0.02 IM	おとなしい搾乳牛の起立位での鎮静
	0.02〜0.03 IV 0.04〜0.06 IM	不安そうな牛の起立位での鎮静
	0.1 IV, 0.2 IM	60 分程度の横臥位
キシラジン* ブトルファノール**	0.05〜0.1 IV* 0.01〜0.02 IV**	深い鎮静
	0.03 IV* 0.033〜0.05 IV**	起立位での鎮静

IV:静脈内投与,IM:筋肉内投与。

点は,一度投与してしまうと投与した薬剤の血中濃度や麻酔深度のコントロールが困難なことである[2]。想定外の誤嚥や呼吸停止に備えるために,速やかな気道の確保,つまり気管チューブの挿管が必要である。気管チューブの挿管は,麻酔導入前だと嚥下反射が残存していることが多く,挿管が困難な場合が多いことから,麻酔導入後に速やかに行う。子牛の場合,豚用の喉頭鏡が使用しやすいが,牛用の腟鏡でも代用することができる。

麻酔の導入は,世界的に,ケタミンや GGE の使用が一般的であるが,近年,日本国内で使用が増えているプロポフォールを用いた麻酔導入法[1]についても紹介しておく(表10)。

5 全静脈麻酔法（TIVA）

表10 麻酔導入法

薬剤	投与量（mg/kg）	投与経路	備考
1 ケタミン	2.0	IV	
2 ・キシラジン	0.1～0.2	IM	子牛で使用
・ケタミン	10～15	IM	45分程度の麻酔
3 ・キシラジン	0.05～0.1	IM	30～40分の麻酔
・ケタミン	4.0	IM	（それぞれ半量の投与で，15～20分の麻酔）
4 BKX ・ブトルファノール ・ケタミン ・キシラジン	0.0375 3.75 0.375	IM	20～30分の麻酔
5 プロポフォール	4.0～6.0	IV	5～10分の麻酔 短時間，無呼吸となる可能性あり
6 GKX ・キシラジン（0.1 mg/mL） ・ケタミン（1～2 mg/mL） ・GGE（5％）	0.67～1.1 mL/kg	IV	5％のGGE溶液に，記載した用量のキシラジンとケタミンを混合して投与する 500 mLの生理食塩液または5％ブドウ糖液に，GGE 25 g，10％ケタミン製剤 5～10 mL，2％キシラジン製剤2.5 mLを混合する

IV：静脈内投与，IM：筋肉内投与。

表11 TIVAでの麻酔維持プロトコール

薬剤	投与量	備考
1 Bovine triple drip（GKX） ・キシラジン（0.1 mg/mL） ・ケタミン（1～2 mg/mL） ・GGE（5％）	2.2 mL/kg/時	5％のGGE溶液に記載した用量のキシラジンとケタミンを混合して投与する 500 mLの生理食塩液または5％ブドウ糖液に，GGE 25 g，10％ケタミン製剤 5～10 mL，2％キシラジン製剤 2.5 mLを混合する
2 MLBP-TIVA ・メデトミジン ・リドカイン ・ブトルファノール ・プロポフォール	3.5 µg/kg/時 3 mg/kg/時 24 µg/kg/時 0.12±0.03 mg/kg/分	4剤の混合投与 馬での報告がある 牛も同じ用量で応用可能
3 プロポフォール	0.4 mg/kg/分	麻酔深度の浅い麻酔

3 麻酔維持

　麻酔維持は，麻酔薬を持続投与することで行う。TIVAでは，複数の麻酔関連薬を，一般的には頸静脈からの定量持続投与によるバランス麻酔で行う。成書に記載されているTIVAでの麻酔維持プロトコールを表11に記載する[2]。しかし，日本国内でのケタミンの使用は前述したように，使用許可が必要で，保管方法，使用記録などが法律で厳しく規制されており，臨床現場での使用にはハードルが高いのが現状である。そこで，比較的使用しやすいプロポフォールを用いたプロトコールも，表11に示した[1,5]。

　プロポフォール単独投与では，鎮痛効果が乏しいため，外科的侵襲が大きく疼痛反応が予想される手術には不向きである。一方，馬のTIVAにはMLBP-TIVAがあるが，これは牛にも同じ用量で応用可能で，多くの外科手術にも対応可能である[5,6]（表11）。プロポフォールを用いたTIVAにおいて注意すべき点は「呼吸抑制」と「疼痛管理」で，呼吸抑制に対しては麻酔導入後の速やかな気道の確保で対処し，疼痛管理に対してはMLBP-TIVAのように鎮痛効果を有する薬剤の混合投与によるバランス麻酔の実施や局所麻酔（局所浸潤麻酔や神経ブロックなど）の併用などを積極的に実施すべきである。

4 麻酔回復（覚醒）

全身麻酔からの覚醒時に注意すべき点は，誤嚥および鼓脹である．TIVAでは比較的速やかな覚醒が得られ，特に牛はスムーズな覚醒が特徴である[1]．また，覚醒後の起立についても安全で，基本的には補助の必要はないとされている[2]．しかし，骨折症例などの場合には，再骨折やインプラントの破損を防ぐため，馬と同様，起立直後に大きなふらつきがなくなる程度まで起立を抑制してから起立させるべきである．起立の抑制は，子牛の場合には頭部を押さえるだけで十分であるが，比較的体格の大きな牛に対しては，頭部を挙上し頸部を押さえて保定する（図6）．また，気管チューブ抜管のタイミングも重要で，誤嚥防止のために，抜管は患畜の嚥下反射が回復したことを確認してから行う．術中に逆流した胃内容が気道内に残存している可能性があるので，牛ではカフのエアーを完全には抜かずに抜去する[1,2]．加えて，誤嚥防止のために，可能であれば術後速やかに右横臥位または伏臥位にする[2]．

また，呼吸に障害が生じるほどの鼓脹を呈している場合には，速やかな胃カテーテルの挿入や胸骨座位とし，ガスの除去を行う[1,2]．

5 麻酔回復後

患畜が無事に覚醒した後は，麻酔や手術による後遺症がないか確認する．患畜が無事に覚醒したら，全身麻酔による副反応や神経麻痺など手術に伴う障害がないか確認し，障害があれば適切な処置を講じる．また，感染など術後合併症の予防を含む術後の治療方針について術者と麻酔担当者でよく話し合っておく．

麻酔におけるモニタリング

全身麻酔の際のモニタリングは，麻酔事故のリスクをなくすため，必ず麻酔前から実施すべきである．麻酔前のモニタリングについては，

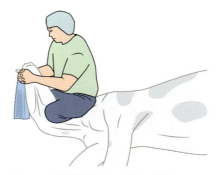

図6 麻酔覚醒からの保定方法

前述の「麻酔導入前」の通りである．

術中のモニタリングで最も重要な項目は，麻酔深度の把握である．参考までに馬での麻酔深度の評価法を表12に示した．麻酔深度は第1期から第4期に分類され，外科手術時に目指す麻酔深度は，第3期のⅡ相あるいはⅢ相である．牛では，眼球の動きと位置によって確認可能である．麻酔深度の各ステージにおける眼球の動きや位置の特徴を図7に示した．麻酔深度第1期（無痛期）は，麻酔の導入から意識の消失までの期間で，眼球は中央に位置し動きがみられる（図7A）．第2期（興奮期）は，意識の消失から律動呼吸が開始される時期で，眼球の動きは緩慢になり徐々に腹側へ向く（図7B，C）．このステージでは，遊泳運動などの予測困難な反応が発現したり，不規則な呼吸となったりする場合がある．第3期（手術期）は，律動呼吸が開始された時期から呼吸停止までで，このステージはさらにⅠ相からⅣ相に分けられる．Ⅰ相は，律動呼吸が開始される時期で，第Ⅱ相は知覚が消失して呼吸の様式が深くなり，呼吸と呼吸の間に短時間の呼吸停止が生じる．さらに第Ⅲ相では咽喉頭の反射が消失し，第Ⅳ相では肋間筋の麻痺が生じる．このステージでの眼球は，第2期よりもさらに腹側を向き，動きも消失する（図7D）．第4期（麻痺期）では呼吸が停止し，眼球は再び中央に戻り動きが完全に消失する（図7E）．

さらに，眼瞼と角膜の反射によっても麻酔深

5 全静脈麻酔法(TIVA)

表12 馬における麻酔深度[3]

麻酔深度			眼の反射	呼吸数/心拍数/血圧
第1期(無痛期)			P/C：反射あり／動きあり	
第2期(興奮期)			P/C：反射あり／動きあり	徐々に増加
第3期(手術期)	Ⅰ相(Light)		P：反射が少し弱まる／動きが少し遅くなる	正常，または，上昇／増加(時折嚥下を認める)
			C：反射あり／動きあり	
	Ⅱ相(Medium)		P：反射が弱まる／動きが遅くなる	正常，または，反射がわずかに弱まる／動きがわずかに少し遅くなる
			C：反射が少し弱まる／動きが少し遅くなる	
	Ⅲ相(Mediam deep)		P/C：反射が弱まる／動きが遅くなる	反射が軽度から中等度に弱まる／動きが軽度から中等度に遅くなる
	Ⅳ相(Over dose)		P：反射の欠如／動きなし	著しく減少
			C：反射ほぼなし／動きほぼなし	
第4期(麻痺期)			P/C：反射の欠如／動きなし	虚脱

P：眼瞼，C：角膜。

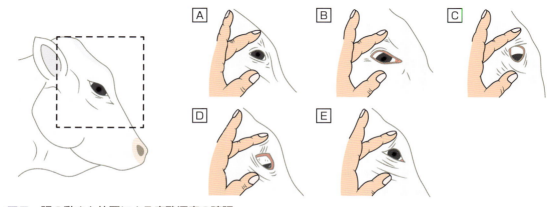

図7 眼の動きと位置による麻酔深度の確認
A：麻酔深度第1期。眼球は中央に位置し動きがある。B，C：麻酔深度第2期。眼球の動きが緩慢になり徐々に腹側へ移動する。D：麻酔深度第3期。眼球は腹側に移動し動きもなくなる。E：麻酔深度第4期。眼球は中央に位置しているが眼球の動きはなくなる。

度を把握することも可能である。馬でのモニタリングを参考に眼球の動きと位置のみではなく，眼瞼と角膜の反射をモニタリングすることで，より正確に麻酔深度を把握することができる。

外科手術における適正な麻酔深度は，第3期Ⅱ相である[3]。全身麻酔を行う際には，この深度を維持することに努めるべきで，特にTIVA実施時の角膜反射の消失は，深すぎる麻酔深度を意味するので，麻酔薬の投与量や投与速度の調整が必要となる。

米国獣医麻酔専門医協会は，循環器，酸素化，換気についてのモニタリングを5分ごとに行い記録することを推奨しており，その具体的なモニタリング項目を表13に示す。また，同協会は，投与したすべての医薬品の投与量および投与時間，投与経路を記録することも推奨している[2,8]。我々も，適切な麻酔管理の証拠や麻酔事故が発生してしまった際の検証などのために可能な限りモニタリングを行い，記録として残すべきである。

心電計やパルスオキシメーター，カプノメーターなどは，モニタリングの専用機器である。診療所に機器が具備されているのであれば積極的に使用すべきだが，特別な機器がない場合で

表13 米国獣医麻酔専門医協会が推奨する麻酔モニタリング

	目的	方法
循環器	組織への血流が適切であることを確認	脈拍
		心拍動
		心電図
		血圧モニター
		CRT(毛細血管再充満時間)
酸素化	動脈血中の酸素濃度が適切であることを確認	可視粘膜の色調
		パルスオキシメーター
		吸気路の酸素濃度
		血液ガス分析(PaO$_2$)
		ヘモキシメトリ(SaO$_2$)
換気	換気の適切な維持を確認	胸郭の動き
		呼吸バッグの動き
		呼吸音の聴診
		呼吸モニター
		換気量計(1回換気量±分時換気量)
		カプノグラフィ(終末呼気CO$_2$)
		血液ガス分析(PaCO$_2$)

文献1より引用・改変

も,少なくとも体温,心拍数,呼吸数,可視粘膜の色調およびCRTの計測は行うべきである。最近では,廉価なパルスオキシメーターが市販されているので,それらを導入されても良いかもしれない。

TIVAにおけるエマージェンシー

どんなに安全な麻酔を心掛けていたとしても,薬剤の副反応など想定外の緊急事態が起こり得る。このことを常に念頭に事前に備えておくことも,麻酔を行ううえでは重要である(表14)。そのため,緊急時に使用する医薬品をあらかじめ準備したエマージェンシーボックスを用意しておくことを推奨する(表15)。

また,心肺蘇生法の技術を習得しておく必要がある。心肺蘇生法の手順は,Airway(気道の確保),Breathing(呼吸管理),Circulation(血液循環の確保)で行うため,それぞれの頭文字をとってA-B-Cテクニックと言われている(人医療でに最近C-A-Bが推奨されている)。

TIVAに必要な疼痛コントロール

TIVAの実施にあたり,複数の医薬品を使用したバランス麻酔が理想である。しかし,大がかりな外科手術の際には鎮痛効果が不十分だと体動を認める場合がある。局所麻酔を併用することで,その影響を減らすことができる。

局所麻酔は,大きく分けると,浸潤麻酔と伝達麻酔の2つに分類される。浸潤麻酔には,組織中に麻酔薬を浸潤させるいわゆる浸潤麻酔のほかに表面麻酔や四肢の局所還流法などで行う経静脈内局所麻酔が,伝達麻酔には,神経をターゲットとした神経ブロックや硬膜外麻酔などがある[2]。TIVAと併用される局所麻酔の具体例として,臍ヘルニアでは切開部位周囲の浸潤麻酔や表面麻酔が適応され,四肢の骨折症例では局所浸潤麻酔に加えて伝達麻酔を併用する。本項では,伝達麻酔の1つである四肢の神経ブロックを中心に解説する。

1 経静脈内局所麻酔および神経ブロックに使用する麻酔薬

使用する局所麻酔薬は,浸透性や代謝経路,作用の強度や持続時間といった薬剤の特徴を理解して選択すべきである。牛の臨床現場で使用する局所麻酔薬のなかで使用頻度の高いプロカインとリドカインの特徴を表16に示す[2]。

近年では,局所還流法が家畜共済診療点数表にも収載されたことから,局所還流法を麻酔のみならず感染症に対して使用する獣医師が増えてきた。プロカインはエステル型麻酔薬で血漿中のコリンエステラーゼで分解されることから,局所還流法では十分な効果が得られない可能性がある。そのような面から言えば,肝臓で代謝されるリドカインの方が適しており,神経ブロックについても,浸透性の高さからリドカ

5 全静脈麻酔法（TIVA）

表14 想定し得るエマージェンシー

		原因	対処法
呼吸器系	気道閉塞	逆流性	本項内「麻酔回復（覚醒）」を参照
		気管チューブの食道への誤挿管	気管チューブの再挿管
		カフの過度な膨張	カフのエアーを適切に抜去
	過度な鼓脹	術前の絶食が不十分	術前：24時間の絶食
		第一胃（ルーメン）内での発酵	術中：カテーテルによるガス抜去 　　　換気不全が重度な場合には12G注射針による胃穿刺 　　　（腹膜炎のリスクがあるので最終手段） 術後：胸骨座位に
	無呼吸	麻酔薬の作用	過換気後の場合には経過観察
		手術中の体位	高炭酸ガス血症を伴っている場合には，人工呼吸 　（アンビュバッグやデマンドバルブを使用） ドキサプラムの投与 　（ただし，深麻酔では効果が期待できないことと，覚醒のリスクも生じる）
循環器系	不整脈	キシラジンが誘発する心室性期外収縮	重度の場合（血圧の低下など）にはリドカインの投与
		心房細動	牛では胃腸の疾患や閉塞による代謝異常が誘発
			主たる原因が修正されると消失する
	低血圧	体位（側臥位，仰臥位）により大動脈が圧迫	麻酔が深すぎる場合には深度を調節する
			カテコールアミンやカルシウム製剤の投与
			重症例ではミオパチーを発症し，起立不能となる場合もある
その他	悪性高熱	骨格筋のCa^{2+}チャネルに突然変異を起こす遺伝性疾患	ダントロレン投与（非常に高価） アセプロマジン投与
	ショック	循環血流減少性	出血やエンドトキシンへの対処として急速補液（90mL/kg）
		心原性	低血圧への対処
		血液分布異常性	強心薬の投与（ドブタミンなど）
		閉塞性	抗不整脈薬の投与（リドカインなど）

表15 エマージェンシーボックスに準備する医薬品例

薬剤	投与量	適応徴候
ドキサプラム	0.1～0.5 mg/kg	無呼吸
塩酸ドブタミン	1～5 μg/kg/分	循環異常など
ドパミン	1～10μg/kg/分	低血圧など
フェニレフリン	2～4 mg/kg Bolus	低血圧など
	0.2～0.4 μg/kg/分 CRI	
エフェドリン	22～66 μg/kg IV	低血圧など
エピネフリン	10 mg/kg IV	心室細動
リドカイン	0.5～2.0 mg/kg IV	心室性期外収縮

IV：静脈内投与，CRI：定量持続投与。

文献2より引用・改変

インの方が優れている。

② 経静脈内局所麻酔（肢局所還流法）

肢局所還流法は，経験のある獣医師も多いと考える。駆血後，局所麻酔薬を静脈内に投与すると，駆血部位から遠位の部位に高濃度で薬剤が浸潤することを期待した局所麻酔法である。特別な医療器具を必要とせず，基本的に駆血帯

があれば実施できる。経静脈内局所麻酔で麻酔薬を投与する血管は，前肢では第三指総背側静脈，橈骨静脈とその分枝，第二～第四指掌側中手静脈で，後肢は外側伏在静脈が比較的実施しやすい（図8）[7]。注意すべき点は，駆血をしっかりと行うことである。駆血がうまくいくと，図9のように遠位まで薬剤が拡散する。

③ 神経ブロック

前肢での遠位神経ブロックは，総背側指神経，内側掌神経，尺骨神経浅掌枝，尺骨神経背枝の4つの神経をブロックすることが多く（図10），近位神経ブロックでは，筋皮神経，尺骨神経，正中神経（図11），あるいは腕神経叢をブロックすることが多い。また，後肢の遠位神経ブロックでは，浅腓骨神経，深腓骨神経，内側足底神経，外側足底神経を（図12），近位神経ブロックでは，脛骨神経，腓骨神経（図13）あるいは坐骨神経をブロックすることが多い[7]。腕神経叢や坐骨神経など比較的太い神経をブロックする際

表16 プロカインとリドカイン

局所麻酔薬	型	毒性	その他
プロカイン	エステル型	1：1	肝臓と血漿エステラーゼで加水分解
			吸収性が乏しく表面麻酔には推奨されない
リドカイン	アミド型	1.5：1（2％で）	優れた浸透性（プロカインの約2倍）
			肝臓で代謝される
			鎮痛以外の作用も有する（抗不整脈作用，胃腸管の運動調整作用）

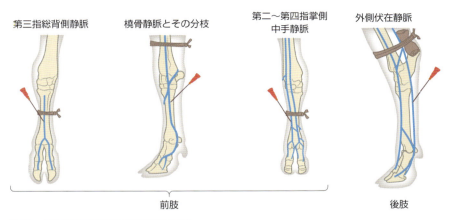

図8　肢局所還流法の薬剤投与部位

には，超音波画像診断装置で神経の位置を確認しながら行うと，安全かつ確実に実施することが可能である（図14）。

休薬期間

麻酔関連薬の多くは，残念ながら日本国内では動物用として認可されていないものがほとんどで，獣医師の責任の下に使用されているのが現状である（特例使用）。そのため，我々獣医師は自らの判断で休薬期間を設定し，畜主へ示さなければならない。一方，海外では，麻酔に関連した医薬品の休薬期間が設定されている。休

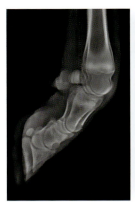 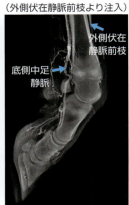

図9　肢局所還流法実施時の静脈造影

5 全静脈麻酔法（TIVA）

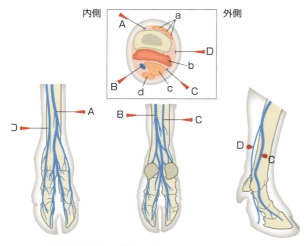

図 10　前肢遠位部の神経ブロック

A：総背側指神経，B：内側掌神経，C：尺骨神経浅掌枝，D：尺骨神経背枝。
a：伸筋腱群，b：指骨間筋，c：深指屈筋腱，d：浅指屈筋腱。

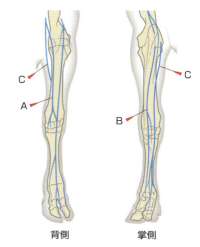

図 11　前肢近位部の神経ブロック

A：筋皮神経，B：尺骨神経，C：正中神経。

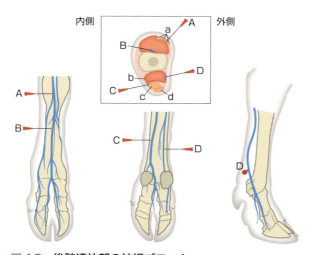

図 12　後肢遠位部の神経ブロック

A：浅腓骨神経，B：深腓骨神経，C：内側足底神経，D：外側足底神経。
a：伸筋腱群，b：趾骨間筋，c：深趾屈筋腱，d：浅趾屈筋腱。

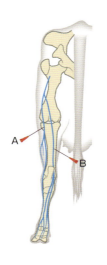

図 13　後肢近位部の神経ブロック

A：腓骨神経，B：脛骨神経。

薬期間を設定するための参考として，米国における主要な麻酔に関連した医薬品の休薬期間を表17に示す。

プロポフォール以外は，米国のFARAD（Food Animal Residue Avoidance Databank）の情報である。プロポフォールの乳牛の休薬期間については，データ量が少ないため設定されていない。搾乳牛へ使用する際は，慎重に投与する必要がある。

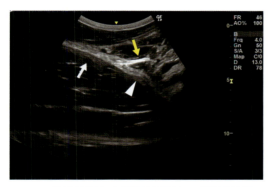

図 14 坐骨神経から脛骨神経および腓骨神経への分岐部の超音波画像

白矢印　坐骨神経，白矢頭：脛骨神経，黄色矢印：腓骨神経。

表 17　米国における麻酔関連薬の休薬期間

薬剤	休薬期間 肉牛	休薬期間 乳牛	投与量
デトミジン	3 日	72 時間	≦0.08 mg/kg IV or IM
ケタミン	3 日	48 時間	≦10 mg/kg IM ≦ 2 mg/kg IV
リドカイン	1 日	24 時間	≦15 mL 硬膜外麻酔
	4 日	72 時間	≦100 mL SC
ブトルファノール	5 日	72 時間	0.1 mg/kg IV or IM or 硬膜外 単回投与
アセプロマジン	7 日	48 時間	≦0.13 mg/kg IV ≦0.44 mg/kg IM
プロポフォール	3 日	N/A	5～6 mg/kg IV

N/A：データなし，IV：静脈内投与，IM：筋肉内投与，SC：皮下投与。

文献 1，9，10 より引用・改変

おわりに

TIVA に関する情報は世界的に見てもまだ十分ではないため，より安全に TIVA を実施するためには，今後も情報を収集・蓄積し世界に報告していく必要がある。

麻酔には，経験によって習得できる技術や知識があることも事実である。例えば，全身状態が良好な整形外科的疾患の動物には一般的な麻酔深度で維持するが，全身状態の悪い症例では深度を比較的浅く維持するなど，症例によって理想的な麻酔深度を選択する判断などである。そういった経験の積み重ねから，さらに安心で安全な麻酔手技も生まれてくると考えている。

成書には「安全な麻酔薬はない，安全な麻酔技術もない，あるのは安全な麻酔医のみ」との記載がある。症例にあった麻酔薬を選択し，確実な麻酔技術を実施し，術中のバイタルを正確に読み取り予期せぬアクシデントにも冷静に対応できる，そういう麻酔医になることを心に留めておくことが大切である[5]。

現在，特に個体診療の多い肉牛の診療では，獣医療の発展に伴い，より高度な診療技術が要求されてきている。そういった治療に対応するため，そしてアニマルウェルフェアのために，今後，より良い新たな牛の全身麻酔手技が確立されることを願っている。

文献

1) Lin H, Passler T, Clark-Price S：*Farm Animal Anesthesia 2nd ed*, Wiley-Blackwell, Hoboken（2022）
2) Muir WW, Hubbell JAE, Bendnarski RM：獣医臨床麻酔オペレーション・ハンドブック 第 4 版（山下和人，久代季子 訳），インターズー，東京（2009）
3) Muir WW, Hubbell JAE：*Equine Anesthesia 2nd ed*, Saunders, Philadelphia（2008）
4) World Organisation for Animal Health：Animal Welfare 〈https://www.woah.org/en/what-we-do/animal-health-and-welfare/animal-welfare/〉2022 年 12 月 27 日参照
5) Ishizuka T, Yamashita K, Tamura J, et al.：*J Vet Med Sci*, 75（2），165-172（2013）
6) Ishizuka T, Tamura J, Nagaro T, et al.：*J Vet Med Sci*, 76（12），1557-1582（2014）
7) Thurmon JC, Tranquilli WJ, Benson GJ：*Lumb & Jones' Veterinary Anesthesia 3rd ed*, Williams & Wilkins, Baltimore（1996）
8) Grimm KA, Lamont LA, Tranquilli WJ, et al.：*Veterinary Anesthesia, 5th ed of Lumb and Jones*, Williams & Wilkins, Baltimore（2015）
9) FARAD（Food Animal Residue Avoidance Databank）〈http://www.farad.org〉2023 年 2 月 2 日参照
10) Approaching Pain in Cattle（AABP）〈https://aabp.org/committees/resources/Pain_Brochure_8-15.pdf〉2023 年 2 月 2 日参照

各論

手技の実際

1　第一胃切開術
 2　第四胃変位整復術
 3　腸管手術
 4　帝王切開術
 5　腟脱整復術
 6　子宮脱整復術
 7　尿道造瘻術
 8　陰茎血腫
 9　去勢手術
10　潜在精巣摘出術
11　臍ヘルニア整復術
12　臍炎・臍帯炎
13　感染性関節炎における関節洗浄・関節切開術・関節固定術
14　肋骨骨折
15　眼球摘出術

各論：手技の実際

1 第一胃切開術

理論編

　牛の第一胃（ルーメン）内には細菌や真菌，原虫が常時，多数棲息している。適切な飼料給与のもとでは，第一胃内環境の恒常性は維持されている。しかし，濃厚飼料など易発酵性飼料を短時間で大量に摂取すると，第一胃内で異常発酵が生じ，様々な疾患が惹起される。また，牛は舌で草を巻き取り口の奥へ送ると，下顎を左右に動かし臼歯で磨りつぶしてから嚥下する。このような特徴的な採食行動を取るため，放牧地に落下もしくは飼料に混入している先鋭異物を認識できずに一緒に嚥下しやすい。嚥下し胃内に到達した異物は噴門直下の第二胃へ直接的に，あるいはいったん第一胃内に滞留後，第二胃へと移動し，さらに第二胃の蜂巣状の粘膜襞や第二胃底から頭背側方向へ向かう強い収縮運動により第二胃の粘膜や胃壁を傷害する。

　第一胃切開術は，疾患の原因となっている第一胃内の内容物やロープなどの異物の除去，第二胃内に滞留もしくは刺入している異物を摘出する際に実施される。臨床現場では，第四胃変位整復術や帝王切開術に比べると，決して実施する機会の多い手術ではない。その理由として，内科的治療など非外科的治療で奏功せず，次の手として第一胃切開術の適応を考える際，すでに病態が進行し予後不良であることや，手術に対する労力対効果が悪く，腹膜炎など術後合併症が発生しやすいことも手術に踏み切るための高いハードルとなっている。

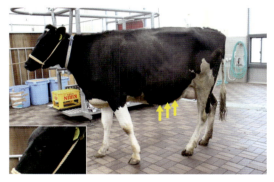

図1　第一胃食滞牛
左側下腹部の膨満（矢印）と脱水（眼球陥没）が見られる。

第一胃切開術の適応症例

　牛の臨床現場において，第一胃切開術の適応となる疾患としては，第一胃食滞や第一胃鼓脹症，急性第一胃アシドーシス（ルーメンアシドーシス），創傷性第二胃炎がある。

1 第一胃食滞

　第一胃内に多量の食さが滞留することで第一胃が急激に拡張し，消化機能が低下する疾患である。発酵性の悪い飼料を過剰給与したり，盗食で一時的に大量に摂取したり，給与飼料の種類や量，品質などの急変，腐敗した飼料の摂取，異物（ロープ，紐，ビニール，軍手など）の誤食が原因となる。

　症状は摂取した飼料の量，質，摂取からの経

表1 第一胃鼓脹症(遊離ガス性)の原因

食道の機能障害	第一胃運動の機能障害
・異物による閉塞 ・乳頭腫、肉芽腫 ・縦隔リンパ節の腫脹 ・側臥位(圧迫) ・手術による狭窄	・収縮低下：低カルシウム血症，キシラジン，アトロピン ・第二胃の癒着：金属製異物，第四胃潰瘍 ・迷走神経損傷 ・第一胃内環境の破綻 　　第一胃アシドーシス 　　第一胃食滞 　　第一胃パラケラトーシス ・第四胃の異常 　　第四胃拡張(子牛) 　　第四胃食滞

文献3より引用・一部改変

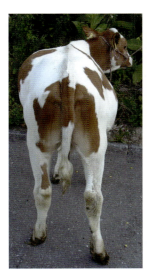

図2　第一胃鼓脹症
左膁部背側部の膨隆。

過時間により様々である。軽症であれば，第一胃運動の低下や腹囲膨満が見られる程度である(図1)。重症例では，食欲は廃絶し，脱水，第一胃運動の停止，拡張した第一胃が横隔膜を圧迫することによる循環器症状や呼吸器症状が見られることもある。

問診による飼料の給与状況，第一胃内容の充満度，腹囲膨満の程度から診断するが，第一胃鼓脹症や迷走神経性消化不良など，ほかの消化器疾患との類症鑑別を要する。

治療は，緊急的に第一胃の減圧が必要でなければ，塩酸メトクロプラミド製剤や塩化ベタネコール製剤，ネオスチグミン製剤の投与など内科的治療により消化管運動の促進と胃内容物の後方への移送を試みる。重症例や内科的治療で病態が改善しない場合は，第一胃切開術の適応となる。

2 第一胃鼓脹症

第一胃内容物の異常発酵により大量に産生されたガスが第一胃内に貯留することで，腹囲が著しく膨大し，消化器機能や呼吸機能が障害される疾患である。病勢により急性鼓脹症と慢性鼓脹症に分類される[1]。

第一胃内のガス産生は，デンプン質を多く含んだ易発酵性炭水化物(濃厚飼料)や，変敗したサイレージや穀物の大量摂取によって増加する[2]。通常では，健康な反芻動物の第一胃内ガスの排出能力は，微生物の発酵で生じ得る最大ガス生産速度を上回っている。そのため，本症では反芻動物の持つ第一胃ガスの排出能力を大きく超えるガス産生もしくは，ガスの排出経路(食道，咽頭，第二胃，神経系)のどこかに機械的または機能的な障害の存在が疑われる(表1)[3]。

症状は，左右腹部の突然の非対称的な膨隆(特に左膁部背側)を示す(図2)。病態の進行に伴い罹患牛は腹部の不快感を示し，落ち着きがなくなり，腹部を蹴ったり，後肢の踏み直り，腹顧(腹部を見る)などの疝痛症状を示すようになる。第一胃運動は，初期では増加するが，第一胃の拡張に伴い減少する。第一胃の拡張が著明になると，循環器症状や呼吸器症状を示すようになり，呼吸困難から開口露舌し，最終的に窒息死する。発症原因や摂取飼料の内容によるが，適切な治療が実施されなければ，初期症状が発現してから30分〜4時間以内に死亡する[4]。

診断は，特徴的な腹囲の膨隆や，第一胃運動の減退ないし停止，横隔膜圧迫による呼吸促迫

などの症状から行う。

治療は，まず，経口もしくは経鼻から胃カテーテルを挿入し，第一胃内ガスを排出させる。胃カテーテルでガスをうまく排出できない場合，膨隆した左膁部の中央やや背側部を小切開し，そこから拡張した第一胃をめがけて套管針を穿刺し排気させる。このとき，内容が泡沫性ガスである場合や排気後も鼓脹を繰り返す場合には，第一胃切開術の適応となる。また，ロープやビニールの誤食による通過障害が疑われ，異物の摘出を目的とする場合も第一胃切開術の適応となる。

③ 急性第一胃アシドーシス

第一胃鼓脹症の原因でもある，デンプン質を多く含んだ易発酵性炭水化物（濃厚飼料）を盗食などで急激かつ大量に摂取した場合や給与飼料の急変が原因となる。第一胃内の異常発酵（発酵亢進）により，揮発性脂肪酸（VFA）や乳酸の産生が増加・蓄積し，第一胃内のpHが低下することで様々な症状を示すようになる。

濃厚飼料を大量摂取し2〜3時間経過すると，第一胃および腹囲が膨満してくる。この際，下腹部を蹴るなどの疝痛症状を示すこともある。重症例では，沈うつ，痙攣，歯ぎしり，背弯姿勢を示し，循環器症状や呼吸器症状が見られる。便は泥状や水様となり酸臭を伴うようになる。

診断は第一胃食滞の際と同様に，問診による飼料給与状況の情報，第一胃内容の充満度，腹囲膨満の程度，臨床症状から行う。

治療は，内科的治療により脱水や酸塩基平衡の改善を行うほか，重症例では第一胃切開術で第一胃内容物を排出し，健常牛の胃汁と生菌剤を投与する。

④ 創傷性第二胃炎

経口的に摂取した先鋭異物が第二胃粘膜に刺入し，食欲不振や第一胃運動の減弱，乳量の低

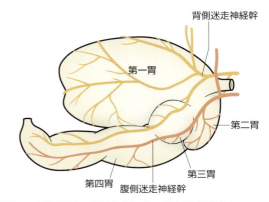

図3　反芻動物の胃（右側観）の迷走神経分布
文献5をもとに作成・一部改変

下などの臨床症状を示す疾患である。第二胃壁を穿孔し横隔膜や腹膜，脾臓に達すると，創傷性第二胃横隔膜炎や創傷性腹膜炎，創傷性脾炎，さらに胸腔まで刺入すると，創傷性心膜炎，創傷性心嚢炎となる。また，腹膜炎により各胃の漿膜面を走行している迷走神経が障害されると（図3）[5]，迷走神経性消化不良による食滞を呈し，予後は非常に悪くなる。

診断は，突発的な食欲不振や乳量の低下（分娩後に多い）に加え，第二胃疼痛試験[6]，レントゲン（X線）検査で行う。金属製異物であればX線検査でほぼ確定診断が可能だが，竹串など非金属性異物はX線透過性であるためX線に写らない。しかし，X線に写らないからといって創傷性疾患を否定することはできない。超音波検査による第二胃周辺の炎症産物の析出像や膿瘍の存在，第二胃運動性の低下，心嚢液の増量や心外膜における炎症産物の析出は診断の一助となる。

治療は，マグネットが投与されていなければ直ちに投与する。異物が第二胃に刺入していれば，第一胃切開術により第一胃を通して第二胃内の異物を除去する必要があるが，全身状態から生産への復帰の可能性を考慮し，手術実施の可否を判断する。

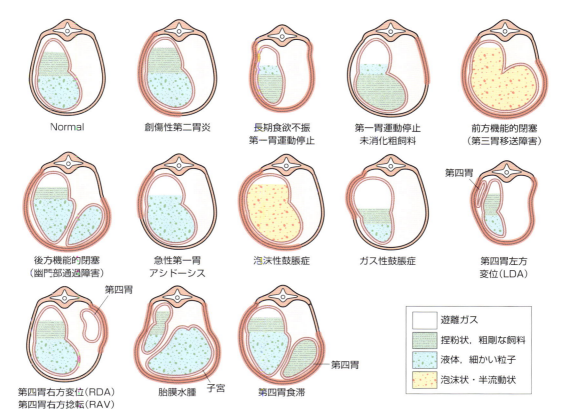

図4 牛の尾側望と胃内容
図に第四胃，子宮と示したもの以外は，すべて第一胃。　　　　　　　　　　　　　文献2をもとに作成・一部改変

周術期の注意点

　腹囲の膨大を示す疾患は様々あるが，疾患によって拡張している臓器や内容が異なる（図4）[2]。第一胃食滞や急性第一胃アシドーシスでは，脱水や電解質の補正など術前から内科的治療が必要となることから，問診や身体検査，臨床症状をしっかり把握し，ほかの疾患と類症鑑別する必要がある。

　第一胃切開術は多くの場合，起立位で行われるが，乳牛は大型化が進み，第一胃内容物の排出や第二胃まで手を挿入することが困難なケースが増えている。無理な態勢での操作は第一胃内容物が腹腔内へ漏洩するリスクが増えるため，腹膜炎などの合併症を起こしやすくなる。

　起立位での第一胃切開術は，重力に逆らって大量の第一胃内容物を腹腔外へ排出する必要があるため，いかに負担の少ない姿勢で短時間に第一胃内容物を排出できるか，また，第一胃内容物の腹腔内への漏洩を最小限にするかが予後を左右するポイントとなる。

実践編

◆ 必要な外科器具

基本セット
- メス柄　　　　　　　　　　1
- メス刃　　　　　　　　　　1
- 鑷子（有鈎・無鈎）　　各1
- 外科剪刀　　　　　　　　1
- 持針器　　　　　　　　　1
- モスキート鉗子（直・曲）
　　　　　　　　　　　　各2

- ペアン鉗子（直・曲）　各2
- 腹膜鉗子　　　　　　　　2
- タオル鉗子　　　　　4〜6
- 縫合糸　　　　　　　　適宜
- 縫合針（角針・丸針）　適宜
- 滅菌ドレープ　　　　　適宜
- 滅菌ガーゼ　　　　　　適宜

その他
RSCF
- タオル鉗子（バックハウス）
　　　　　　　　　　　　　8
WRR
- Weingarth's リング　1
- 第一胃吊出し鉗子　　　2
- 胃壁鈎　　　　　　　　　6

解剖学的構造

　反芻動物の第一胃は，哺乳類の消化酵素では消化されない粗飼料を微生物の力を借りて消化する臓器である。新生子牛では，第一胃と第二胃を合わせても第四胃の半分程度の大きさしかなく，生後1カ月半から2カ月頃にようやく第一胃が第四胃よりも大きくなる。成牛になると，第一胃は胃全体の約8割を占め[7]，その容量は体重600kgの牛で約100〜150 L（体重の約16〜25%）にもなる[8, 9]。

　また，第一胃は腹腔内の左側の大部分を占めており，頭尾方向は第七ないし第八肋骨から骨盤まで[7]，背腹方向は脊柱の少し下から腹底部まで，さらに尾側では正中線を越え右側にまで及ぶ（図5）[10]。

第一胃切開術の概要

　第一胃切開術を行う目的の1つは，創傷性疾患（創傷性第二胃炎，第二胃横隔膜炎，第二胃腹膜炎，第二胃心嚢炎）の原因である先鋭異物を胃内から除去することである。そのほか，急性第一胃アシドーシスにおける胃内容物の除去や第一胃食滞，第一胃鼓脹症時における前胃内の異物（毛球，ロープ，軍手，経口投薬用の塩ビ管など）の除去，帝王切開術など腹部手術時の第一胃内容量の減量を目的に行われる。

第一胃切開術の実際

① 手術準備

　盗食による急性第一胃アシドーシスや泡沫性第一胃鼓脹症のように緊急度が高い場合を除き，術前にできる限り第一胃内容量を減量させるため，術前24〜36時間の絶食を行う。

　剪毛は，左腹側の最後肋骨の胸椎付着部からの垂直ラインから腰角尾側3cm程度までと腰椎横突起から下腹部までの範囲を行う（図6）。

② 保定，麻酔

　第一胃切開術は起立位で行われることが多い。

　麻酔は体位に関係なく，浸潤麻酔（逆L字ブロック，ラインブロック）および腰椎硬膜外麻酔もしくは腰椎側神経麻酔で行う。

③ 開腹

　切皮は左側上膁部から約20cm縦切開するが

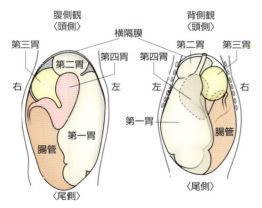

図5　牛の胃の位置(腹側観，背側観)
文献10をもとに作成・一部改変

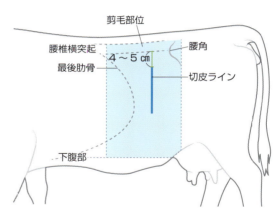

図6　剪毛部位と切皮ライン

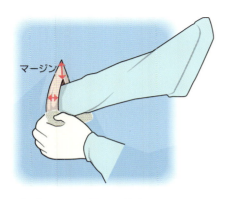

図7　切皮ラインの長さの決定
文献11をもとに作成・一部改変

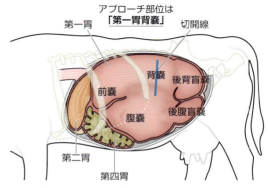

図8　第一胃の切開部位
文献10をもとに作成・一部改変

(図6)，第一胃の切開部位から腕を挿入し第二胃まで探査することを想定し，上腕まで入る長さを考慮して，少し長めに切皮する(図7)[11]。外腹斜筋，内腹斜筋，腹横筋を切開し，鈍性分離した後，腹横筋膜および腹膜を切開し開腹する。開腹後，最初に癒着や腹膜炎の有無，肝臓の形状など腹腔内を探査する[12, 13]。創傷性疾患が疑われる場合には，第二胃内容物による腹腔内汚染を防ぐため，第二胃周辺の探査は最後に行い，仮に第二胃周辺に癒着を認めても無理に剥離は行わない。

4 第一胃の切開部位

第一胃背嚢の部位を切開する(図8)。第一胃

切開後，第一胃内の探査，内容物や異物の除去を行う際には，胃内容物によって腹腔内や切開創周囲を汚染しないように，第一胃を体壁や皮膚に固定する，もしくはWeingarth'sリングなどの専用器具を用いる[13, 14]。

5 第一胃切開術の術式

1) Rumen skin suturing fixation (RSSF)

開腹後，両手で第一胃を把持して切開創へ牽引し，縫合糸(ナイロン糸が好ましい)で第一胃壁を皮膚に内反縫合(カッシング縫合)で固定する(図9A)。縫合固定中に第一胃が腹腔内に落ち込むのを防ぐため，第一胃と皮膚の縫合は切開縁の尾側中間点(開始点)から開始し，腹側交

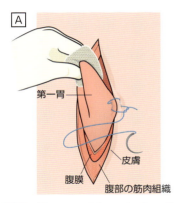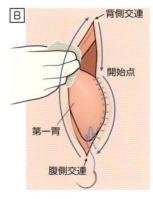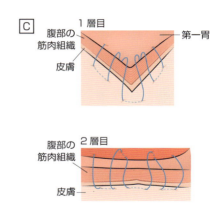

図9 Rumen skin suturing fixation (RSSF)
開腹後，両手で第一胃を把持して切開創へ牽引し，縫合糸で第一胃壁を皮膚に内反縫合で固定する（A）。第一胃と皮膚の縫合は切開縁の尾側中間点（開始点）から開始し，腹側交連，頭側，背側交連を経由して開始点に戻るように縫合する（B）。腹側交連では1層目の内反縫合に加えて，もう1層内反縫合を加える（C）。

文献11をもとに作成・一部改変

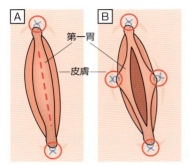

図10 Stay suture rumenotomy (SSR)
開腹後，両手で第一胃を把持して切開創へ牽引し，最初に第一胃壁を縫合糸（ナイロン糸が好ましい）で皮膚切開創の背側交連と腹側交連に縫合固定する（A）。次に第一胃を切開し（A 赤点線），その切開縁を頭側と尾側の皮膚に縫合固定する（B）。

文献14をもとに作成・一部改変

連，頭側，背側交連を経由して開始点に戻るように縫合する（図9 B）。胃内容物除去中の内容物の腹腔内への落下を防ぐため，腹側交連では1層目の内反縫合に加えて，もう1層内反縫合を加える（図9 C）。

2）Stay suture rumenotomy (SSR)

開腹後，両手で第一胃を把持して切開創へ牽引し，最初に第一胃壁を縫合糸（ナイロン糸が好ましい）で皮膚切開創の背側交連と腹側交連に縫合固定する（図10 A）。次に第一胃を切開し，その切開縁を頭側と尾側の皮膚に縫合固定する（図10 B）。本法では第一胃の皮膚への縫合固定時間は短いが，固定部位間に隙間ができるため，胃内容物による腹腔内汚染のリスクが高いのが欠点である。

3）Rumen skin clamp fixation (RSCF)

開腹後，両手で第一胃を把持して切開創へ牽引し，最初に第一胃壁をタオル鉗子で背側交連と腹側交連に固定する（図11 A）。次に第一胃を切開し，その切開縁をタオル鉗子で頭側と尾側の皮膚に固定する（図11 B）。さらに背腹，頭尾方向に固定した鉗子の間をタオル鉗子で固定する（図11 C）。鉗子のハンドルは切開部と反対に向くように固定し，第一胃切開縁はなるべく皮膚切開創から遠く（2～3 cm）に固定する。本法もSSRと同様，第一胃の皮膚への固定時間が短いが，固定部位間に隙間ができるため，胃内容物による腹腔内汚染のリスクが高いのが欠点である。

4）Weingarth's ring rumenotomy (WRR)

WRRでは，ステンレススチール製のWeingarth'sリングと第一胃吊出し鉗子2本，胃壁鉤6本を使用する（図12 A）。開腹後，Weingarth'sリングのつまみネジを皮膚切開の背側交連にねじ込んで固定する。続いて，第一胃吊出

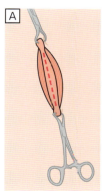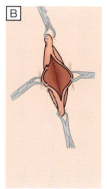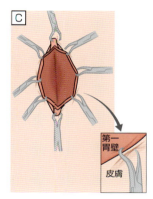

図 11 Rumen skin clamp fixation(RSCF)

開腹後，両手で第一胃を把持して切開創へ牽引し，最初に第一胃壁をタオル鉗子で背側交連と腹側交連に固定する(A)。次に第一胃を切開し(A 赤点線)，その切開縁をタオル鉗子で頭側と尾側の皮膚に固定する(B)。さらに背腹，頭尾方向に固定した鉗子の間をタオル鉗子で固定する(C)。

文献 14 をもとに作成・一部改変

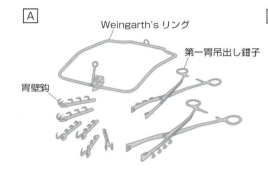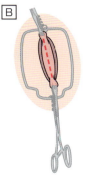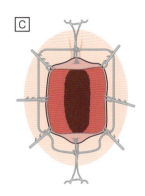

図 12 Weingarth's ring rumenotomy(WRR)

ステンレススチール製の Weingarth's リングと第一胃吊出し鉗子 2 本，胃壁鉤 6 本を使用する(A)。開腹後，Weingarth's リングのつまみネジを皮膚切開の背側交連にねじ込んで固定する。続いて，第一胃吊出し鉗子で第一胃の背側およびその約 15 cm 腹側部を把持して切開創外へ牽引し，Weingarth's リングの背側と腹側にあるリングに固定する(B)。第一胃と腹壁の間に滅菌ドレープを挿入する。第一胃背側部を把持している第一胃吊出し鉗子の直下から第一胃を切開する(B 赤点線)。第一胃切開縁近くの粘膜に胃壁鉤を引っ掛けて，時計の 1 時，11 時の位置でリングに固定する。腕が入る広さに腹側に切開を広げ，残りの胃壁鉤を 3 時，7 時，5 時，9 時の位置でリングに固定する(C)。

し鉗子で第一胃の背側およびその約 15 cm 腹側部を把持して切開創外へ牽引し，Weingarth's リングの背側と腹側にあるリングに固定する(図 12 B)。第一胃と腹壁の間に滅菌ドレープを挿入する。第一胃背側部を把持している第一胃吊出し鉗子の直下から第一胃を切開する。第一胃切開縁近くの粘膜に胃壁鉤を引っ掛けて，時計の 1 時，11 時の位置でリングに固定する。腕が入る広さに腹側へ切開を広げ，残りの胃壁鉤を 3 時，7 時，5 時，9 時の位置でリングに固定する(図 12 C)。本法は，上述の第一胃壁を皮膚へ固定する方法より操作は簡便であるが，腹腔内や切開創周囲を汚染する可能性が高いのが欠点である。

5）仰臥位保定による第一胃切開

キシラジンで倒臥後，前肢と後肢をそれぞれ

1 第一胃切開術

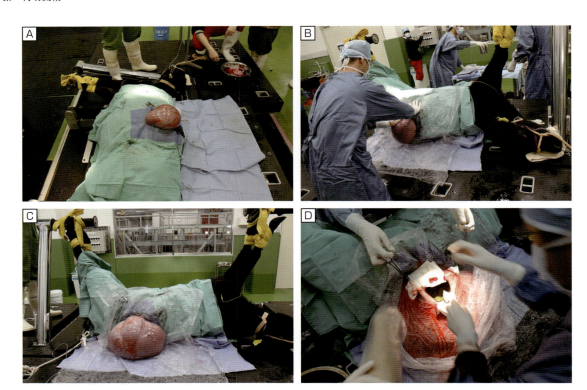

図13　仰臥位保定による第一胃切開
横臥位に保定し切皮・開腹したら（A），ホイストやフォークリフトなどで前後肢を徐々に上方に牽引し，第一胃が皮膚切開創から出るまで持ち上げる（B）。この際，第一胃が創外へ出てくると思われる場所にあらかじめ滅菌ドレープもしくは消毒液に浸漬したビニールを敷いておく（C）。その上に第一胃を置き，子宮鉗子で第一胃腹側部と背側部を把持した後，第一胃を切開する（D）。

保定する（長いパイプなどがあれば肢の間を通して保定）。横臥位に保定し切皮・開腹したら（図13 A），ホイストやフォークリフトなどで前後肢を徐々に上方に牽引し，第一胃が皮膚切開創から出るまで持ち上げる（図13 B）。この際，第一胃が創外へ出てくると思われる場所にあらかじめ滅菌ドレープもしくは消毒液に浸漬したビニールを敷いておく（図13 C）。その上に第一胃を置き，子宮鉗子で第一胃の腹側部と背側部を把持した後，第一胃を切開する（図13 D）。

6 胃内探査

　術者は滅菌した直腸検査用の手袋を装着し，第一胃内容物を除去する。内容物の除去を終えたら胃内を探査し，異物があれば摘出する。創傷性疾患を疑う症例で，除去した胃内容物や第

一胃，第二胃内で異物を確認できなかった場合は，パーネットを胃内に挿入し探査する。一連の操作後，第二胃内にパーネットを留置する（パーネットの留置は1つとし，すでに胃内にあれば新しいものと交換する）。さらに，短切した粗飼料のほか，健常牛から採取した胃汁や生菌製剤を第一胃内に投与する。

7 第一胃の閉鎖

　第一胃を閉鎖する前に，第一胃をできる限り創外へ牽引して創縁を洗浄する（この際，洗浄液が腹腔内に入ると腹膜炎の原因となるので注意する）。第一胃の縫合は合成吸収性縫合糸（USP 3・4～5）を用い，1層目は連続縫合やレンベルト縫合，2層目はカッシング縫合などの内反縫合による2層縫合で閉鎖する。第一胃切開創の

閉鎖後，第一胃を創外へ牽引し，滅菌した生理食塩液で漿膜面を十分に洗浄し，付着した線維片などを可能な限り洗い流す。

8 閉腹

閉腹は内腹斜筋，外腹斜筋および皮下織，皮膚については通常の膁部切開術の場合と同様の方法で閉鎖する。

9 周術期管理

第一胃切開術は，細菌や真菌，原虫が多数生息する第一胃内容物を腹腔外へ排出することが目的であることから，腹腔内や切開創周囲を汚染しやすい。Haven ら[15]は，ペニシリンの予防的投与は第一胃切開後の膿瘍形成の発生率を有意に低下させるとしており，さらに，抗菌薬は手術時の1回のみの投与で十分で，術後数日間投与しても術後感染症の発生率に有意な差はなかったとしている。ただ，実際の臨床現場では，術中操作のなかで気付かないうちに術野の汚染を生じている可能性が考えられることから，現実的には術前から術後にかけて抗菌薬を投与するのが好ましい。

そのほか，原因疾患や併発疾患の治療が必要である。創傷性疾患であれば，術後に抗菌薬を中心とした集中的な治療を要し，配合飼料の多量摂取による急性第一胃アシドーシスではアシドーシスの補正のための輸液，第一胃食滞では脱水の補正や第一胃運動の促進を目的にメトクロプラミド製剤やベタネコール製剤を投与するのと同時に，健常牛から採取した胃汁や生菌製剤，消化酵素剤の投与が必要である。

10 合併症

手術に起因する合併症の多くは腹膜炎によるものである。創傷性第二胃炎で異物が第二胃を穿孔している場合には，すでに腹膜炎や膿瘍の形成が見られるが，術中に第一胃内容物が腹腔内に流出した場合にも腹膜炎を生じる。また，術中の切開創の汚染によって，切開創周囲の筋肉や皮下に膿瘍形成を認めることもある。

おわりに

第一胃切開術は臨床現場で比較的多く実施される手術であり，正しく行えば，安全かつ効果的である。しかし，創傷性疾患で腹膜炎を生じ迷走神経が傷害されているような場合には，仮に完璧な第一胃切開術を実施したとしても，良好な予後は期待できない。手術を完璧に行うことはもちろんであるが，術前の臨床検査の結果から手術適応の判断を含む予後判定のインフォームを十分に行うことは，清潔な手術を行うことと同じくらい重要である。

手術のポイント

Rumen skin suturing fixation（RSSF）

- 第一胃を切開創皮膚への縫合固定中に腹腔内に落ち込むのを防ぐため，第一胃と皮膚の縫合は切開縁の尾側中間点（開始点）から開始し，腹側交連，頭側，背側交連を経由し開始点に戻るように縫合する。また，胃内容物除去中の内容物の腹腔内への落下を防ぐため，腹側交連では1層目の内反縫合に加えて，もう1層内反縫合を加える。

Stay suture rumenotomy（SSR）

- 開腹後，両手で第一胃を把持して切開創へ牽引し，最初に第一胃壁を縫合糸（ナイロン糸が好ましい）で皮膚切開創の背側交連と腹側交連に縫合固定する。次に第一胃を切開し，その切開縁を頭側と尾側の皮膚に縫合固定する。

Rumen skin clamp fixation（RSCF）

- 開腹後，両手で第一胃を把持して切開創へ牽引し，まず最初に第一胃壁をタオル鉗子で背側交連と腹側交連に固定する。続いて，第一胃を切開し，その切開縁をタオル鉗子で頭側と尾側の皮膚に固定する。次に背腹，頭尾方向に固定した鉗子の間をタオル鉗子で固定する。鉗子のハンドルは切開部と反対に向

くように固定し，第一胃切開縁はなるべく皮膚切開創から遠く（2～3 cm）に固定する。

Weingarth's ring rumenotomy（WRR）

- 開腹後，Weingarth's リングのつまみネジを皮膚切開の背側交連にねじ込んで固定する。続いて，第一胃吊出し鉗子で第一胃の背側およびその約15 cm腹側部を把持して切開創外へ牽引し，Weingarth's リングの背側と腹側にあるリングに固定する。第一胃と腹壁の間に滅菌ドレープを挿入する。第一胃背側部を把持している第一胃吊出し鉗子の直下から第一胃を切開する。第一胃切開縁近くの粘膜に胃壁鈎を引っ掛けて，時計の1時，11時の位置でリングに固定する。腕が入る広さに腹側へ切開を広げ，残りの胃壁鈎を3時，7時，5時，9時の位置でリングに固定する。

仰臥位保定による第一胃切開

- 横臥位に保定し切皮・開腹したら，ホイストやフォークリフトなどで前後肢を徐々に上方に牽引し，第一胃が皮膚切開創から出るまで持ち上げる。この際，第一胃が創外へ出てくると思われる場所にあらかじめ滅菌ドレープもしくは消毒液に浸漬したビニールを敷いておく。その上に第一胃を置き，子宮鉗子で第一胃の腹側部と背側部を把持した後，第一胃を切開する。

文献

1) 佐藤 繁：主要症状を基礎にした牛の臨床3（小岩政照，田島誉士 監），デーリィマン社，札幌（2020）
2) Garry F, McConnel C：*Large Animal Internal Medicine 6th ed.*（Smith BP, Van Metre DC, Pusterla N, eds.），854-866, Elsevier Mosby, St. Louis（2020）
3) Leek BF：*Vet Rec*, 13（1），10-14（1983）
4) Streeter RN：*Current Vetrinary Therapy：Food Animal Practice 5*（Anderson DE, Rings DM eds），9-12, Elsevier Saunders, St. Louis（2009）
5) Dyce KM, Sack WO, Wensing CJG：*Textbook of veterinary anatomy 2nd ed.*, Saunders, Philadelphia（1996）
6) Braun U, Gerspacha C, Ohlerthb S, et al.：*Vet J*, 255, 105424（2020）
7) Ducharme NG：*Vet Clin North Am Food Anim Pract*, 6（2），371-397（1990）
8) Church DC：*The ruminant animal: digestive physiology and nutrition*, ix, 564, Englewood Cliffs（NJ），Prentice-Hall（1988）
9) Oehme FW：*Textbook of large animal surgery*, xii, 399-449, 714, Williams &Wilkins, Baltimore（1988）
10) 山内昭二，杉村 誠，西田隆雄 監訳：獣医解剖学 第二版，604-606, 近代出版，東京（1998）
11) Hendrickson DA, Baird AN：*Turner and McIlwraith's Techniques in Large Animal Surgery 4th ed.*, 215-219, Wiley Blackwell, Hobboken（2013）
12) Donawick W：*Bovine medicine and surgery 2nd eds.*, 2 v（1269），1207-1220, American Veterinary Publications, Santa Barbara（1980）
13) Noordsy JL：*Food Animal Surgery. 2nd ed.*, x, 286, 105-109, Veterinary Medicine Pub. Co., Lenexa（1989）
14) Dehghani SN, Ghadrdani AM：*Can Vet J*, 36（11），693-697（1995）
15) Haven ML, Wichtel JJ, Bristol DG, et al.：*J Am Vet Med Assoc*, 200（9），1332-1335（1992）

各論：手技の実際

2 第四胃変位整復術

理論編

第四胃変位(DA)は，通常，腹底部に位置している第四胃(図1)が，腹腔内を左方(LDA，図2A)もしくは右方(RDA，図2B)に移動することによって，第四胃内容の移送機能が障害され様々な症状を呈する，特に乳牛でよく遭遇する消化器疾患の1つである。

1898年のCarougeauら[1]による子牛の第四胃捻転が世界で最初の報告と言われており，成牛については1927年にFincher[2]が発表したものが最初である。国内では1961年の大屋[3]の報告が初と言われている。1960年以降，DAの発生は増加の一途を辿り，現在では乳牛における代表的な疾患の1つとなってしまった。DAの診断[4,5]や治療[6〜8]について，現在はほぼ確立されているといっても過言ではないが，治療可否の判断については多頭飼養への変化に伴い，従来の「とりあえず生産復帰」が目的であった時代から，術後のパフォーマンス(生産性)やウェルフェアも大きな判断材料となりつつある。

第四胃変位(DA)について

DA発生率については分娩後2週間以内が57％，1カ月以内が80％，6週間以内が85〜91％との報告がある。また，その90％がLDAで，10％がRDAもしくは右方捻転(RAV，図2C)である。DA発症の絶対条件は，「運動性機能低下を伴った第四胃アトニーの存在」[9〜11]と「第四胃内ガスの過剰蓄積」[12]である。

品種[13,14]，性別，年齢[13]，産次数，泌乳量[15,16]，過肥[17]などの牛側の発生リスク要因以外にも，高タンパク質・低繊維飼料の多給[7]やコーンサイレージの多給などの飼養管理失宜[18,19]，季節・気候・牛舎などの環境因子，子宮内膜炎や胎盤停滞，ケトーシスや乳房炎[20]などの併発疾

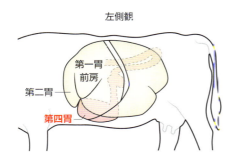 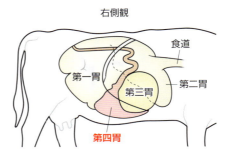

図1 牛の胃の位置(左側観，右側観)

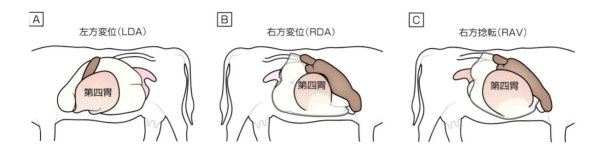

図2 DA

患，遺伝[21]，妊娠・分娩に伴う子宮や第一胃（ルーメン）による第四胃の生理的圧迫[5, 22, 23]が発生リスク因子として挙げられる。上記の発生リスク因子に牛が曝露されることで，DA発症可能な生理的および病理的状態になる。

さらに第四胃内へ揮発性脂肪酸（VFA）の流入[24]や低カルシウム血症[20, 25～27]，負のエネルギーバランス[1, 28, 29]，代謝性アルカローシス[30]，高インスリン血症および高血糖[31]，高インスリン血症[31]，低インスリン血症[32]，エンドトキシン[33, 34]，ヒスタミン[35]，迷走神経障害[11]などによる第四胃アトニーが加わることで発症に至る。上記のように発生リスク因子と発生メカニズムが複雑に関連し合いながら発症する疾患であることから，DAは「多因子性疾患」と呼ばれている。

DAの臨床病理像として，血清電解質異常と酸塩基平衡の異常がみられる。第四胃の通過障害により，第四胃内に分泌された胃酸（HCl）の第一胃や第二胃への逆流と下部消化管への流出が障害される結果，下部消化管からの塩素イオン（Cl^-）の吸収不全と重炭酸イオン（HCO_3^-）の血中への残存から，低クロル血症および代謝性アルカローシスを生じる。食欲不振（採食量減少）が持続すると，低カリウム血症や低カルシウム血症を生じることもある。一般的に，LDAに比べRDAやRAVの病態の方がより重篤である。

診断

DAの診断は消化器症状（食欲不振，第一胃運動の低下，排糞量の減少，軟便），泌乳量の低下，打聴診による第四胃の有響性金属音（MS, Ping音）の聴取とPing音の聴診部位で行われる。DAでPing音が聴取されるのは，①第四胃内にガスが貯留しており，②そのガスで第四胃に圧がかかっていて，さらに③第四胃内に液体を含みガスとの境界面があるためである。

左右の腹壁でPing音が聴取された場合に鑑別が必要な疾患を図3および図4に示した。LDAでも右側でPing音が聴取できることがあるが，これは盲腸や上行結腸，十二指腸への一時的なガス貯留によるものである。腸閉塞や腸捻転ではPing音が聴取できたりできなかったりすることが特徴である。盲腸拡張や盲腸捻転ではRAVと同様に右側上腹部の拡張が見られ，Ping音が寛結節まで聴取できることが多い。また，直腸検査は類症鑑別に有用で，腸閉塞や腸捻転では拡張した腸ループ，ガスで拡張した盲腸や子宮を触知できることから，右側でPing音が聴取された場合には聴診以外に直腸検査を必ず実施するようにしたい。

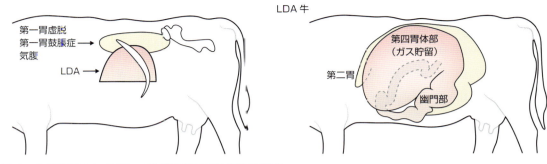

図3 左側腹腔内からPing音が聴取できる疾患の鑑別

文献36をもとに作成・一部改変

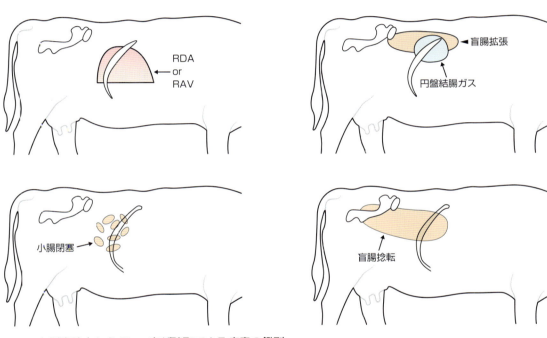

図4 右側腹腔内からPing音が聴取できる疾患の鑑別

文献36をもとに作成・一部改変

治療

　DA治療の目的は，DA発症牛を早急に生産へ復帰させ，経済的損失を最小限にすることで，そのために①変位した第四胃を正常な位置へ整復し（外科的治療），②水分・電解質・酸塩基平衡の異常を輸液にて補正する（内科的治療）。

　DAでは重度のLDA，RDA，RAVにおいて，低カリウムおよび低クロル性代謝性アルカローシスの病態をとる。変位した第四胃を整復することで代謝性アルカローシスは改善できるが，低カリウムおよび低クロル血症，循環血液量の減少（脱水）については輸液剤による補正が必要である。

　また，DA整復術には非外科的整復法と外科的整復（開腹・非開腹）法がある（図5）。非外科的整復法はローリング法で，牛を右横臥に寝かせ前後肢を持ち上げて仰臥位にし，さらに回転

2 第四胃変位整復術

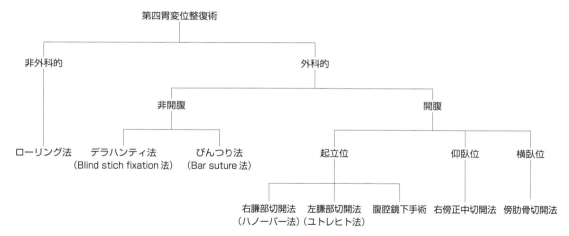

図5 DA整復術の分類

文献37より引用・一部改変

表1 切開部位，固定部位による術式の分類

切開部位	固定部位	術式名
右膁部	大網	右膁部切開・大網固定法(Right paralumbar fossa omentopexy/Hanover method)
	幽門部	右膁部切開・幽門固定法(Right paralumbar fossa pyloropexy)
傍正中	第四胃	右傍正中切開法(Right paramedian abomasopexy)
左膁部	第四胃	左膁部切開法(Left paralumbar fossa abomasopexy/Utrecht method)
両膁部	大網	両膁部切開法(Both paralumbar fossa omentopexy)
傍肋骨	第四胃	傍肋骨切開法(Para-costal flank approach〈abomasopexy or abomasotomy〉)
非開腹	第四胃	びんつり法(Bar suture method〈Roll & Toggle〉)
		デラハンティ法(Blind stich fixation method〈Roll & Needle〉)

させて左横臥にした後，起立させる方法である。保定法や切開部位，第四胃の固定法による術式の分類を表1に，各術式のメリットとデメリットを表2に示した。地域性や施設にもよるが，一般的には右膁部切開法もしくは右傍正中切開法によるDA整復術が行われることが多い。

周術期の注意点

DA整復術で生じる術後合併症で問題となるのが，術後感染症とDAの再発である。DA発症率の高い周産期では，発症牛の多くはすでに乳房炎や子宮炎などの感染症を発症している，もしくは，ケトーシスや低カルシウム血症など牛自体の免疫力を低下させる原因となる周産期疾患罹患の発症リスクが高いため，抗菌薬を予防的に投与することが望ましい。屋外など清潔な術野を維持できない環境下では，広域スペクトルの抗菌薬を筋肉内投与では術前1時間，静脈内投与では術前15分に行う。

DA再発の原因は，大網固定法(ハノーバー法)では，大網固定が外れる(伸びる)，第四胃が固定部位の大網からちぎれる，大網固定部位が幽門部から離れすぎているなどがある。右傍正中切開法(第四胃固定)では，固定に使用した縫

表2　各術式のメリットとデメリット

		メリット	デメリット
保定体位	起立位	保定に人手が不要	疲れや疼痛により座臥することがある
	仰臥位	ガスにより第四胃が浮上してくる	保定に人手や鎮静薬を要する 鼓脹症，嘔吐・誤嚥，肺の圧迫， 臓器位置の変化
	横臥位		筋・神経の損傷
切開部位	右膁部切開	切開・閉鎖容易 腹腔内の精査容易	第四胃甕・第四胃体を直視不能 第四胃全体の創外への牽引困難 第二・三胃疾患への対応困難
	左膁部切開	切開・閉鎖容易， LDAでは第四胃を直視可能	腹腔内の精査が困難(肝の触診不能) 第二・三胃疾患への対応困難
	両膁部切開	妊娠子宮や第一胃の存在下でも整復容易	2人の術者を要する 2カ所の切開・閉鎖を要する
	右傍正中切開	第四胃全体を創外へ牽引可能 (潰瘍や食滞への対応可能) 第二・三胃疾患への対応可能	乳静脈の走行により切開範囲が限定される
	傍肋骨切開	子牛では第四胃全体を直視可能	切開・閉鎖困難(成牛)
	非開腹	切開・閉鎖不要，所要時間短い	非直視下での固定(不確実)
固定法	大網固定	第四胃に損傷を与えない	大網の裂離により再発する可能性あり
	第四胃固定	強固な固定，生理的位置に固定	第四胃粘膜穿孔による瘻管・膿瘍形成

文献39より引用・一部改変

合糸の選択ミス(抗張力保持期間が短すぎる)，胃体部ではなく幽門部に近い部位や小弯側を固定しているなどの第四胃固定部位の失宜が原因となる。再発率についてみると，大網固定法の再発率は0〜5%前後[8, 37〜40]，右傍正中切開では2.4〜5.3%[37, 41〜43]で両者に明確な差は認められない。

どんな外科疾患においても，手術は治療行為のなかの一部に過ぎない。治癒には手術がうまくいくことは必要条件ではあるが，それだけではなく正確な診断と適切な術前術後のケア(内科的治療や飼養管理など)を含めたすべてが適切に行われることが，良好な予後を得るための必要条件である。

2 第四胃変位整復術

実践編

◆ 必要な外科器具

基本セット
- メス柄　　　　　　　　1
- メス刃　　　　　　　　1
- 鑷子(有鈎・無鈎)　各1
- 外科剪刀　　　　　　　1
- 持針器　　　　　　　　1
- モスキート鉗子(直・曲)

　　　　　　　　　　　各2
- ペアン鉗子(直・曲)　各2
- 腹膜鉗子　　　　　　　2
- タオル鉗子　　　　　4～6
- 縫合糸　　　　　　　適宜
- 縫合針(角針・丸針)　適宜
- 滅菌ドレープ　　　　適宜

- 滅菌ガーゼ　　　　　適宜

その他
- ビニールチューブ　　　1
- 14 G針　　　　　　　　1
- サクション機器　　　　1

　　ここでは，いくつかある第四胃整復術のなかでも，国内外で多く実施されている右膁部切開・大網固定法，右傍正中切開・第四胃固定術，左膁部切開・第四胃固定術の3つの術式について取り上げる。また，RVAの外科的整復法についても概説する。

理解しておくべき解剖学的構造

　　成牛の第四胃の容積は胃全体の約8％(7.5～15 L)と言われている[44]。腹底部に第三胃の尾側を取り囲むように位置し，胃体部から続く遠位脚は，第三胃後方で軽度に前方へ屈曲・上昇しながら右腹壁へ向かい幽門に終わる(図6，7)[44]。

　　第四胃の筋層は胃底部と胃体部では大弯部と小弯部に限局して存在するが，幽門部から十二指腸にかけてよく発達している。そのため，第四胃運動は，第三胃・四胃口付近の収縮と幽門部で強力な蠕動運動がみられるが，胃底部および胃体部の運動性は低い。特に幽門部の蠕動運動は第二胃の収縮によって胃底部が持ち上げられ，内容物が胃底部から胃体部，幽門部へ向かって流れてくることで誘発される。

　　第四胃と周囲の消化管は，第二胃，第三胃，胃底部，胃体部，幽門部，幽門，近位十二指腸でU字ループを形成している(図8)[44]。U字ループの近位は重い第三胃，遠位は十二指腸の前部分と肝臓への小網でしっかり固定されている。したがって，DAは近位および遠位の固定部を支点として，中位部分(第三胃－第四胃－近位十二指腸)で形成されるループ(図8の青ライン)が移動することで生じる疾患である。位置や構造，運動性からみると，はじめに移動するのは胃底部－胃体部であることは想像に難くない。したがって，生理的な位置からすると，第四胃の固定は腹底部の正中よりやや右側へすることが望ましい。一方，大網固定法は，第四胃幽門－十二指腸接合部付近の大網を右腹壁に固定する方法で，強い蠕動運動がみられ可動性の高い第四胃幽門部を不動化する目的で行われるが，この方法では第四胃は生理的な位置よりやや尾背側に固定されることになる。

　　外科手術を行ううえで解剖学的に重要なのは，神経と血管の走行である。第四胃整復手術で注意が必要な神経と血管の走行は，背側および腹側迷走神経で，これらは第一胃から第二胃，第三胃を通り，第四胃の小弯部から幽門にかけて分布している[45](図9)。したがって，幽門付近を固定する際には迷走神経の走行に十分注意

110

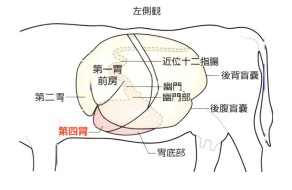
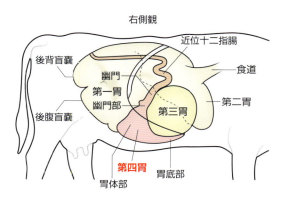

図6 牛の胃の位置（右側観，左側観）

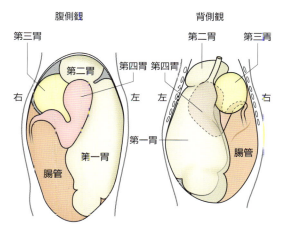

図7 牛の胃の位置（腹側観，背側観）

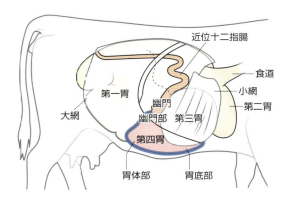

図8 第四胃の固定

小網で第三胃およびその隣接部は固定されているものの，大弯部が固定されていないため動きやすい（変位が生じやすい）。青ライン部分は特に不安定。

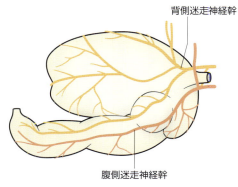
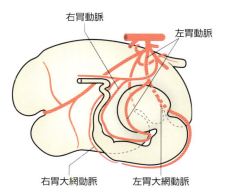

図9 牛の胃に分布する神経と血管

111

することが必要で，迷走神経を障害してしまうと術後の第四胃運動に支障をきたし，迷走神経性通過障害による第四胃食滞などの原因となる。また，第四胃周囲には左胃動(静)脈と左胃大網動(静)脈，さらにこれらと吻合する形で右胃動(静)脈と右胃大網動(静)脈が走行している。

右膁部切開・大網固定法
(Right paralumbar fossa omentopexy / Hanover method)[44]

　右膁部切開・大網固定法(Omentopexy)は起立位で行う整復法で，幽門－十二指腸付近の大網を右側腹壁に縫着する方法である。呼吸器疾患に罹患している牛や妊娠後期の牛，第一胃鼓脹症を併発している牛では仰臥位や横臥位保定に比べ呼吸器への負荷が少ないが，衰弱や運動器疾患，術中操作による疼痛で座り込むことに注意を要する。

　本術式のメリットは，左膁部切開法や右傍正中切開法に比べ，第四胃以外の腹腔内臓器を十分に精査できることにある。第四胃については幽門付近前後10 cm程度しか目視できないため，幽門前方の胃底部や胃体部の潰瘍や第四胃と腹壁，周囲臓器との間に癒着があるような場合には不適である。

　本術式では大網の固定部位，腹壁への固定部位，固定時の張力が重要となる。失敗の多くは，脂肪が過剰に蓄積した大網や極端に薄い大網を術中操作で裂いてしまったり，幽門から離れた部位の大網を尾側寄りもしくは背側寄りに固定してしまうことで生じる。大網の固定部位や腹壁への固定部位，張力などは牛のサイズや体格から判断するため経験によるところもあるが，本項では基本的な術式について説明する。

　大網固定法の強度の問題点を解決した方法が幽門固定法(Pyloropexy)で，幽門のみを腹壁に固定する方法と，幽門と大網両方に縫合糸をかけて腹壁へ固定する方法(Pyloro-Omentpexy)がある。どちらも大網固定法よりも強固な固定を期待できるが，前述したように幽門付近には迷走神経が走行しており，さらに幽門付近の粘膜は粘膜下組織と近接しているため，縫合糸をかける際には神経の走行や粘膜への貫通に十分注意する必要がある。

術式

1 術前の準備
　牛を起立位で保定する。このとき，牛の右側に十分なスペースを取れることが望ましい。術野を剪毛し洗浄・消毒後，局所麻酔薬を投与する(疼痛抑制のため腰椎硬膜外麻酔を併用することもある)。感染予防のため，筋肉内投与では術前1時間，静脈内投与では術前15分に，広域スペクトルの抗菌薬を投与する。

2 皮膚切開
　右膁部中央部の腰椎横突起から腹側約4〜5 cmを起点として，15〜20 cm垂直切開する。このとき，頭側方向に20度の角度をつけて斜切開しても良い(図10)。

3 開腹
　筋層を鈍性分離し，腹横筋膜および腹膜を切開し開腹する。RDAの場合，右腹壁と大網との間に第四胃が浮上しているので，開腹する際に誤って第四胃まで切開しないように注意する。

4 腹腔内探査
　右腹腔内や肝臓，第二胃，第三胃，横隔膜に異常がないか探査する。

1）LDA

切開創から左手を挿入し，大網後縁から第一胃の後腹盲嚢を確認する（図11 A）。そこから背側へ手を移動し（図11 B），第一胃の後背盲嚢から左腹壁側へ手を伸ばすと第一胃と腹壁との間に浮上した第四胃の背側部分に触れることができる（図11 C）。

2）RDA

右腹壁と大網の間にガスで浮上した第四胃を触知することができる。

5 第四胃およびその周辺臓器の探査

第四胃漿膜面に粗造な部位がないか，さらに頭側の腹底部と大網の間に癒着などの異常がないかを確認する。癒着は第四胃潰瘍や創傷性第二胃炎などの腹膜炎の存在を示唆するものなので，無理に剥離してはいけない。

6 第四胃内ガスの排除

1）LDA

(1)滅菌したビニールチューブに連結した14 G針を，周囲臓器を傷害しないようキャップを装着して手掌内に入れ，拡張した第四胃の背側頂点まで持っていく。針を第四胃の頂点で直角より軽く角度をつけ刺入する。

(2)ガスが排出され第四胃が縮小したら，針やチューブを第四胃内容が腹腔内に漏れないよう手掌で包みながら，速やかかつ一気に腹腔外まで抜去する。

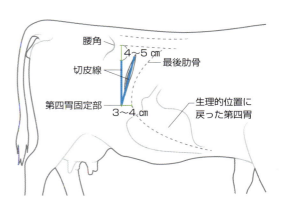

図10　右膁部切開法の切皮線と第四胃固定部

(3)切開創から左手を挿入し，左腕で第一胃底部を頭側に押し込みながら，第一胃腹底部にある大網（可能であれば幽門）を把持する（図12）。

(4)把持した大網（幽門）を傷つけないようゆっくりと右側の切開創まで牽引する（図13,14）。もし途中で大網が裂けてしまうようであれば，それ以上牽引することは止め，幽門など強度のある部位を把持して牽引する。もし幽門を確認できなければ，第四胃自体を把持して何度か牽引する動作を繰り返してみる。第四胃や十二指腸が正常な位置に整復されると，術野から大網，十二指腸，十二指腸間膜が見えるようになる（図15）。

2）RDA

(1)滅菌したビニールチューブに連結した14 G針を，拡張した第四胃の背側頂点まで持っていき，針を第四胃の頂点で直角より軽く角度をつけ刺入する（漿膜面と粘膜面の刺入部をずらす

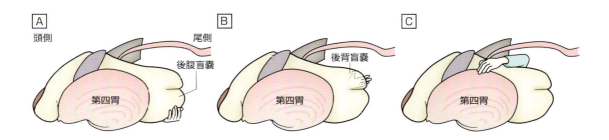

図11　右膁部切開法におけるLDA時の第四胃の探索（左側観）

2 第四胃変位整復術

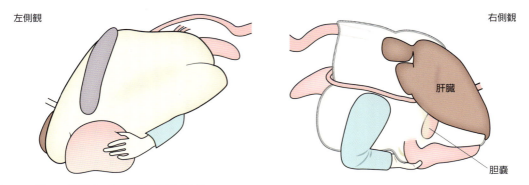

図12 ガスの排除後,再度第四胃を探査
左手を第一胃の右側から第三胃に向かって挿入し,第四胃を探査する。

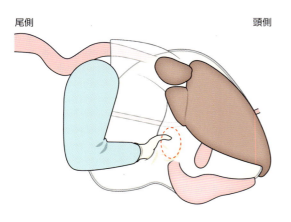

図13 第四胃の把持
幽門部付近の大網を手で掴み,切開創(点線)まで牽引する。

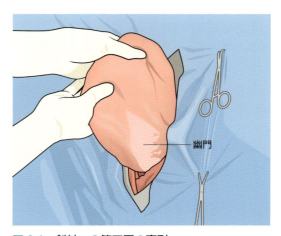

図14 創外への第四胃の牽引

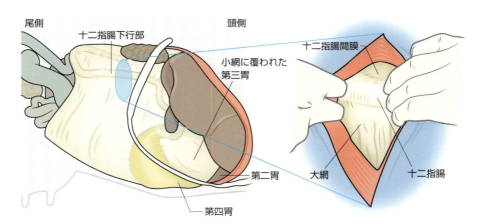

図15 術野から見える大網,十二指腸,十二指腸間膜
第四胃を生理的な位置に戻すと,術野から大網,十二指腸,十二指腸間膜が見えるようになる。

114

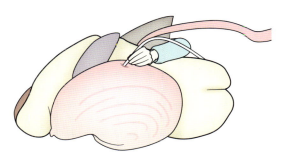
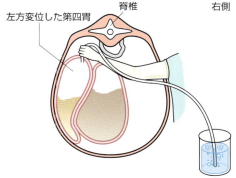

図16 第四胃内ガスの排除

ことで第四胃内容の漏出を防ぐ)。腹腔外に出ているチューブの端からガスが排出される(図16)。ガスの排出状況は,第四胃の収縮状況や,チューブの端を水の入ったバケツなどに入れることで確認できる。サクション装置を使用すると速やかかつ完全にガスを排出することができる。

(2) ガスが排出され第四胃が縮小したら,針やチューブを内部に付着した第四胃内容が腹腔に漏れないよう手掌で包みながら,速やかに腹腔外まで抜去する。

(3) 術野から大網,十二指腸,十二指腸間膜が見えるようになる(図15)。

7 大網固定 (Omentopexy)

幽門-十二指腸接合部から尾側方向へ3〜4cm離れた部分に,大網が厚い部分を確認することができる。この部分を鉗子などで把持し(助手がいれば保持してもらう),腹膜および腹横筋に縫合糸(合成吸収性縫合糸 USP 2〜3・4)を通した後,把持している大網にも通して2〜3カ所(2cm程度離す)の水平マットレス縫合(1.5cm幅)を行う(図17)。腹壁への固定部位はできるだけ生理的位置に近い部位が望ましいため,切開線の頭側腹底側に固定する。

以前は大網の固定部位として幽門ベロ(sow's ear:豚の耳)がランドマークにされていたが,牛の大きさや脂肪の沈着の程度によって位置が

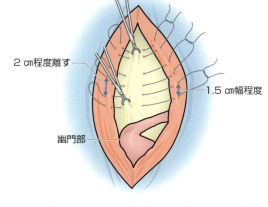

図17 水平マットレス縫合による第四胃の固定

前後するため,最近では幽門-十二指腸接合部をランドマークにする方が望ましいとされている。

8 閉腹

内腹斜筋,外腹斜筋および皮下織,皮膚については通常の膁部切開術の場合と同様の方法で閉鎖する。

9 術後管理

動物の病態によって異なるが,必要に応じて抗菌性物質,糖質輸液剤,カルシウム輸液剤などを投与する。

大網固定法の欠点は大網の裂離や伸展,腹壁

への固定部位の失宜による再発である。その欠点を補うため，大網だけでなく幽門にも縫合糸を通し腹壁固定する方法も臨床現場では用いられている。さらに，大網への縫合糸のかけ方や腹壁への固定部位についても様々な方法が実施されている。ここで解説した右腺部切開・大網固定法は基本的・原則的な術式であり，おそらく読者が日常行っている術式は，この基本術式を先人たちが試行錯誤しながら改良を重ねてきたもので，それが脈々と受け継がれてきているのではないかと思われる。現在の方法は決して最終形ではない。今後のさらなる術式の改良が重要である。

右傍正中切開・第四胃固定術
（Right paramedian abomasopexy）

本法は，LDA，RDA，RAV に適応できる整復法である。

利点は，①第四胃を腺部切開法よりも生理的位置に近い場所へ固定できること，②切開創から第四胃を創外へ牽引することで，第四胃の大部分を直視下で確認できること，③第四胃内にガスや内容物（液）が貯留している場合，第四胃自体を創外へ牽引してから切開することで，容易に創外へ排気（液）できることなどである。理論的には大網固定法や幽門固定法よりも確実な固定が期待できる術式である。また，仰臥位に保定することで，第四胃が生理的な位置に戻ろうとする動きをするため，術中操作が減り，術中に大網や第四胃を傷つけるリスクが減る。加えて，第四胃と術野が近いため，身長が低い術者でも大きな牛を容易に手術することができる。この右傍正中切開法による DA 整復術は，大網固定法や幽門固定法の再発時に用いられることもある。

一方，欠点としては，①腺部切開法ほど腹腔内臓器を広く精査できないこと，②術中，第一胃内にガスが貯留してくると切開創の縫合閉鎖が困難となる場合があること，③仰臥位保定によって心肺機能へ負荷がかかるため，呼吸器疾患罹患牛や低血圧，第一胃鼓脹症のリスク，妊娠後期牛には禁忌であること，④運動器疾患罹患牛では術前の倒臥や術後の起立に支障が出る可能性があること，⑤仰臥位に保定するため現場で実施する際には人手が必要であることなどが挙げられる。

術式

① 保定

仰臥位保定する。必要に応じて塩酸キシラジン（0.05〜0.1 mg/kg，IV）で鎮静してからロープで牛を倒臥させる。仰臥時間が長時間になると，第一胃内へガスが貯留し胸腔臓器への負担が大きくなるため，必要に応じて胃カテーテルなどで第一胃内ガスを排出する。抗菌薬の術前投与は，広域スペクトルの抗菌薬を，筋肉内であれば手術の1時間前，静脈内であれば15分前に行う。剪毛は剣状突起から臍部尾側5 cm程度，右側は乳静脈まで，左側は正中から5 cm程度の広い範囲で行う（図18）。常法にて術野の洗浄・消毒を行う。神経の走行に合わせて，正中から右側（術者側）に10〜15 cmほどの部位から臍部にかけて，正中と平行に局所麻酔薬（塩酸プロカイン/塩酸リドカイン）をラインブロックで投与する（図18）。

② 皮膚切開

剣状突起から約5〜10 cm（1手拳幅）尾側，正中線から右側に約5〜10 cm（1手拳幅）を起点

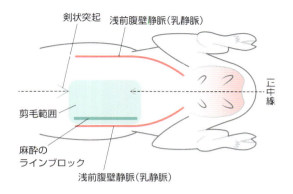

図18 右傍正中切開の剪毛と局所麻酔薬投与部位

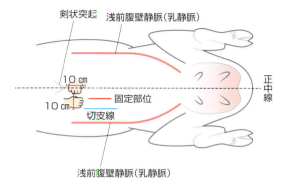

図19 右傍正中切開法の切皮線と固定部位

として，正中線に平行に尾側へ約15〜20cm(手を腹腔内に挿入し内部を精査できる長さ)皮膚を切開する(図19)。必要に応じて切開線を延長することは可能であるが，不要な出血が生じたり閉腹に時間を要するようになるため，不要な切開線の延長は避けるべきである。

3 開腹

皮膚から腹膜までは6層(①皮膚，②皮下織〈切開創の頭側1/3には深胸筋が存在する〉，③外直筋鞘〈外腹斜筋と内腹斜筋の筋膜〉，④腹直筋，⑤内直筋鞘〈腹横筋膜〉，⑥腹膜)あり，これを順番に切開していく(図20)。切開創の尾側半分の皮下織には浅腹壁静脈の分枝が走行しているため，出血が予想される場合には結紮する。

外直筋鞘にメスを入れ，腹直筋と一緒に鈍性に剥離する。続いて内直筋鞘(腹横筋膜)表面にも浅くメスを入れ，メスホルダーで鈍性に剥離し腹膜を露出させる。腹膜を鑷子で持ち上げ，メスもしくは剪刃で切開し開腹する。この際，第四胃が切開創直下に存在している場合があるため，第四胃まで切開しないよう注意する。

4 腹腔内探査

横隔膜周囲，肝臓，第二胃，第三胃について癒着の有無などを探査する。

次に，第四胃および周辺臓器の位置関係を確認する。第四胃にガスを含んでいる場合，仰臥位に保定すると腹底部に第四胃が浮上していることが多い(図21)。その場合は切開創から第四胃漿膜面もしくは大網を視認できる。腹底部に浮上していない場合は切開創から手を入れ，横隔膜から正中沿いに左右を探査すると変位した第四胃を触知できる。さらに第四胃漿膜面を右腹壁沿いに尾背側に辿ると幽門部を触知することができる。幽門は両側に大網が付着しており，また，ほかの部位よりも硬いので分かりやすい。

続いて，第四胃漿膜面は平滑であるか，腹壁との癒着がないか，また，幽門食滞や，幽門周囲の脂肪に壊死がないかを視診もしくは触診で確認する。これらは第四胃内容の流出を妨げる原因となる。第四胃漿膜面の瘢痕化した部位や硬くなった部位，粗造な部位は潰瘍痕，もしくは潰瘍化している可能性がある(図22)。

5 第四胃の整復

左右に変位している第四胃の漿膜面をガーゼなどで把持して切開創外に牽引する(図23)。漿膜面はすぐに出血するので優しく扱う。ガスが多量に貯留し，大きく拡張していれば，第四胃大弯部の頂点で血管を避けた部位に12〜14G針付滅菌チューブもしくは套管針を浅い角度で刺入(針を抜いたときに内容液が腹腔内

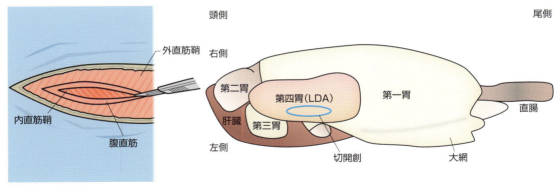

図20　筋層切開　　　　図21　LDAにおける第四胃周辺臓器の位置関係（仰臥位保定，腹底側から）

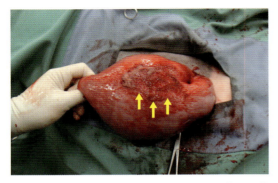

図22　第四胃潰瘍の例（粗造な第四胃漿膜面：黄矢印）

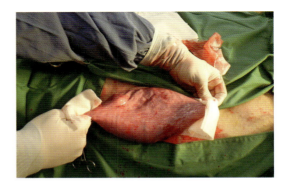

図23　第四胃を創外に牽引

に漏出する可能性が低くなる）し，第四胃内のガスを抜去する。内容液が多量に貯留していた場合は，できるだけ第四胃を創外へ牽引し，第四胃と腹壁の間に滅菌タオルなどを詰めた後，メスで第四胃大弯部を小切開し，内容物（ガス・液体）を排出する。強固な癒着を期待し，できれば小切開創は第四胃固定部位付近であるのが好ましく，二重縫合で閉鎖する。閉鎖後は滅菌した生理食塩液で第四胃漿膜面をよく洗浄する。

　第四胃と周辺臓器（幽門，第二胃，第三胃）の位置関係から，第四胃が正常な位置に整復されていることを確認する。

6　第四胃の固定

　第四胃固定の最適部位は，第二胃-第四胃靱帯から尾側5～8 cm，大網付着部から右側に2～4 cmを起点に，第四胃長軸方向に平行に10～12 cmの範囲である。第四胃の腹壁への固定方法は色々あるが，ここではその1つを記載する。

　固定糸をかける部位を切開創外に牽引し，頭側および尾側を助手に把持してもらう（図24）。固定糸を粘膜面まで貫通させないように，第四胃を指でつまみ粘膜が滑り落ちるのを感じながら，漿膜と筋層にだけ固定糸をかがり縫合する。使用する固定糸が太すぎると粘膜まで貫通するリスクが高くなるため，筆者はUSP 3・4の合成吸収性縫合糸を使用している。

　第四胃にかけた固定糸の頭側端と尾側端を腹膜側から外直筋鞘まで貫通させる。腹底部と第

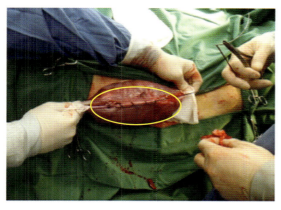 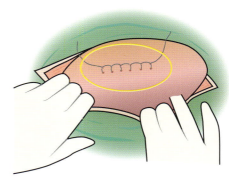

図24　漿膜面のみを2cm間隔で5〜6回かがり縫合する

四胃の間に大網や腸管が挟まれていないことを確認したら、2本の固定糸をしっかりと結紮する。この際のポイントは、第四胃にかけた固定糸の幅と、腹壁にかける固定糸の幅を同じにすることである。

7 閉腹

腹膜および内直筋鞘を連続縫合もしくは単結節縫合で閉鎖する。腹膜をしっかりひろいながら縫合することで、安定した癒着を期待できる。USP 3・4の合成吸収性縫合糸(ポリグリコール酸、ポリジオキサノン、Dexon)やUSP 0のポリグラチン910(Coated VICRYL)、USP 1のポリグリカプロン(Monocryl)で閉鎖する。この際、きつく締めすぎると筋肉内の血流障害を起こし、逆に癒合遅延が生じる恐れがあるので注意を要する。

腹直筋から外直筋鞘までも上記と同様に閉鎖する。皮膚はナイロン糸など非吸収性縫合糸を用いて単結節縫合するか、合成吸収性縫合糸を用いて埋没縫合で閉鎖する。抜糸が必要な場合は、術後10〜14日目に行う。

8 術後管理

仰臥位から起立させる際には、万が一の腸管や子宮の捻転を防ぐため、必ず横臥させた順序と逆の順序(右側横臥位から仰臥位にした場合は、必ず右側横臥位に戻す)で起立させる。

術後の抗菌薬の投与は必須ではないが、周産期疾患を併発している個体では免疫力の低下が予想されるため、術後3日程度使用する方が好ましい。飼料は粗飼料中心から開始し、徐々に濃厚飼料を増飼していく。

9 術後合併症

出血、術創離開、ヘルニア、瘻管形成、DAの再発には注意が必要である。

左膁部切開・第四胃固定術
(Left paralumbar fossa abomasopexy/ Utrecht method)

本法は起立位で行う整復法で、左方変位している第四胃に固定糸をかけ、腹腔内から固定糸をつけた針を右腹底部に貫通させることで第四胃を固定する。適応はLDAに限られる。この整復法の利点は左方に変位した第四胃を直視できること(ただし幽門部は視認できない)で、癒

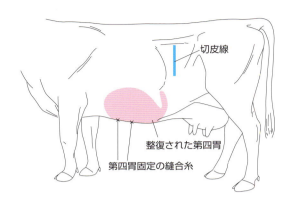

図25　左膁部切開法の切皮線と固定部位

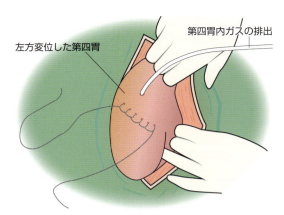

図26　固定糸の縫着，ガスの排出

着があるような場合には剥離できるが，①ガスの貯留が軽度で第四胃の浮上が軽度な場合や第四胃が前下方にある場合は，固定糸をかけるのが困難な場合があること，さらに②大きな牛や腕の短い獣医師では固定糸を右側腹底部まで貫通させるのが困難な場合があり，現在では積極的には用いられていない。

仰臥位や横臥位保定に比べ心肺機能への負荷は少ないが，右膁部切開法と同様に衰弱や運動器疾患，術中操作による疼痛で座り込むことに注意が必要である。

術式

1 保定

牛を起立位で保定する。このとき，牛の左側に十分なスペースが取れることが望ましい。術野を剪毛し洗浄・消毒後，局所麻酔薬を投与する（疼痛抑制のため腰椎硬膜外麻酔を併用することもある）。感染予防のために広域スペクトルの抗菌薬を，筋肉内であれば術前1時間前に，静脈内であれば術前15分前に投与する。

2 皮膚切開

左側腰椎横突起の中央下方約10cmを起点として，垂直に15～20cm皮膚切開を行う（図25）。

3 開腹

筋層を鈍性剥離し，腹横筋膜および腹膜を切開して開腹する。拡張した第四胃が切開創直下に変位していることもあるので，誤って第四胃を切開しないように注意する。

4 腹腔内探査

第四胃をよけながら，左側腹腔内や肝臓，第二胃，横隔膜などに異常がないか探査する。

5 第四胃の検査

第四胃漿膜面の粗造な部位，腹壁や周囲組織との癒着の有無について確認する。

6 固定糸の縫着

固定糸は1～2mほどの，モノフィラメント（単糸）の非吸収性縫合糸（USP 2～3・4）を使用する。ブレイド（編糸）は第四胃瘻を引き起こすリスクがある。固定糸の両端に滅菌済みのストレート針を装着し，第四胃大弯（胃体部）で大網付着部に平行で第四胃体側5～7cmの部位の漿膜面のみを2cm間隔で5～7回かがり縫合する（図26）。このとき，粘膜を貫通しないように漿膜面・筋層だけに固定糸をかける。

7 第四胃内ガスの排除

ビニールチューブに連結した14G針を第四

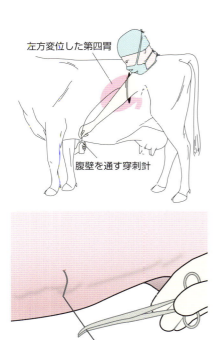

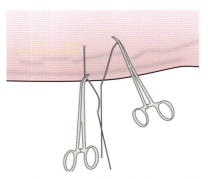

図28 固定糸の尾側の針を，頭側の針を通した位置の10cm尾側に通す

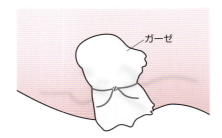

図27 固定糸の頭側の針を腹腔外に通す

図29 2本の縫合糸を結紮する

胃の頂点に浅い角度で刺入する。チューブの端は腹腔外へ出してガスを排出する（図26）。ガスの排出状況は第四胃の収縮状況やチューブの端を水の入ったバケツなどに入れることで確認できる。サクション装置を使用すると，速やかかつ完全にガスを排出することができる。ガスが排出されると第四胃が収縮し腹腔内に引っ張られるので，第四胃に固定糸をかける前にガスは抜去してはならない。この動作中，第四胃にかけた固定糸は鉗子などで体表に止めておく。

8 第四胃の固定

　第四胃を正中に向かって押し下げ，固定糸の頭側の針を，皮下腹壁静脈を避け剣状突起尾側約5～10cm，右側に3～4cmで正中やや右側の腹腔内に誘導する。針の先端で臓器を傷つけないように示指（人差し指）で保護しながら，周囲臓器が腹底部の刺入部位に入ってこないようにほかの指でよける。助手が注射器の外筒や細い塩ビ管などで刺入部位を押し上げると，術者は乳静脈を避け，最適な刺入部位へ針を刺入しやすくなる。

　術者は目的の部位まで針を持ってきたら，針を素早く腹壁へ刺入する。助手は出てきた針を鉗子などで把持して引き抜く（図27）。続いて，もう1本の固定糸を先ほど刺した刺入部より約10cmほど尾側の部位に同様に刺入する（図28）。助手は体壁から出てきた2本の固定糸をゆっくり腹底側に引き寄せると同時に，術者は第四胃と腹底部の間に大網や腸管が挟まっていないことを確認しながら第四胃を腹底側に押し込む。

　第四胃にかけた固定糸が腹底部までできたら，助手は縫合糸が皮膚に食い込まないように，体壁の間にガーゼを挟み結紮する（図29）。腹壁を貫通させる際は，乳静脈の走行に十分気を付ける。

9 **閉腹**

　内腹斜筋，外腹斜筋および皮下織，皮膚については通常の膁部切開術の場合と同様の方法で閉鎖する。

10 **術後管理**

　腹底部から出ている第四胃の固定糸は3〜4週間後に抜糸する。

11 **合併症**

　腹壁へ針を貫通させる際に乳静脈を損傷することや，第四胃と腹壁の間にスペースがあると，第四胃が安定しないため固定が外れたり，大網や腸管が挟み込まれて消化管内容物の通過障害を生じることがある。また，前述したとおり，固定糸に絹糸などブレイドの非吸収性縫合糸を使用した場合，第四胃瘻の原因となるリスクがある。

　本法での第四胃の固定の問題は，第四胃が左腹壁の高い位置に変位していなければ第四胃の糸掛け部位の確認が困難なことである。誤って幽門部に糸をかけ腹底部に固定してしまうと，十二指腸が強く腹底側に引っ張られてしまい，幽門−近位十二指腸間の通過障害を生じてしまう可能性がある。

第四胃右方捻転（RVA）

　RVAは，LDAやRDAに比べ症状が重篤で，外科的緊急性が高い。ここではRVAの発症機序から診断，治療を解説した後，外科的整復法について概説する。

　日本語の「捻転」を表す英語には「torsion」と「volvulus」の2つがある。「torsion」は臓器自身を軸の中心として回転している（おしぼりを絞るように捻じれを生じている）捻転で，「volvulus」は腸間膜を軸に内腔臓器が回転するような捻転のことを指す。したがって，子宮捻転や脾臓捻転，肝臓捻転は「torsion」，盲腸捻転や小腸捻転は「volvulus」ということになる。ここで「第四胃捻転はどっち？」という疑問が生じるが，本疾患は第四胃を吊っているU字ループが小網を軸に回転した状態であることから（図30），「volvulus」で，「RVA（Right Volvulus of the Abomasum）」と略される。

　RVAの約3割は分娩後2週間に発生すると言われるが，残り7割はそれ以外の時期に発生することから，分娩の発症への関与は低いと考えられる。また年齢に関係なく発症するが，加齢とともに発症リスクは高くなり，さらに肉牛よりも乳牛で発症リスクが高い。子牛では生後数週間から6カ月齢までの発症が多く，発症に結びつく既往歴や直接的な原因はない。

発症機序

　RVAはRDAの後（もしくは進行中）に発生すると考えられているが，詳細な発症機序は不明である。また，RVAにおける第四胃の捻転方向は，小網の長軸を中心軸にした時計方向あるいは反時計方向の2方向しかなく，ほとんどが反時計方向への捻転である[46〜50]。時計方向あるいは反時計方向のどちらも，幽門−近位十二指腸部と第三胃−第四胃底部の2カ所（図30 Aの✖部）に捻れが発生する。捻転の整復イメージとしては，回転方向と逆方向へ回転させることである。

　RVAの発症は，第四胃内へのガスの貯留からはじまる。第四胃内へガスが貯留してくると，第四胃の胃底部から胃体部が背側へ拡張し，

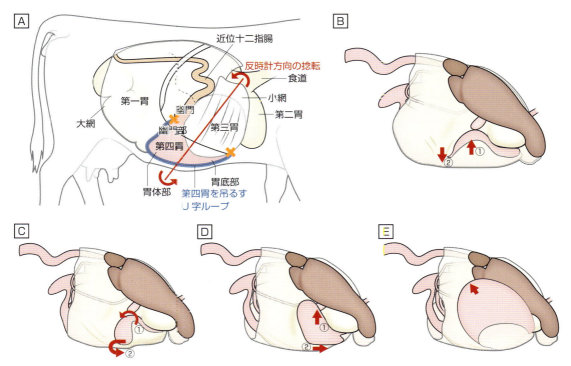

図30 RVAの発症機序の一例(右腹側から)

A：第四胃の捻転方向。
B：第四胃内のガスにより胃底部〜胃体部は背側へ拡張し(①)，それに伴い幽門部が腹底側に牽引される(②)。
C：胃底部が尾側へ向かい(①)，幽門部は外側から頭側へ向かう(②)。
D：第四胃胃底部〜胃体部はガスで背側へ拡張しつつ(①)，幽門部は第二胃－第三胃または第三胃－第四胃接合部の腹底部を外側から内側へ走行する(②)。
E：第四胃内の多量のガスや内容液により，第四胃は背方から後背方向に浮上する。

それに伴い幽門部が腹底側へ牽引される(図30 B)。続いて，第四胃の胃底部が内側(第一胃側)から尾側方向へ捻転するのに伴い，幽門部が外側(右腹壁側)から頭側へ向かう(図30 C)。この状態から第四胃内へのガスの貯留が続くと，胃底部から胃体部はさらに背側へ拡張し，幽門部は腹底部の第二胃－第三胃接合部または第三胃－第四胃接合部を外側(右腹壁側)から内側(第一胃側)に向かって移動し，十二指腸へと連続する(図30 D)。さらに第四胃内容(ガス，内容液)が多量に貯留すると，第四胃は背方から後背方向に拡張して浮上する(図30 E)。このとき，第二胃および第三胃は正常な位置もしくは第四胃の内側に位置し，軽度に尾側方向へ牽引されていることが多い。

症状

RVAの症状はLDAやRDAと似ているが，捻転による第四胃から十二指腸への消化管内容物の通過障害ならびに捻転部の神経および血流障害が全身性に悪影響を及ぼすため，LDAやRDAに比べ明らかに甚急性で重篤な症状を呈する。食欲および活力は低下し，乳量は激減する。さらに体温低下や，重度の脱水に起因する眼球陥没とTurgorテストの時間延長がみられる。心拍数は徐脈(60回/分程度)から頻脈(100回/分)まで様々であるが，心音は細く弱い。耳介や肢端など末梢の皮膚は冷感を示し，排便はないか，あっても少量で，水様便を呈する。

第四胃内にガスや内容が貯留すると右腹部が

膨満し，さらに第一胃運動が停止し第一胃も拡張してくると腹部両側が拡張し，いわゆる「Sprung Rib Cage（ばねで拡がった胸郭）」と呼ばれる体型を示すようになる。RVAでは，第四胃が急激に拡張するにもかかわらず，疝痛症状を呈することはほとんどない。早期に適切な治療を実施しなければ，発症後1〜3日以内に横臥，衰弱し斃死する。

臨床病理

血液検査では，LDAやRDAに比べて顕著な異常が現れる。循環血液量の減少，重度の脱水および血液濃縮，代謝性アルカローシス，高グルコース血症，低カルシウム血症，低クロール血症，低カリウム血症，低ナトリウム血症が観察される。細胞の低酸素症により乳酸が蓄積することで，代謝性アシドーシスを合併した酸塩基平衡異常を示すこともある。また，腎血流量の減少により高リン血症が見られることもあり，末期には循環性ショック様の病態を呈するようになる。

診断

RVAの診断はLDAやRDAと同様に，臨床症状，聴打診法によるPing音と拍水音の聴取で行う。RVAでは，右側第八もしくは第九肋間（ときに第五肋間）から膁部中央にかけての広い範囲でPing音を聴取することができる（本節の「理論編」を参照）。この際，右腹側でPing音が聴取される盲腸拡張や盲腸捻転，結腸ガスとの類症鑑別が必要である。

治療

RVAに対する治療の目的は，LDAやRDAと同じく，①捻転した第四胃を生理的な位置に整復することと，②電解質および酸塩基平衡異常を補正することである。しかしながら，RVAはLDAやRDAに比べて緊急度が格段に高い。進行したRVAは症状がきわめて重篤なためRDAとの鑑別は容易であるが，初期のRVAはRDAと症状が似ているため，鑑別が難しい場合もある。RDAとの鑑別が難しい場合，血液検査結果や全身状態の変化を観察しながら，積極的に開腹することが良好な転帰につながる。一方で，明らかに衰弱しているような場合には，手術適応の可否を含め予後判定する必要がある。

RVAの外科的整復術には，右膁部切開法（起立位保定）もしくは右傍正中切開法（仰臥位保定）の2つがある。それ以外の術式での整復は困難を極めるため，避けるべきである。また，ローリング法や非開腹による整復法（デラハンティ法，びんつり法）は，腹腔内臓器を適切な位置へ移動させることは不可能で，過度な緊張による臓器破裂などを招くため禁忌である。

内科的治療は外科的整復法に並行して実施する。低カリウム血症および低クロール性アルカローシス，脱水の補正には塩化カリウム25〜100 mEq/Lを加えた生理食塩液20〜80 Lの輸液を行う。塩化カリウムの投与速度は，心負荷を考慮し1 mEq/kg/hを超えてはならない。血中カリウム濃度が不明な場合には0.5 mEq/kg/hで投与する。

第四胃粘膜の傷害が疑われる場合には，敗血症や腹膜炎を予防するために広域スペクトルの抗菌薬を投与する必要がある。また，非ステロイド性抗炎症薬（NSAIDs）は疼痛や炎症，ショックのコントロールに有効である。

周術期の注意点

虚血再灌流障害によるショックのリスクが考えられる場合には，輸液，NSAIDs，肝賦活薬などを術前から投与する。

RDAもしくはRVAの外科的整復後の予後については，治療開始時期によって差はあるが，

おおむねRDAでは8.7〜15％，RVAでは26.3〜65％が予後不良との報告がある。予後不良の多くは迷走神経障害による第四胃食滞など第四胃の運動機能障害のほか，第四胃浮腫や潰瘍，壊死によるものが多い。また，RDAの術後生存率が術後6カ月で94％，12カ月で88.8％であるのに対し，RVAではそれぞれ74％，66％程度である[44]。

捻転整復法

前述したが，RVAの予後には第四胃の捻転方向や位置ではなく，捻転による消化管通過障害や不可逆的な神経損傷，血流障害に起因する組織傷害が大きく影響する。したがって，まずRDAなのかRVAなのかを診断し，できる限り早急に外科的整復を実施する必要がある。

外科的整復法として，RVAのほとんどでみられる小網の長軸を中心とした反時計回りの捻転に対する右腸部切開法と右傍正中切開法について以下に解説する。

① 右腸部切開法

1）術前の準備

右腸部切開・大網固定法の「1．術前の準備」を参照すること（p.112）。

2）皮膚切開

右腸部切開・大網固定法の「2．皮膚切開」（p.112）に準じるが，RVAではRDAに比べ腹腔内操作が多いため，必要に応じて切開線を延長する。

3）開腹

右腸部切開・大網固定法の「3．開腹」を参照すること（p.112）。ただし，腹膜直下に拡張した第四胃が位置することがあるので，腹膜切開時に誤って第四胃まで切開しないように注意する。

4）腹腔内探査

切開創から手を入れ，大網に沿って腹底側に手を沿わすと，RDAであれば大網の第四胃付着部と幽門を容易に確認することができるが，RVAでは幽門部の確認は困難である。探査範囲を拡張し，さらに背側から腹側へ大網を触知していくと，頭下方へ伸びる大網が索状に触れることができる。

5）第四胃の整復

可能であれば捻転整復前に第四胃内容（ガス，内容液）を排出した方が整復しやすいが，難しい場合には捻転整復後に行う。

①右腸部から左手を挿入し，第一胃と捻転している第四胃の間に背側から左手を入れる（図31 A，B）。

②続いて，左手掌と前腕全体で背側を向いている第四胃大弯部を後下方へ押し込みながら（図31 C），尾側を向いている第四胃底を内側から頭方へ返す（第四胃全体を術者側に裏返すイメージ，図31 D，E）。

③幽門が腸部近くにあり，第二胃，第三胃が生理的な位置にあること，索状構造物などがないことを確認する（図31 F）。

6）右腸部切開時における第四胃内容（ガス，内容液）の排出方法

第四胃大弯部1カ所に巾着縫合のための縫合糸をかけ，その中心部を小切開し，滅菌した直径3〜5cm程度のビニールチューブを挿入する（図32 A）。チューブを第四胃内に挿入したら縫合糸を締め（この際，結紮はしない），縫合糸を傷つけないように，巾着縫合部の基部をガーゼ越しに鉗子で止めておく（図32 B）。第四胃内容は，サクション装置を使用すると速やかに排出できる。第四胃内容が排出され第四胃が縮小したら速やかにチューブを抜去し，巾着縫合の縫合糸を締めて縫合する（図32 C）。さらに，巾着縫合部が内反するように連続水平マットレス縫合などで閉鎖する（図32 D）。

7）第四胃の固定

右腸部切開・大網固定法の「7．大網固定」を参照すること（p.115）。なお，大網の損傷がひ

2 第四胃変位整復術

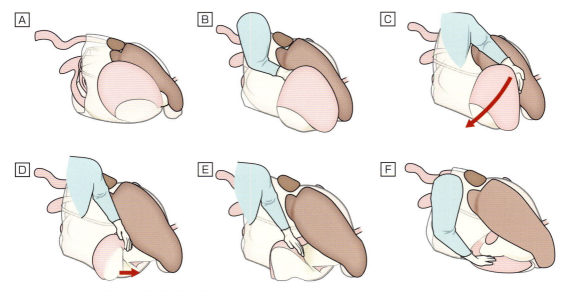

図31　RVA の整復方法（右腹側から）
A：整復前の RVA。
B：第一胃と捻転している第四胃の間に背側から左手を入れる。
C：左手掌と前腕全体で背側を向いている第四胃大弯部を後下方に押し込む。
D，E：尾側を向いている第四胃底を内側から頭側へ返す。
F：幽門，第二胃，第三胃が生理的な位置にあること，索状構造物などがないことを確認する。

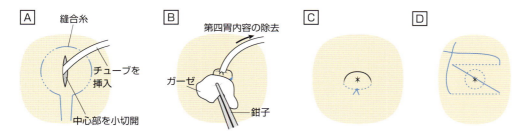

図32　右膁部切開における第四胃内容（ガス，内容液）の排出方法
A：巾着縫合の中心部を小切開し，ビニールチューブを挿入する。
B：縫合糸を締め，結紮せずに周りに巻き，ガーゼ越しに鉗子などで止める。その後，第四胃内容を除去する。
C：縫合糸を緩めてチューブを抜いた後，縫合糸を締めて結紮する。
D：巾着縫合部を内反させ，水平マットレス縫合で閉じる。

どい場合には幽門部を固定するのが好ましいが，この部位を走行している迷走神経を傷つけないよう十分に注意する。

2 右傍正中切開法

　傍正中からアプローチする際，捻転方向の確認と確実な整復を行うために，第三胃をランドマークとすると捻転方向を理解しやすい。捻転した第四胃は拡張し，右側腹腔を占拠している（図33 A）。十二指腸は，第四胃と第三胃の間もしくは第一胃と第三胃の間に埋まるように走行する（図33 Bの赤丸）。

126

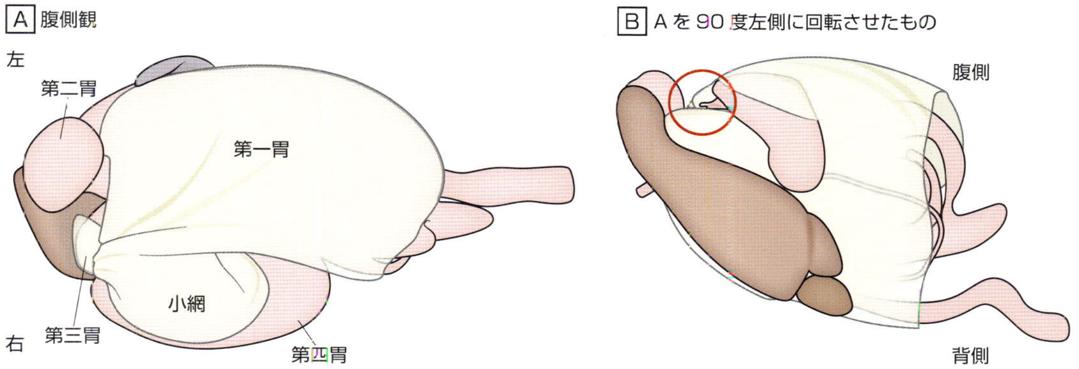

| A | 腹側観 |
| B | Aを90度左側に回転させたもの |

図33　RVA（反時計方向）時の各臓器の位置関係

1）術前の準備

　右傍正中切開・第四胃固定術の「1．保定」を参照すること（p.116）。

2）皮膚切開

　右傍正中切開・第四胃固定術の「2．皮膚切開」（p.116）に準じるが，RVAではRDAに比べ腹腔内操作が多いため，必要に応じて切開線を延長する。

3）開腹

　右傍正中切開・第四胃固定術の「3．開腹」を参照すること（p.117）。

4）腹腔内探査

　RDAであれば切開創から第四胃漿膜面を直視できるが，RVAでは切開創直下に第四胃を視認できず，大網や小網などの周囲組織が見える。

5）第四胃の整復

　可能であれば捻転整復前に第四胃内容（ガス，内容液）は排出した方が第四胃の整復を行いやすいが，難しい場合には捻転整復後に行う。

①RVAのほとんどが第三胃の捻転を伴っていることから，いきなり第四胃を回転させるのではなく，第三胃を戻した後に第四胃を回転させる。

②第三胃の捻転を伴う例では，第三胃が第一胃と第四胃の間を通って，腹底部に移動している（図34 A）。この際，第三胃の位置と捻転方

向を把握することは，第三胃を整復するうえで非常に重要である。

③まず第三胃を第一胃と第四胃の間に押し込む（図34 B）。

④多くの場合，上記の操作で第三胃の位置の整復に伴い第四胃の位置も整復されるが，整復されない場合は第四胃を第一胃側へ押し込む（図34C）。

6）右傍正中切開における第四胃内容（ガス，内容液）の排出方法

　第四胃内に貯留した内容（ガス，内容液）を排出する際は，両前後肢を術者側に倒して右側半横臥にすれば，第四胃を切開創外へ容易に引き出すことができる。その状態で，前述した「6）右膁部切開時における第四胃内容（ガス，内容液）の排出方法」と同様に内容を抜去する。もしくは，第四胃内容液が腹腔内に入らないよう，第四胃と腹腔内の間に滅菌ドレープやタオルを挿入する。第四胃を小切開し，内容を排出する。この際，小切開部位を腹壁固定のための縫合糸をかける部位にすると，炎症反応でより強固な腹壁固定を期待できる。切開した第四胃壁は，滅菌生理食塩液で十分に洗浄後，二重内反縫合（連続縫合＋カッシング縫合など）で閉鎖する（縫合法については，総論：手術の基本3「縫合と結紮」を参照）。仰臥位に戻し，腹腔内を精査して第四胃が整復され，第二胃，第三胃が生

2 第四胃変位整復術

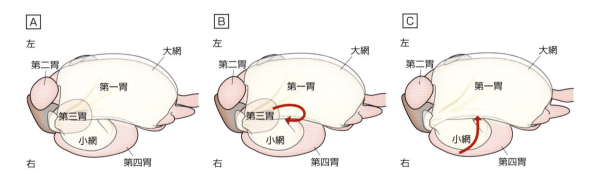

図34 RVA(反時計方向)時の整復法(腹底から)

文献50をもとに作成・一部改変

理的な位置にあることを確認する。

7)第四胃の固定および閉腹

　右傍正中切開・第四胃固定術の「6．第四胃の固定」および「7．閉腹」を参照すること(p.118，119)。

おわりに

　RVAにおける捻転方向とそれに伴う第四胃の変位する位置は1つではないが，本項ではRVAの多くが小網の軸を中心とした反時計方向への捻転であることから，その整復法について概説した。術前はできる限り迅速に対応する必要があるが，術中は焦らずむしろゆっくりと捻転方向，捻転臓器(第四胃だけなのか，第三胃も伴っているのか)について診断し，集中して確実に整復することが大切である。

手術のポイント

右膁部切開・大網固定法

- 大網の固定部位，腹壁への固定部位，固定時の張力が重要となる。幽門－十二指腸接合部から尾側方向へ3～4 cm離れた部分にある大網の厚い部分を鉗子などで把持し（助手がいれば保持してもらう），腹膜および腹横筋に縫合糸（合成吸収性縫合糸 USP 2～3・4）を通した後，把持している大網にも通して2～3カ所（2 cm程度離す）の水平マットレス縫合（1.5 cm幅）を行う。腹壁への固定部位はできるだけ生理的位置に近い部位が望ましいため，切開線の頭側腹底側に固定する。

右傍正中切開・第四胃固定術

- 左右に変位している第四胃の漿膜面はすぐに出血するので，ガーゼなどで把持して優しく切開創外に牽引する。
- 第四胃固定の最適部位は，第二胃－第四胃靭帯から尾側5～8 cm，大網付着部から右側に2～4 cmを起点に，第四胃長軸方向に平行に10～12 cmの範囲である。
- 第四胃の固定糸は太すぎると粘膜まで貫通するリスクが高くなるため，筆者は USP 3・4の合成吸収性縫合糸を使用している。
- 第四胃にかけた固定糸の幅と，腹壁にかける固定糸の幅を同じにする。

左膁部切開・第四胃固定術

- 固定糸は1～2 mほどの，モノフィラメント（単糸）の非吸収性縫合糸（USP 2～4）を使用する。固定糸の両端に滅菌済みのストレート針を装着し，第四胃大弯（胃体部）で大網付着部に平行で第四胃体側5～7 cmの部位の漿膜面のみを2 cm間隔で5～7回かがり縫合する。このとき，粘膜を貫通しないように漿膜面・筋層だけに固定糸をかける。

- 第四胃を正中に向かって押し下げ，固定糸の頭側の針を，皮下腹壁静脈を避け剣状突起尾側約5～10 cm，右側に3～4 cmで正中やや右側の腹腔内に誘導する。針の先端で臓器を傷つけないように示指で保護しながら，周囲臓器が腹底部の刺入部位に入ってこないようにほかの指でよける。助手が注射器の外筒や細い塩ビ管などで刺入部位を押し上げると，術者は最適な刺入部位へ針を刺入しやすくなる。
- 術者は目的の部位まで針を持ってきたら，針を素早く腹壁へ刺入する。助手は出てきた針を鉗子などで把持して引き抜く。続いて，もう1本の固定糸を先ほど刺した刺入部より約10 cmほど尾側の部位に同様に刺入する。

第四胃右方捻転（RVA）：右膁部切開法

- 捻転整復は，右膁部から左手を挿入し，第一胃と捻転している第四胃の間に背側から左手を入れる。続いて，左手掌と前腕全体で背側を向いている第四胃大弯部を後下方へ押し込みながら，尾側を向いている第四胃底を内側から頭方へ返す（第四胃全体を術者側に裏返すイメージ）。幽門が膁部近くにあり，第二胃，第三胃が生理的な位置にあること，索状構造物などがないことを確認する。

第四胃右方捻転（RVA）：右傍正中切開法

- RVAのほとんどが第三胃の捻転を伴っていることから，第三胃を戻した後に第四胃を回転させる。第三胃の捻転を伴う例では，第三胃が第一胃と第四胃の間を通って，腹底部に移動している。この際，第三胃の位置と捻転方向を把握する。まず第三胃を第一胃と第四胃の間に押し込む。多くの場合，上記の操作で第三胃の位置の整復に伴い第四胃の位置も整復されるが，整復されない場合は第四胃を第一胃側へ押し込む。

文献

1) Carougeau J, Prestat J : *J Med Vet*, 2, 340(1898)
2) Fincher MG : *J Am Vet Med Assoc*, 71, 9-20(1927)
3) 大屋正二 : 北獣会誌, 5(10), 162-165(1961)
4) Moore GR, Riley WF, Westcott RW, et al. : *Vet Med*, 49, 49-51(1954)
5) Hansen AG, Elefson EP, Warsinske HE, et al. : *Vet Clin North Am*, 38, 129-134(1957)
6) Lowe JE, Loomis WK, Kramer LL : *J Am Vet Med Assoc*, 147, 389-392(1965)
7) Robertson JM, Boucher WB : *J Am Vet Med Assoc*, 149, 1423-1427(1966)
8) Gabel AA, Heath RB : *J Am Vet Med Assoc*, 155(4), 632-641(1969)
9) Dirksen G : *Ursachen und Entwicklung der linksseitigen Labmagen Verlagenmg*(*Dislocatio abomasi sinistra*) *des Rindes Dtsch TKerarztl Wschr*, 68, 8-12(1961)
10) Geishauser T, Seeh C : *J Vet Med A*, 43, 445-450(1996)
11) Soehartono RH, Yamada H, Yamagishi N, et al. : *J Vet Med Sci*, 63, 671-674(2001)
12) Van Winden SC, Kuiper R : *Vet Res*, 34, 47-56(2003)
13) Constable PD, Miller GY, Hoffsis GF, et al. : *Am J Vet Res*, 53(7), 1184-1192(1992)
14) Uribe HA, Kennedy BW, Martin SW, et al. : *J Dairy Sci*, 78(2), 421-430(1995)
15) Lacasse P, Block E, Guilbault LA, et al. : *J Dairy Sci*, 76(11), 3420-3427(1993)
16) Fleischer P, Metzner M, Beyerbach M, et al. : *J Dairy Sci*, 84(9), 2025-2035(2001)
17) Cameron RE, Dyk PB, Herdt TH, et al. : *J Dairy Sci*, 81(1), 132-139(1998)
18) Cammack J : *Vet Rec*, 141(2), 55(1997)
19) Stengärde LU, Pehrson BG : *Am J Vet Res*, 63(1), 137-142(2002)
20) Rohrbach BW, Cannedy AL, Freeman K, et al. : *J Am Vet Med Assoc*, 214(11), 1660-1663(1999)
21) Martin W : *Can Vet J*, 13(3), 61-68(1972)
22) Begg H, Whiteford WA : *Vet Rec*, 68, 122-125(1956)
23) Fox FH : *J Am Vet Med Assoc*, 147, 383-388(1965)
24) Svendsen P : *Nord Vet Med*, 22, 571-577(1970)
25) Madison JB, Troutt HF : *Res Vet Sci*, 44(2), 264-266(1988)
26) Correa MT, Curtis CR, Erb HN, et al. : *J Dairy Sci*, 73(6), 1515-1524(1990)
27) Shaver RD : *J Dairy Sci*, 80(10), 2449-2453(1997)
28) Smith TR, Hippen AR, Beitz DC, et al. : *J Dairy Sci*, 80(8), 1569-1581(1997)
29) Herdt TH : *Vet Clin North Am Food Anim Pract*, 16(2), 215-230(2000)
30) Poulsen JS, Jones BE : *Nord Vet Med*, 26(1), 22-30(1974)
31) Paravettoni D, Doll K, Hummel M, et al. : *Am J Vet Res*, 65(10), 1319-1324(2004)
32) Van Winden SC, Jorritsma R, Müller KE, et al. : *J Dairy Sci*, 86(4), 1465-1471(2003)
33) Svendsen P : *Nord Vet Med*, 21(1), 1-60(1969)
34) V Vlaminck K, van Meirhaeghe H, van den Hende C, et al. : *Dtsch Tieräztl Wochenchr*, 92(10), 392-395(1985)
35) Kuiper R : *Bovine Practitioner*, 26, 111-116(1991)
36) Bradford P. Smith BP, Nicola Pusterla N : *Large Animal Internal Medicine, 6th Ed*, Mosby(2019)
37) 清水大樹 : 獣医畜産新報, 61(9), 731-734(2008)
38) Wallace CE : *Bovine pract*, 10, 50-58(1975)
39) Vlaminck L, Martens M, Steenhaut F, et al. : *Cattle Pract*, 4, 201-207(1996)
40) Seeger T, Kümper H, Failing K, et al. : *Am J Vet Res*, 67(3), 472-478(2006)
41) Mather MF, Dedrick RS : *Cornell Vet*, 56, 323-344(1966)
42) Kelton DF, Garcia J, Guard CL, et al. : *J Am Vet Med Assoc*, 193(5), 557-559(1988)
43) Ruegg PL, Carpenter TE : *J Am Vet Med Assoc*, 195(4), 464-467(1989)
44) Dyce KM, Sack WO, Wensing CJG : *Textbook of Veterinary Anatomy, 4th ed*, Saunders, Philadelphia(2009)
45) 山内昭二, 杉村誠, 西田隆雄 : 獣医解剖学 第2版, 近代出版, 東京(1998)
46) Fubini SL, Ducharme NG : *Farm Animal Surgery 2nd ed*, Elsevier, Amsterdam(2016)
47) Wensvoort P, MA van der Velden : *Vet Q*, 2(3), 125-135(1980)
48) Habel RE, Smith DF : *J Am Vet Med Assoc*, 179(5), 447-455(1981)
49) 田中正之, 大星健治, 中禮敏彦ら : 家畜診療, 287, 45-51(1987)
50) Trent AM : *Vet Clin North Am Food Anmi Pract*, 6(2), 399-448(1990)

各論：手技の実際

3 腸管手術

理論編

　牛における腸管手術は，日常的に行われるものではない。それゆえに診断や外科的介入の判断は難しく，挑戦的なものとなるケースも少なくない。腸管手術をするためにはまず，腸管の解剖など基本を押さえなければならない[1～3]（図1）。腸管手術が必要な場面とは，単純に考えれば，患畜の腸管もしくは腸間膜を起因とする消化管通過障害が疑われ，その原因を除去する場合である。

　腸管へのアプローチの容易さから，一般的に腸管手術は起立位もしくは横臥位での右膁部切開により行われる[1～4]。しかしながら，創外に引き出せたり触知できる腸管の範囲が限定的なこと（図1）や，通過障害の原因疾患の治癒率が低いこともあり，ほかの手術に比較して予後が悪い場合が多い[1, 4～11]。また，起立位右膁部切開は，臓器の位置関係などについての理解がしやすいという利点があるが，患畜の体力の消耗や疼痛などにより，姿勢が維持できなくなるリスクを考慮しなければならない。一方，横臥位右膁部切開は，患畜がしっかりと保定されるという利点はあるが，腹腔臓器の位置関係が分かりにくく，特に成牛の場合は内容が貯留して重量のある腸管を創外に引き出しにくく，創外に露出させた腸管を再び腹腔内に戻す際，腹圧によりなかなか還納できないという不利な点もある[1～3]。術者はそれぞれの特徴を考慮し，患畜の状態や術者の技術をもとに最適な術法を選択

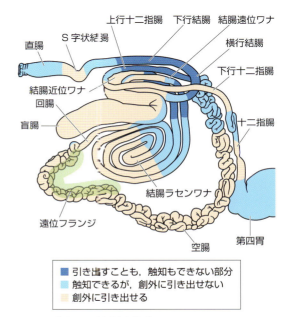

■ 引き出すことも，触知もできない部分
■ 触知できるが，創外に引き出せない
■ 創外に引き出せる

図1　成牛の腸管（右側観）
　　　　　　　　　　文献2, 3をもとに作成・一部改変

するべきである。

腸管における消化管通過障害の臨床徴候

　腸管の消化管通過障害（腸閉塞）の分かりやすい徴候は，糞便量の極端な減少もしくは廃絶である。下痢や粘液便，血便といった便性状の変化が認められる場合も多い。食欲や乳量の低下はほかの疾患と同様に認められ，疾患の種類に

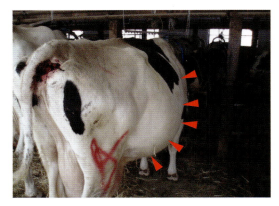

図2　腹囲の膨満

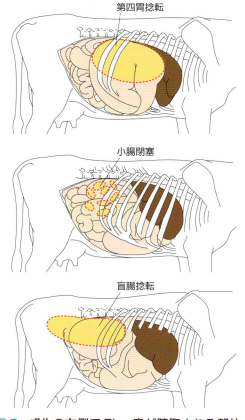

図3　成牛の右側でPing音が聴取される部位と疾患の鑑別

文献18をもとに作成・一部改変

より，種々の程度の疝痛徴候（足踏み，腹を蹴り上げる，寝起きを繰り返す，横臥状態）や腹囲膨満，脱水徴候，時にショック徴候が認められる。心拍数は痛みと血液量減少のため通常は上昇するが，発熱は腹膜炎などが併発していなければ非定型的であり，呼吸数も腹部の膨張により肺などの圧迫がなければ，通常であることが多い[1, 4〜24]。

腸閉塞を疑う症例の場合，その主因が腸管部分か，腸管よりも近位の消化管であるかの類症鑑別を行う必要がある。腸管を病変部位として行う手術とそれ以外の手術では，切開する位置を含め，アプローチ法が異なってくるため，前胃疾患や第四胃疾患などとの鑑別は重要である[1]。

腸閉塞は大きく非絞扼性〔Non-strangulating（機能性，単純性）〕腸閉塞と，絞扼性（Strangulating）腸閉塞に分類される。機能性腸閉塞は麻痺性イレウスが代表的で，腸閉塞のなかでは最も日常的であり，本来内科的治療が適応される。単純性腸閉塞は一般的ではなく，砂利，毛髪，胃石や植物胃石などの異物によるもので，場合によっては外科的な摘出が必要である[1, 4, 17, 21]。絞扼性腸閉塞とは腸捻転や腸重積を含み，腸間膜における過度の張力や腸管拡張の結果，比較的重度な疼痛が観察される[1, 4, 5, 10, 11, 18]。

小腸で起こる腸閉塞は，閉塞部位から近位側に内容が滞留するため，近位側の腸管が拡張する。その結果，腹囲は膨満し（図2），右側下腹部で拍水音が聴取され，ときに右膁部で散在的な有響性金属音（MS，Ping音）が聴取される（図3）。超音波検査では拡張した腸管が描出され（図4），直腸検査では拡張した腸管を触知できる場合もある。対して，閉塞部位よりも遠位の腸管は，腸内容が通過しないことから空虚となる[1, 4〜11, 14〜16, 18〜20]。

塩酸の豊富な第四胃消化液の通過が障害されるため，一般的には低クロール性の代謝性アルカローシスが認められる。しかしながら小腸は全長が長いため，通過障害の位置によりその程度には幅がある。例えば，より近位の腸閉塞の

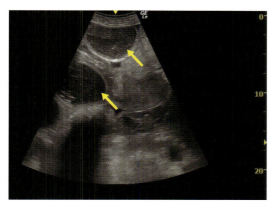

図4 右腹部の超音波検査で描出される拡張した腸管

場合は拡張する腸管が比較的短いため、腸管拡張の所見が乏しい場合がある。一方で、塩酸の隔離がより強く起こるために低クロール性の代謝性アルカローシスは重度となる。他方、より遠位の腸閉塞では腸管拡張は顕著であるが、低クロール性の代謝性アルカローシスは軽度であることもある。カルシウムも同様で、一般的には低カルシウム血症を示す場合が多いが、そうでないケースもある。よって、個々の症例によりその病態を診断することが重要である[1, 4〜11, 14〜16, 18, 21, 23]。

腸管の通過障害としては、ほかに盲腸拡張と転位が挙げられるが、その所見は以降の個別の解説を参考にされたい。以下に腸管手術の対象となる主要な疾患として、盲腸拡張と転位、腸重積、腸捻転、出血性腸症候群（HBS）に関して、診断と手術適応の判断を順に解説する（表1）。

診断と手術適応の判断

1 盲腸拡張と転位（Cecal dilation/Cecal dislocation/Cecal retro-flexion）

盲腸は、分類としては大腸に属し、成牛において前胃を除くと微生物による消化の主要な部位で、ここでの発酵により、揮発性脂肪酸（VFA）が生産、吸収されている。盲腸の運動性の低下や、第一胃（ルーメン）をバイパスしてきたデンプンなどの炭水化物が盲腸中で発酵し生じた過剰なVFAが、盲腸拡張や転位を引き起こすとされている。盲腸拡張と転位には、盲腸拡張（cecal dilation）、盲腸軸捻転（cecal torsion）、盲腸後屈（cecal retro-flexion）があり、ほかの腸管疾患と比較すると遭遇する機会は多い[1, 12, 13, 18, 24]。

盲腸拡張は、盲腸の後屈や捻れを伴わない膨張である。診断には直腸検査が非常に有用であり、拡張した盲腸尖が骨盤腔のなかか、その前方で触知できる。盲腸拡張に伴う右膁部の膨満と、同部位でのPing音や拍水音が聴取される（図3）。盲腸拡張はほかの腸管手術とは異なり、すべての症例において即時の手術をしなければならないわけではなく、徴候の程度によって内科的治療か外科手術かを選択する（表2）。外科的には、盲腸を切開して内容を排出する盲

表1 腸管手術が適応となる主な疾患の特徴

	盲腸拡張/捻転/後屈	腸重積	フランジの腸捻転	腸間膜根捻転	HBS
腹囲膨満	右膁部	右下腹部	右下腹部	左右円形	右下腹部
経過	慢性	急性	急性	甚急性	急性
脱水	+/−	+	+	+++	+
疝痛徴候	+/−	+	++	+++	+
排便減少	+/−	+	+	+	+
血便	−	+	+/−	+/−	+
直腸検査 （拡張臓器の触知）	拡張した盲腸尖もしくは捻転部、体部	+/− 拡張した腸ループ、重積部	+/− 拡張した腸ループ、腸間膜の捻転部	+/− 拡張した腸ループ、腸間膜根捻転部	+/− 拡張した腸ループ、病変部
超音波検査	拡張した盲腸	拡張した腸管、重積部（Target pattern）	拡張した腸管	拡張した腸管	拡張した腸管、病変部

文献18より引用・改変

3 腸管手術

腸切開術が一般的である[1, 12, 13, 18, 24]。

盲腸捻転や後屈は，盲腸拡張から移行するとされており，盲腸軸での捻転や背側または腹側への反り返りが生じている状態である（図5）。後屈の回転の程度は90〜360度以上と幅がある。直腸検査において，盲腸捻転では捻転部が触知され，後屈では盲腸拡張とは異なり盲腸尖に触れないことがほとんどで，拡張した盲腸体部の一部が縦方向に，奥に円盤結腸が触知される。盲腸拡張とは異なり，盲腸捻転や後屈の場合にはすぐに開腹し，盲腸の位置を整復したうえで盲腸切開術または盲腸切除術を行う必要がある[1, 12, 13, 18, 24]。

2 腸重積（Intussusception）

腸重積とは，近接した腸管腔内に腸管の一部が嵌入して腸閉塞を引き起こす疾患である。性別，季節性，年齢などに偏りはないとされ，報告では発生部位のほとんどは小腸（84%）であり，なかでも空腸での発生が多い。次いで結腸（11%），回腸（2%）と続く。盲腸における重積も報告がある[22]。1〜2カ月齢の子牛は腸重積を発症するリスクがほかの月齢に比べ高く，回腸より遠位の腸重積の症例は成牛よりも子牛で多い。腸管の嵌入は周囲の腸間膜や血管を巻き込みながら起こるため，疝痛徴候を伴う。しかし，重積の進行が腸捻転ほど急激ではないため，疝痛徴候は徐々に発現することが多い。血糖値

表2　盲腸拡張に対する治療法の選択基準

	内科的治療	盲腸切開術
心拍数	正常	増数
排便	少し	ほとんどない
食欲	低下	廃絶
脱水	軽度もしくはない	あり
腹囲膨満	軽度	あり
直腸検査	盲腸尖がわずかに触知	盲腸尖が容易に触知
疝痛		あり
その他		24時間以上の内科的治療で盲腸拡張が改善されない場合

文献24より引用・改変

も同様で，初期から高血糖のケースもあれば，初期の血糖値は正常範囲内にとどまっている場合もある。重積が進行すると，病変部はきつく巻かれたコイル状となり（図6），経過とともに壊死する。疝痛徴候は病変部の麻痺や壊死により，ある時期になると消失する[1, 4, 5, 18, 22]。

腸重積は，ほかの腸閉塞疾患と同様の典型的な徴候に加えて，重積部が一定程度の大きさの塊となるために，直腸検査において，硬いソーセージ様もしくはコイル状の移動性のある重積部を触知できる場合がある。また，超音波検査においては，拡張した腸管とともに重積部が特徴的な形で描出される。短軸像（図7）では「bull's eye lesion（雄牛の目）」「target pattern（的状）」「multiple layered（多層状）」「onion ring-type mass（玉ねぎリング形の塊）」，長軸像では「sandwich（サンドイッチ状）」と称されるが，すべての症例において直腸検査や超音波検査で

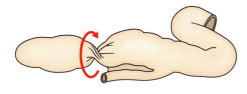

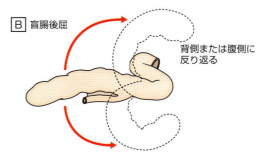

図5　盲腸捻転と盲腸後屈

文献1をもとに作成・一部改変

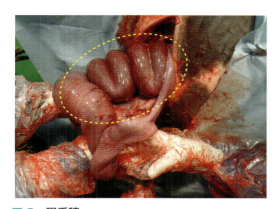

図6　腸重積
コイル状となっている重積部。

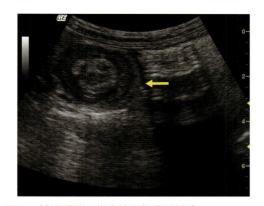

図7　結腸重積の超音波画像(短軸像)
写真提供：村上賢司獣医師(北海道農業共済組合)のご厚意による

病変部が見つけられるわけではない[1, 4, 5, 18, 19, 22]。

腸重積はほとんどの場合，外科的に病変部にアプローチしなければ通過障害を解除することはできない。また，経過とともに病変部壊死の危険性が高まる。そのため，腸閉塞の所見が認められ，それが腸重積によるものだと診断もしくは推察された場合は，速やかに外科手術もしくは試験的開腹を選択するべきである。ほかの腸管手術同様，右膁部切開により開腹するが，起立位か横臥位かはその患畜の状態や術者の好みで選択される。病変部を露出したら，そこが不可逆的変性(壊死を伴うもの)をしているか否かを診断する。不可逆的変性をしていない場合は，整復を行うのみである。不可逆的変性をしている場合は病変部を切除した後に腸管吻合術を行うが，腸破裂などを起こしやすく，予後不良となる場合も多い[1, 4, 5, 22]。

3 腸捻転(Torsion of the mesenteric root/ Segmental intestinal volvulus)

腸捻転は，腸管自体の長軸の捻れ(torsion)と腸間膜を軸とした捻転(volvulus)があるが，腸管長軸方向の捻れ(torsion)は稀である。腸間膜を軸とした捻転は，腸間膜根捻転(torsion of the mesenteric root)と部分的な腸捻転(segmental Intestinal volvulus)がある[1, 4, 18]。

最も病態が深刻な腸捻転は，腸間膜根を中心とした腸間膜根捻転〔torsion of the mesenteric root(volvulus of the root of the mesentery)〕である。これは大部分の腸管と腸間膜が捻転したもので，主要な血管も巻き込まれるため，血液の供給と還流が阻害される。そのため，激烈な疝痛徴候，急速な腸管の虚血性壊死が起こり，高血糖，代謝性アシドーシスやショック徴候を示して，最終的には死亡する[1, 4, 18]。

部分的な腸捻転は，盲腸を除けば多くは空回腸で生じる。特に「フランジ(空腸の縁取り部)」と呼ばれる空腸後部(図1)は，より可動性があり，解剖学上，捻れやすい構造となっている。腸間膜を軸にした捻転(図8)により，二次的に腸管の絞扼が起こり，通過障害となる。空回腸捻転は典型的な腸閉塞の徴候を示すが，捻転直後に徴候が発現し，関連する腸管と腸間膜の範囲も広く，腸重積などに比較すると甚急性に移行し，より重度な疝痛徴候，腹囲膨満を示す。直腸検査で，拡張している腸管や捻れている腸間膜の状態を触知できる場合がある。糞便は当初は通過しているが，最終的には空虚となるか粘液便となる。血液検査では，疼痛のため，一般的に血糖値は上昇する。当初は低クロール性代謝性アルカローシスを示すが，病状の進行

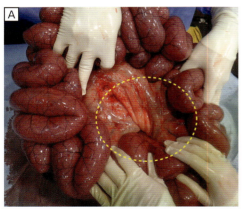 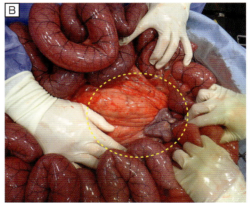

図8　腸間膜を軸にした腸捻転
腸間膜の捻れ(A)を整復する(B)。

によって血液供給の遮断や腸管の絞扼のために病変部は壊死し，代謝性アシドーシスが優勢になる場合がある[1, 4, 11, 18]。

腸間膜根捻転，部分的な腸捻転のいずれにしても，腸捻転を疑った場合は即時に外科手術を選択するべきである。開腹の結果，腸管が不可逆的変性をしていなければ，捻転を整復するのみで手術は完了する(図8)。腸管自体が不可逆的変性をきたしている場合は，腸管切除を選択するしかないが，腸破裂し予後不良となることもある。成牛の腸間膜根捻転は，横臥位での手術では整復が難しく，病勢の進行も早いため，手遅れになることが多い[1, 4, 11, 18, 23]。

4 HBS(Hemorrhagic bowel syndrome/Jejunal hemorrhagic syndrome)

HBSは，腸管壁の出血とそれに伴う血餅形成により分節状に腸閉塞を起こす疾患である。乳牛の泌乳前期に発生が多いとされる[1, 15, 16, 25, 26]が，ほかのステージや肉牛でも発生が報告されている[1, 7, 9]。致死率が高く，甚急性の経過を辿る。疝痛徴候を示し，血糖値が高くなることがほとんどである。病変部における通過障害のため，腹囲は膨満し，出血により血餅が混じった便やタール状便，褐色水様便まで種々の形態の血便を認める(図9)が，糞がまったく認められない場合もある。下腹部の超音波検査により，低エコーと高エコーが混在した斑様の病変部の描出(図10)や，直腸検査による病変部の触知が可能な場合もある[1, 15, 18, 20]が，拡張した腸管を認めるのみであることも多い[14〜16]。空腸での発生が多いが，回腸や十二指腸でも発生する。クロストリジウム属[6, 7, 9]やアスペルギルス属[9]などの関与が疑われているが，直接的な原因は未解明である。

腸管壁内での出血が重度の場合は，粘膜下で大きな血餅が形成されることで粘膜が剥離し，管腔を圧迫する(図11 B，C)。その場合，病変部は全体が暗赤色となり(図11A)，壊死している場合もある。一方で，腸管壁内での出血が限定的であった場合，腸管壁自体の損傷は軽度である[16](図12)。いずれの場合も病変部で腸管閉塞が起こり，近位の腸管では腸管内容が滞留することで拡張が起こり，遠位の腸管は逆に空虚となる。腸管壁自体の損傷が軽度である症例(図12)では，腸閉塞を起こしている病変部の腸管内容を用手破砕し，閉塞を解除することで治癒する場合もある。一方で腸管自体の損傷が激しい症例(図11)では，病変部を切除し，吻合術を行わなくてはならないが，手術中に腸破裂を起こしたり，腹膜炎を併発していたりと，一般的に予後は良くない。

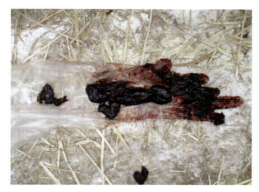

図9　血餅を含む血便

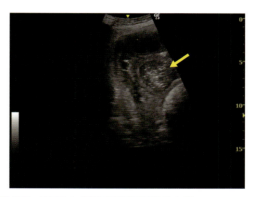

図10　HBSに伴う腸管閉塞部の血餅

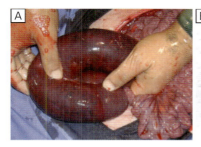
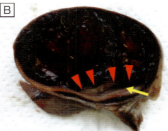
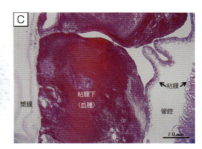

図11　HBSの病変部（粘膜下の出血が重度な例）
肉眼所見（A）：暗赤色の病変部。横断面（B）：粘膜下の大きな血腫形成により剥離した粘膜（▼）と狭小化した管腔（⇐）。病理組織所見（C）：粘膜下の血腫が粘膜を剥離させている。

腸管壁の損傷の程度にかかわらず，発現する徴候はほとんど変わらないため，HBSを疑う症例の場合は，病変部の評価をするうえでも，即時の開腹が推奨される[1, 6〜9, 14〜16]。

外科手術における合併症と術後の管理

腸管手術を適応する症例のほとんどは，一般的に重篤な状態であることが多い。よって，ショック徴候に対応する十分な輸液療法，非ステロイド性抗炎症薬（NSAIDs）を使った疼痛や炎症のコントロール，細菌感染や腹膜炎を想定した広域スペクトルの抗菌薬の使用を，術前から術中に行うことが重要である。また，代謝性アルカローシスを評価し，必要であればクロールやカリウムの投与，低カルシウム血症であれ

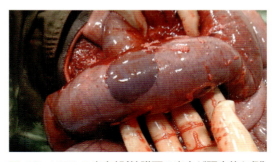

図12　HBSの病変部（粘膜下の出血が限定的な例）
出血は限定的で腸管壁のほとんどは失活していないため，用手破砕が適応可能。

ばカルシウムの投与も必要である[1]。

術後は，細菌感染の危険性を考慮し，一定期間継続して広域スペクトルの抗菌薬を投与する。ショック徴候を防ぐための抗炎症薬の投与や輸液療法も必要である。特に，腹膜炎を継発しないように気を配らなければならない。腸閉

塞が解除されると，一般的に1〜2日は水様性の下痢便が排出されるが，徐々に通常状態の糞となっていくのが普通である[1]。

理解しておくべき解剖学的構造

牛の腸管手術を成功させるためには，腸管の解剖学的構造を理解しておく必要がある。ぜひ図を見ながら，腸管の走行（図13）と右臍部切開創から手を挿入し触診または創外へ露出し直視できる部位（図1），それらの腹腔内での位置関係（図14〜図16）を理解してほしい。

牛は前胃が腹腔の大部分を占め，妊娠末期の牛では子宮が残りの腹部容積の大部分を占める。残りの消化管に残されたスペースはわずかで，前胃と子宮の大きさによって影響される[27]。腸管は小腸（十二指腸，空腸，回腸）と大腸（盲腸，結腸，直腸）に分けられる。

牛の小腸の長さは27〜49mである。まず十二指腸は幽門から肝臓に向かって背側に走り，S状ワナを形成し，肝十二指腸靱帯で肝臓

内側表面にしっかりと付着している（図15）。次に十二指腸間膜によって背側の体壁から吊り下げられた下行十二指腸として，尾側へと走る（図15）。十二指腸の腹側面には大網の浅壁と深壁が結合して付着する（図16）。下行十二指腸は成牛の右臍部切開術時に創口より見え，背側の十二指腸間膜と腹側の大網の間に差し込まれるように存在する（図14）。十二指腸は後十二指腸曲で大網の尾側の縁を回り（図14），上行十二指腸として腸間膜根の左側を頭側へと続く（図13）。上行十二指腸は十二指腸空腸曲で腸間膜根の頭側で右側に抜けて空腸へと続く。

空腸の長さは26〜48mであるといわれており，シート状に吊り下げられた腸間膜の縁にらせん状に付着する。近位空腸の腸間膜は短く，この部分を腹腔から露出させることはできない（図1）。空腸の遠位と回腸の近位の腸間膜は長くなっていて，「遠位フランジ」と呼ばれ，可動性がある。小腸の大部分は網嚢上陥凹（大網の深壁と腹腔の右背側体壁の間）内にある（図16）が，「遠位フランジ」は網嚢上陥凹を越えて尾側に拡がっている。

回腸は近位のらせん状部分と遠位の真っ直ぐな部分からなり，回盲腸接合部で盲腸の腹側部に斜めに入る。成牛ではこの接合部は脂肪のた

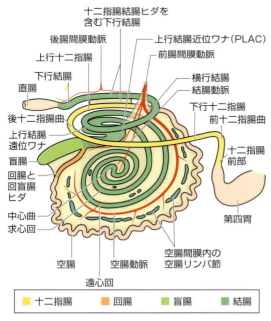

図13　成牛の腸管の走行（右側観，模式図）

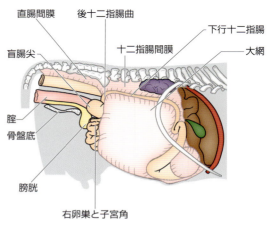

図14　成牛の腹腔臓器と骨盤腔臓器の位置関係（右側観）

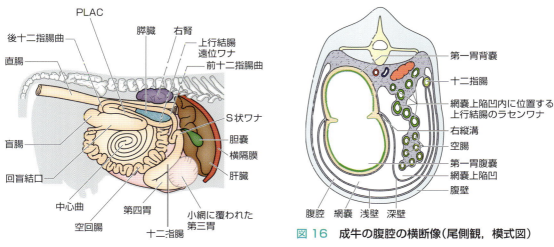

図15 成牛の腸管の位置関係（右側観）

図16 成牛の腹腔の横断像（尾側観，模式図）

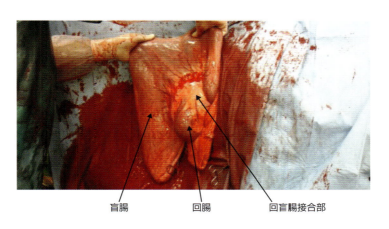

図17 創外に引き出した盲腸と回腸（右側観）

め，不明瞭である[1]（図17）。

　牛の大腸は盲腸，上行結腸，横行結腸，下行結腸，直腸からなる。上行結腸はさらに3つの部位（近位ワナ，ラセンワナ，遠位ワナ）に分けられる[1]。盲腸は盲腸尖が尾側を向き，頭側で上行結腸近位ワナ（the proximal loop of the ascending colon：PLAC）に続く。また，回結腸の接合部で尾側の盲腸と頭側の結腸に分かれる。盲腸の主要部分は網嚢上陥凹内に位置し，盲腸尖は骨盤腔に向く（図13，14）。盲腸は背側で短い盲結腸ヒダによってPLACと接合し，腹側で回盲腸ヒダによって回腸に接合する（図18）。

PLACは盲腸から頭側に伸び，第十一～第十二肋骨で反転し，後十二指腸曲まで後方に進む。それから左側に曲がり頭側に進み，腸間膜根の尾側で右側に戻ってきて，上行結腸ラセンワナの求心回に続く[1]（図13）。上行結腸ラセンワナは求心回，中心曲，遠心回からなり，平らな楕円形をしていて[28]，右側からは腸間膜に埋もれて見える。上行結腸遠位ワナは最初尾側に，次に頭側に走り，短い横行結腸から下行結腸へと続く。横行結腸は前腸間膜動脈の前方で右側から左側に横断する[28]。下行結腸は尾側へと走り，骨盤腔の入り口で直腸へと続く。

3 腸管手術

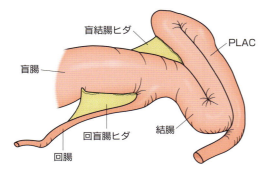

図18 回腸，盲腸，PLAC

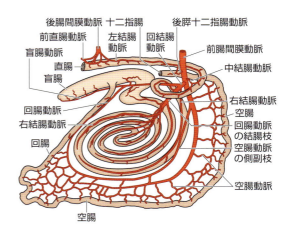

図19 成牛の腸管の動脈走行（右側観，模式図）

　牛の腸管に分布する動脈の走行を図19に示す。前腸間膜動脈とその枝は小腸全体に血液を供給する。前腸間膜動脈からは空腸動脈が出て，これらは連続する吻合弓を形成する。牛では前腸間膜動脈から大きな側副枝が出て遠位で前腸間膜動脈に再結合する。また，側副枝は回腸の近位に伸び，回結腸動脈の腸間膜側の回腸動脈と吻合する。回結腸動脈は3本に分岐して回腸，盲腸，PLAC，上行結腸ラセンワナ，上行結腸遠位ワナに血液供給している[1]。

実践編

◆ 必要な外科器具

基本セット
- メス柄　　　　　　　　　　1
- メス刃　　　　　　　　　　1
- 鑷子（有鈎・無鈎）　　　各1
- 外科剪刀　　　　　　　　　1
- 持針器　　　　　　　　　　1
- モスキート鉗子（直・曲）　　各2
- ペアン鉗子（直・曲）　各2
- 腹膜鉗子　　　　　　　　2
- タオル鉗子　　　　　　4〜6
- 縫合糸　　　　　　　　適宜
- 縫合針（角針・丸針）　適宜
- 滅菌ドレープ　　　　　適宜
- 滅菌ガーゼ　　　　　　適宜

その他
- 腸鉗子　　　　　　　　　　2

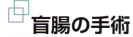

盲腸の手術

盲腸拡張と転位（Cecal dilation/ Cecal dislocation/ Cecal retro-flexion）の手術

① 盲腸切開術（Typhlotomy）

　局所麻酔下または腰椎硬膜外麻酔下の起立位右膁部切開で行う。横臥位でも行うことがあるが，横臥させると腸内容で充満して重くなった

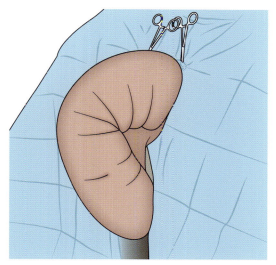

図20　右膁部切開創より露出した拡張盲腸

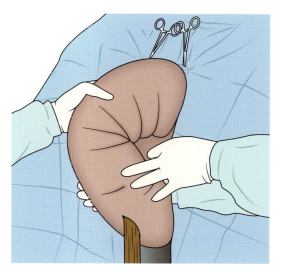

図21　盲腸切開による内容の排出

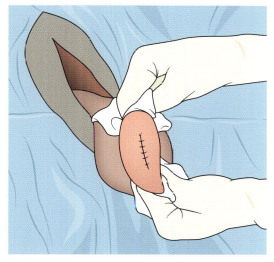

図22　盲腸尖の縫合

盲腸が切開創の反対側に落ちてしまい，引き上げるのが困難になる場合がある。

　術前に広域スペクトルの抗菌薬を投与し，手術準備と麻酔後，右膁部中央の腰椎横突起の下8 cmから垂直に25 cm切開する。腹腔内を精査し，盲腸，PLAC，上行結腸ラセンワナを確認する。盲腸の単純な拡張であれば，盲腸の先端が尾側に向き，骨盤腔で触れることができる。180度の後屈であれば，盲腸の先端は頭側を向

く。軸捻転では盲腸の先端は尾側を向き，長軸に沿って盲腸がラセン状になっているのが確認できる。

　汚染を最小限にするために，切開創の周りにさらにもう1枚の無菌ドレープを装着し，それから盲腸尖端を創外に露出する（図20）。盲腸とPLACの大部分は創外に露出できる（図1）。露出の際は，膨満した盲腸の破裂や穿孔のリスクを減らすために，手掌で優しく内側から腹腔外に押し出すと良い。盲腸壁を掴んで切開創に引っ張るのは避けるべきである。

　助手にガーゼを使って盲腸を把持してもらい，盲腸尖端部に約4 cmの切開を加えて盲腸内容を排出する（図21）。盲腸内容は最初，切開部位から受動的に排出される。盲腸内とPLACに残った内容物は，用手で腹腔外に送り出す。このとき，腸内容で術創を汚染させないよう特に注意する。

　残った内容を排除できたら，切開創を生理食塩液で洗浄し，合成吸収性縫合糸を用いて内翻縫合（カッシングまたはレンベルト）の単層縫合で閉鎖する。露出した部位を大量の生理食塩液で洗浄後，盲腸を網嚢上陥凹の生理的位置に戻す。戻した後に小腸遠位や結腸から盲腸に腸内

3 腸管手術

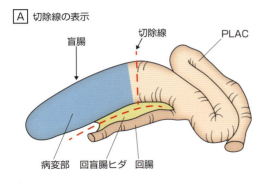
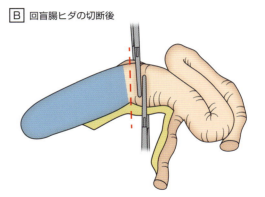

A 切除線の表示
盲腸　切除線　PLAC
病変部　回盲腸ヒダ　回腸

B 回盲腸ヒダの切断後

図23　盲腸切除

文献1をもとに作成・一部改変

容が流れてくることがあるので、数分後に盲腸を再度持ち上げ、もし再度充満していたら2回目の盲腸切開を実施する。この工程は通常1～2回である。切開部位は最終的に二層縫合し盲腸尖を閉じる（図22）。盲腸先端が尾側に向くように戻す。このとき、フランジと上行結腸ラセンワナが解剖学的位置になっているかチェックする[1, 28]。

2 盲腸切除術（Typhlectomy）

盲腸拡張・転位の再発と盲腸壁に重度の損傷が見られるケース（盲腸軸捻転）では、盲腸切除術を行う。局所麻酔下または腰椎硬膜外麻酔下の起立位右膁部切開で行う。盲腸内容を排除した後、盲腸を切開創からできるだけ離して露出させ切断する。

まず、盲腸操作時の疼痛で牛が座り込むリスクを最小にするために、盲腸神経をブロックする。つまり、回盲腸ヒダの接合部近くに2％リドカインを30 mL注射し、浸潤麻酔を施す。次に、回盲腸ヒダ内の血管からの出血を防ぐために血管結紮を行うが、回腸への血液供給を保つために盲腸付着部近くで結紮する。血管の結紮は盲目的に集合結紮する。

回盲腸ヒダを遠位（盲腸尖側）から近位に向かって切断し、次に2本の腸鉗子を腸間膜側と腸間膜の反対側から、切断部位より数cm近位で盲腸体全幅に装着する（図23）。盲腸を鉗子から数cm遠位で切断し、盲腸断端は2-0の合成吸収性縫合糸で二層連続内翻縫合（レンベルトまたはカッシング）にて閉鎖する[1, 28]。

小腸の手術（腸重積・腸捻転・HBS）

術前に考えるべきこと

小腸の手術を行うにあたって術前に考慮すべきことは、手術の保定体位と術中の疼痛コントロール、抗菌薬・輸液剤の選択である[29]。

保定体位は術者の好みにもよるが、筆者らは通常、浸潤麻酔または腰椎硬膜外麻酔下の起立位右膁部切開で行う。しかし、牛がすでに起立不能になっている場合や疼痛や衰弱ですぐ座り込んでしまう恐れがある場合は、鎮静下にて左

側横臥位にて右膁部切開を行っている。起立位の場合はあらかじめ吊起用のハンガーを装着しておいても良い。また，腸管の切除と吻合が予想される場合には最初から横臥位を選択する術者もいる。横臥位の利点は，術中の牛の動きが制限されることと，術中に牛が座り込んでしまうことがないことである。欠点は腸管内が多量の内容物で膨満しているため，病変部(特に骨盤腔に落ち込んだ腸管)を術創に持ち上げるのが非常に難しいことや，鎮静薬(キシラジン)による第一胃鼓脹での胸部圧迫と腹圧の増加である。

術中の腸間膜の牽引や切除による疼痛を抑えるために，術前にフルニキシン，メロキシカム，ブトルファノールなどを投与する。

抗菌薬は広域スペクトラムのものを術前に投与するが，手術が2時間を越える場合は術中にも投与が必要となる。

ショックや電解質異常が認められる場合，血行動態と電解質異常の改善のために術前に等張液を投与しておく。しかし，緊急手術などにより術前の輸液が間に合わない場合は，術中にも等張液の投与を継続する。重篤なHBSでは輸血も考慮すべきである[29]。

腸重積の手術(腸管切除と吻合術)

腸重積は成牛では小腸での発症が多い。小腸の重積では腸管切除と吻合が行われる。

1 病変部の露出

手術準備と麻酔後に右膁部中央を垂直に約25 cm切開する。開腹するとすぐ拡張した小腸が認められるが，大網で覆われているときは，大網を頭側に引くと拡張した小腸が現れる。小腸を腹腔内で触診し，病変部を探査する。病変部がすぐ見つからないときは，まず盲腸を探す。盲腸は通常，切開創の尾側から骨盤腔の入り口にあるので(図24)，盲腸を腹腔外に出し，回腸を露出する(図25)。

次に，回腸に続く遠位フランジをゆすりながら腹腔外に引き出す[1]。回腸から空虚な小腸を近位にたどっていけば，閉塞部位に行きつく。腸炎による麻痺性イレウスの手術などでは，空虚な腸管が液状内容で拡張した腸管に自然に移行するので，この方法で機械的閉塞がないことを確認できる。しかし，横臥位で腸管が高度に膨満し遠位フランジが骨盤腔内に落ち込んでいる場合，近位から順番に大部分の腸管を創外に引き出した後でないと，遠位フランジの露出は困難である。

病変部を見つけたらそこを切開創にもってくるが，疼痛で座り込まないように過度の牽引は避け，吻合中の汚染を避けるために切除する部分だけを露出させ，その他の部位は腹腔内へ戻しておく。重積は通常硬く拡張した腸管のコイ

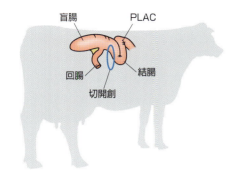

図24 右膁部切開時の切開部位と盲腸の位置関係

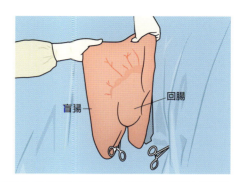

図25 腹腔外に露出した盲腸と回腸(右側観)

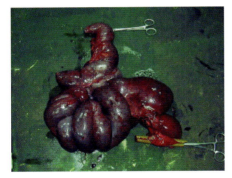

図26 コイル状の重積部位
写真提供：田幡欣也獣医師（北海道農業共済組合）のご厚意による

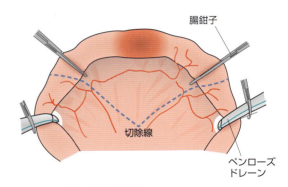

図27 腸管の切除部位
文献31の馬のイラストをもとに作成・一部改変

ル状のループ（図26）として存在し，閉塞部の近位は拡張し遠位は空虚である[1]。切除時の汚染を防ぐため，さらにもう1枚のドレープを切除部位の下に敷き，切除しない腸管部分は乾燥を防止するために湿ったタオルで覆っておく．

2 切除部位の決定

切除する部位は，病変部ではなく健常部位を選ぶ．一般的には，遠位は病変から尾側に10 cm，近位は頭側に最低30 cmとる．切除部位の腸間膜に2％リドカインを浸潤させ，牽引の際に生じる疼痛を減少させる[27]．

3 腸間膜内血管の結紮

残存させる腸管への血液供給の障害を避けるために，血管は罹患腸管の近くで結紮する[1]．牛の腸間膜は脂肪が多く血管を確認しづらいので，吸収性縫合糸で盲目的に集合結紮していく．この方法は迅速に行えるが，すべての血管を結紮できるわけではないので，腸間膜を切除しながら血管を結紮していく[29]．

4 腸管と腸間膜の切除

腸間膜内血管の結紮が終了したら，ドワイヤン腸鉗子を切除部位の近位と遠位の正常側と病変側の腸管にそれぞれ装着する．このとき，正常側の腸鉗子の代わりにペンローズドレーンを

装着する方法もある[1, 30, 31]（図27）．それから腸重積部と腸間膜を切除する．このとき，腸管への血液供給が妨げられないように腸管をやや斜めに切断し，腸間膜側を多く残すようにする（図27）．次に腸管の近位部をできるだけ長く引き出し，腸鉗子を外し，切開創から頭側の腸管内容を排出させて除圧する．この処置が術後のイレウス発生を減らし，回復を早める[29, 30]．

5 腸管吻合

腸の断端は，成牛は2-0，子牛は3-0か4-0の吸収性縫合糸で，通常単層または二層の，連続または断続の端々吻合を行う．手術時間を短縮でき，縫合材料量が少なく，内腔直径が大きく，強くて漏れないことから，馬ではレンベルト縫合など，内翻縫合パターンの単層縫合が好まれる[1]．筆者は後壁をアルベルト縫合（全層縫合），前壁をレンベルト縫合（漿膜筋層縫合）の連続縫合を行っている（図28）．連続縫合のみの場合は，巾着縫合になり腸管が狭窄するのを防ぐため，腸間膜側と腸間膜の反対側で中断（腸管の半周のみを連続縫合）する．吻合部の直径がかなり違うときは，断続縫合が好まれる[29]（図29）．

牛の小腸には腸管膜付着部に大きな漿膜のない領域があり[1]，腸間膜付着部が最も漏出が起こりやすい部位なので，最初の縫合は腸間膜付

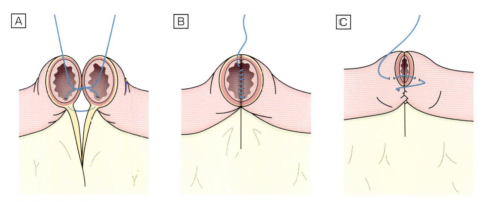

図28 小腸の端々吻合
A：後壁のアルベルト縫合，腸間膜側より開始。B：アルベルト縫合完了。C：前壁の連続レンベルト縫合，腸間膜側より開始。

原図：田山穣獣医師（千葉県農業共済組合）

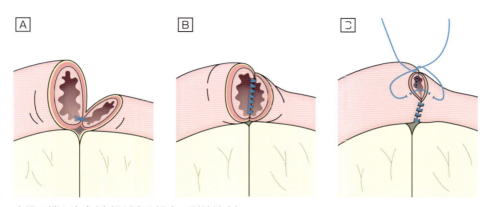

図29 小腸の端々吻合（直径が違う場合の断続縫合）
A：後壁のアルベルト縫合開始。B：アルベルト縫合終了。C：前壁の結節レンベルト縫合。

原図：田山穣獣医師（千葉県農業共済組合）

着部からはじめ，反腸間膜側に向かうようにする[1, 27, 29]。腸管を滅菌生理食塩液でよく洗浄して内容の漏出がないかをチェックし（リークテスト），漏出がある場合には1針か2針の結節縫合でそれを防ぐ。腸管吻合の後は腸間膜の欠損部を吸収性縫合糸で連続縫合する。

⑥ 腸管の還納

縫合後は大量の滅菌生理食塩液で洗浄し，腸管を腹腔内に戻す。特に横臥位の牛では拡張した腸管を腹腔内に戻すのは難しいので，第一胃の除圧や切開創の延長が必要となるかもしれない。腸管は近位から遠位へと一握りずつ優しく戻していく[1]。感染を防止するため，腹腔を閉じる前に抗菌薬を入れた滅菌生理食塩液を腹腔に入れ[29]，手袋，ガウン，器具を交換し，常法にて閉腹する。

腸捻転の手術

腸捻転は腸間膜付着部での腸の回転で，小腸の捻転は様々な様式で起こる。腸間膜根捻転，遠位フランジ捻転，十二指腸S状ワナの捻転などがある。

3 腸管手術

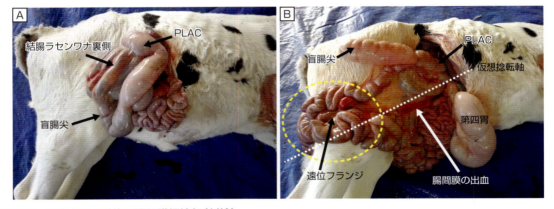

図30　子牛（38日齢）の腸間膜根捻転（剖検）
腸間膜根捻転（A）：背側から見て反時計回りの捻転。頭腹側にあった盲腸を引き出したところ，盲腸の奥に隠れていた空腸が露出した。腸管を正常位置に復元したところ（B）：仮想捻転軸に沿って腸間膜の出血が見られる。第四胃内のガスは抜去した。

1 腸間膜根捻転の手術

迅速な手術が必要である。右脇部を十分な長さで縦切開する。捻転の存在と回転の方向は腸間膜を触診して判断する。腸間膜の仮想軸は付着部である頭背側から尾腹側に向いていて，その軸に沿って腸管全体が捻転する。正常な位置では結腸ラセンワナは腸間膜に埋もれていて明瞭には見えないが，180度の腸間膜根捻転では腹腔切開創から結腸ラセンワナの裏側がはっきりと見える。また，本来切開創の背尾側にある盲腸が切開創の頭腹側から出てくることから，腸間膜根捻転が診断できる（図30）。

第一胃ガスを排気し，腹腔にスペースをつくってから捻れの反対方向に用手で整復する。子牛は横臥位で整復するが，成牛は横臥位では重量を増した腸が創口の反対側に落ち込んでしまい，腸を持ち上げて回転させるのが困難なため，起立位を選択する術者もいる。

2 遠位フランジ捻転，十二指腸S状ワナ捻転の手術

腸管を正常な解剖学的位置に戻すのは起立位の方がより簡単である。遠位フランジの捻転部位は切開創の尾腹側にある。腸管の塊は破裂させないように注意して，優しく逆回転させる。このためには腸管の様々な部位を露出する必要がある。捻転を整復した後は，腸管に機能不全になっている部位がないかをよく確認する。通常は腸の色と収縮性は捻転整復後5分以内に改善する[1]。もし腸管に傷害（動脈の血栓，漿膜の黒色化，脆弱な罹患腸管壁，腸管壁の水腫）が認められれば，腸管の切除と吻合が適応となる[29]。横臥位では小腸の大部分を露出し，変位を整復し，その方向をチェックする。

十二指腸S状ワナの捻転整復は，起立位右脇部切開で行う。手術所見は第四胃と十二指腸頭側部の拡張である。S状ワナはガスで重度に膨満し（図31），肝臓の臓側，胆嚢頚の付近で捻転部が触知できるので，捻転を用手にて整復する[10, 29]。

HBSの手術

HBSが疑われ，かつ排便が停止するか直腸検査や超音波検査で閉塞が疑われた場合，外科手術を選択する。右脇部中央を垂直に約25cm切開する。腸重積の場合と同様に病変部を探す。病変部はスポンジ状で平滑であるが，圧迫する

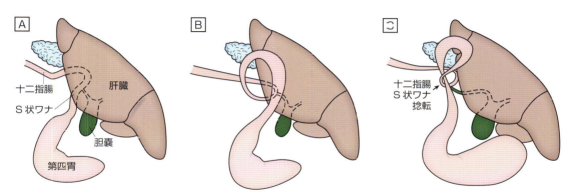

図31　十二指腸S状ワナの捻転
A：正常な十二指腸S状ワナの解剖学的位置。B：最初に，十二指腸S状ワナの腹側部が背側に変位する。C：次に，十二指腸S状ワナが反時計回りに捻転し，胆管が閉塞して胆嚢が拡張する。

文献10をもとに作成・一部改変

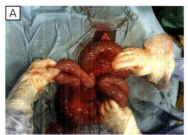 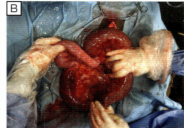 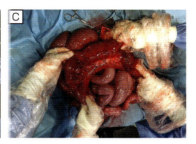

図32　HBSに対する血餅揉み解し法
A：揉み解し前のピンク色の遠位部と暗赤色の病変。B：揉み解し最中。C：揉み解し後の病変部。腸管は反転させている。

と脆く破裂するため慎重に触診する[29]。

　術式には，①血餅揉み解し法，②腸管縦切開法，③腸管切除と端々吻合法の3通りある。どれを選択するかは血餅の長さと空腸壁の統合性から決定するが，野外では迅速な手術となる血餅揉み解し法が望ましい。

1 血餅揉み解し法

　罹患部位を創外に出し，血餅を指で優しく押しつぶし，血餅を遠位方向に送り出す(図32)。血餅を送り出せば，近位側に貯留していた液状腸管内容が遠位側に流れていくのが分かる。

2 腸管縦切開法

　血餅による病変部が長く，揉み解しだけでは血餅が遠位側に十分流れていかないときに，腸管縦切開法が選択される場合がある。閉塞部位から遠位側に5～10 cmほど離れた健常な腸壁を約3～4 cm縦切開する。血餅揉み解し法と同様に血餅を扇し，切開部位から排出する(図33)。近位側に貯留した血様内容物をすべて排出し，正常内容物が出るまで行う。内容を排出し終えたら，2-0の針付吸収性縫合糸で切開創を，腸管の狭窄を防ぐため横方向に連続レンベルト二層縫合にて閉創する(図34)。縫合終了後，腸管と腸間膜を滅菌生理食塩液で十分に洗い，腹腔に戻す。

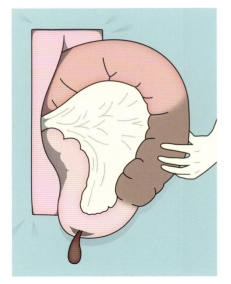

図33 HBSに対する腸管縦切開法
　　　　　原図：田山穣獣医師（千葉県農業共済組合）

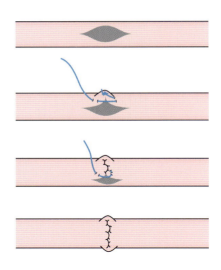

図34 腸管縦切開法における横方向の連続レンベルト二層縫合
　　　　　原図：田山穣獣医師（千葉県農業共済組合）

③ 腸管切除，端々吻合法

揉み解しで腸管が破裂した場合は，病変部を切除する。HBSでは両側の腸管の直径が違うことが多いので，遠位側をやや斜めに切断して直径を合わせる（図29）。重積の手術と同様に端々吻合を行い，縫合の終了後は腸管と腸間膜を滅菌生理食塩液で十分に洗い，腹腔に戻す。

おわりに

牛の臨床獣医師が遭遇する手術適応の腸管疾患は，盲腸疾患，なかでも盲腸後屈が最も多いのではないかと思われる。盲腸後屈の手術は第四胃変位のように臓器の固定をすることができないため，常に再発のリスクを伴う。再発防止のためには術後の飼養管理，特に易発酵性飼料の制限と段階的な増給が重要である。

牛の腸管手術は，盲腸の手術を除きそれほど多く遭遇するものではないかもしれない。であればなおさら解剖図を頭に入れ，普段から腸管手術のシミュレーションをして，いざというときに備えてほしい。

手術のポイント

盲腸拡張と転位の手術
- 盲腸切開術では病変露出の際，膨満した盲腸の破裂や穿孔のリスクを減らすために，手掌で優しく内側から腹腔外に押し出すと良い。盲腸の縫合後，盲腸を生理的位置に戻した後に小腸遠位や結腸から盲腸に腸内容が流れてくることがあるので，数分後に盲腸を再度持ち上げ，もし再度充満していたら2回目の盲腸切開を実施する。

盲腸切除術
- 盲腸操作時の疼痛で牛が座り込むリスクを最小にするために，盲腸神経をブロックする。回盲腸ヒダを遠位（盲腸尖側）から近位に向かって切断し，次に2本の腸鉗子を腸間膜側と腸間膜の反対側から，切断部位より数cm近位で盲腸体全幅に装着する。

腸重積の手術（腸管切除と吻合術）
- 重積部の把握と不可逆的変性の有無を確認する。不可逆的変性がない場合は整復のみを行い，不可逆的変性がある場合は腸管切除術を行う。
- 切除する部位は病変部ではなく健常部位を選び，一般的には，遠位は病変から尾側に

10 cm，近位は頭側に最低 30 cm とる。

- 腸重積部と腸間膜の切除時，腸管への血液供給が妨げられないように腸管をやや斜めに切断し，腸間膜側を多く残すようにする。
- 小腸には腸管膜付着部に大きな漿膜のない領域があり，最も漏出が起こりやすい部位なので，最初の縫合は腸間膜付着部からはじめ，反腸間膜側に向かうようにする。

腸捻転の手術

- 腸間膜根捻転は第一胃内ガスを除圧し，腹腔にスペースをつくってから捻れの反対方向に用手で整復する。
- 遠位フランジ捻転，十二指腸 S 状ワナ捻転の手術では，腸管を正常な解剖学的位置に戻すのは起立位の方がより簡単である。遠位フランジ捻転では，腸管の塊は破裂させないように優しく逆回転させる必要があるため，腸管の様々な部位を露出させるようにする。十二指腸 S 状ワナはガスで重度に膨満し，肝臓の臓側，胆嚢頚の付近で捻転部が触知でき，用手にて整復する。

HBS の手術

- 血餅揉み解し法，腸管縦切開法，腸管切除と端々吻合法がある。
- 血餅揉み解し法では，罹患部位を創外に出し，血餅を指で優しく押しつぶし，血餅を遠位方向に送り出す。
- 腸管縦切開法では閉塞部位の遠位から5〜10 cm ほど離れた健常な腸壁を約3〜4 cm 縦切開する。
- 腸管切除と端々吻合法では，遠位側をやや斜めに切断して直径を合わせ，重積の手術と同様に端々吻合を行う。

■ 文献 ■

1）Fubini SL, Ducharme NG：*Farm Animal Surgery 2nd ed*, Elsevier, Amsterdam（2016）
2）Smith DF：*Mod Vet Pract*, 65（9），705-710（1984）
3）恩田 賢，武藤 眞：家畜診療，57（2），85-87（2010）
4）Rosenberger G, Dirksen G, Grunder HD, et al.：ローゼンベルガー牛疾病学：消化器病・代謝病編（木全春夫，播谷正明，野口一郎ら 訳），152-171，日本獣医師会，東京（1985）
5）Constable PD, St Jean G, Hull BL, et al.：*J Am Vet Med Assoc*, 210（4），531-536（1997）
6）Dennison AC, VanMetre DC, Callan RJ, et al.：*J Am Vet Med Assoc*, 221（5），686-689（2002）
7）Abutarbush EM, Radostits OM：*Can Vet J*, 46（8），711-715（2005）
8）Peek SF, Santschi EM, Livesey MA, et al.：*J Am Vet Med Assoc*, 234（10），1308-1312（2009）
9）Elhanafy MM, French DD, Braun U：*J Am Vet Med Assoc*, 243（3），352-358（2013）
10）Vogel SR, Nichols S, Buczinski S, et al.：*J Am Vet Med Assoc*, 241（5），621-625（2012）
11）Anderson DE, Constable PD, St Jean G, et al.：*J Am Vet Med Assoc*, 203（8），1178-1183（1993）
12）Braun U, Eicher R, Hausammann K：*Vet Rec*, 125（10），265-267（1989）
13）Braun U, Beckmann C, Gerspach C, et al.：*BMC Vet Res*, 8, 75（2012）
14）羽上田陽子，志賀深幸，工藤政晴ら：家畜診療，55（11），685-689（2008）
15）清水大樹，田幡欣也，松田 剛ら：家畜診療，56（11），663-670（2009）
16）大脇茂雄，内山愛子，小林弘典ら：家畜診療，67（8），465-470（2020）
17）van der Velden MA：*Vet Rec*, 112（19），452-453（1983）
18）田口 清：臨床獣医，31（7），44-48（2013）
19）Braun U：*Vet Clin North Am Food Anim Pract*, 21（1），33-53（2005）
20）Braun U, Forster E, Steininger K, et al.：*Vet Rec*, 166（3），79-81（2010）
21）Abutarbush SM, Naylor JM：*J Am Vet Med Assoc*, 229（10），1627-1630（2006）
22）染谷勇介，安藤貴明，小岩政照ら：臨床獣医，26（12），48-52（2008）
23）Garry F, Hull BL, Rings DM, et al.：*Vet Surg*, 17（4），226-233（1988）
24）染谷勇介，小岩政照，安藤貴明ら：臨床獣医，27（4），44-48（2009）
25）Owaki S, Kawabuchi S, Ikemitsu K, et al.：*J Vet Med Sci*, 77（7），879-881（2015）
26）Berghaus RD, McCluskey BJ, Callan RJ：*J Am Vet Med Assoc*, 226（10），1700-1706（2005）
27）Anderson DE：*Vet Clin North Am Food Anim Pract*, 24, 383-401（2008）
28）Meylan M：*Vet Clin North Am Food Anim Pract*, 24, 479-496（2008）
29）Desrochers A, Anderson DE：*Vet Clin North Am Food Anim Pract*, 32（3），645-671（2016）
30）Hendrickson DA, Baird AN：*Turner and McIlwraith's Techniques in Large Animal Surgery 4th ed*, 211-233, Wiley-Blackwell, Hoboken（2013）
31）McIlwraith CW, Robertson JT：*McIlwraith and Turner's Equine surgery 2nd ed*, 334-336, Wiley-Blackwell, Hoboken（1993）

各論：手技の実際

4 帝王切開術

理論編

　成牛の開腹手術として，乳牛では第四胃変位整復術が多く行われているが，肉牛で開腹手術の適応となる疾患はそう多くない。そのなかでも，帝王切開術（以下，帝王切開）は乳牛および肉牛の双方で共通して行われる開腹手術の代表とも言える。

　帝王切開は諸々の原因により経腟分娩が困難な場合に行われ，母子の救命のために行う手術として，臨床獣医師としては必ず修得すべき手術の1つである。

　「帝王切開」と聞けば，多くの人は「子宮を切開して胎子を取り出す手術」だと容易に想像できると思われるが，切開するのは子宮であるのに，なぜ「子宮切開」ではなく「帝王切開」と呼ばれるのであろうか。語源は諸説あり，「帝王切開」の技術は19世紀にドイツから「Kaiser-schnitt（切開切除）」の名で日本に持ち込まれたが，日本語に訳す際に「Kaiser（帝王）」と「Schnitt（切開）」と分けて訳してしまったことに由来するとの説が今のところ有力である。国内では「帝王切開」や「帝切」と呼ばれるが，海外では「Caesarean section」を略して「C-section（シーセクション）」や「C-sec（シーセック）」と呼ばれる。

子宮の解剖

　雌牛の生殖器は外陰部，腟前庭，腟，子宮頸，子宮体，子宮角で構成されている。そのうち子宮と呼ばれる部分は子宮頸，子宮体，子宮角で，それぞれの長さは約8～10 cm，2～4 cm，30～40 cmほどである（図1 A）。

　子宮への血液供給は主に子宮動脈によって行われている。子宮動脈は内腸骨動脈近くにある臍動脈の基部から起こり，子宮に到達する前に頭側と尾側に分枝して子宮壁の背側を走行する。さらに，頭側で卵巣動脈の子宮枝と，尾側では腟動脈の子宮枝と吻合して，吻合動脈弓を形成している[1,2]（図1 B）。一方，子宮静脈は内腸骨静脈から起こり，子宮動脈に伴走するが機能に乏しい血管である。子宮の主な静脈は卵巣静脈の子宮枝，腟静脈の子宮枝，副腟静脈で，このうち副腟静脈は内腸骨静脈から直接起こり動脈を伴わない[1]。

　妊娠子宮への血液供給は経過とともに増加し，特に妊娠子宮角側の子宮動脈の直径は数mmから1 cm以上にまで拡張する。妊娠子宮は経過とともに，次第に第一胃（ルーメン）を背側に持ち上げ，腸管は肝臓と横隔膜に接触するくらいまで右上方へ押し上げられる[3]（図2）。

帝王切開の目的と適応症例

　帝王切開の目的は，難産や母牛の全身状態から経腟分娩が不可能（困難）と判断した際に，直接，子宮内から胎子を摘出することで，母子の

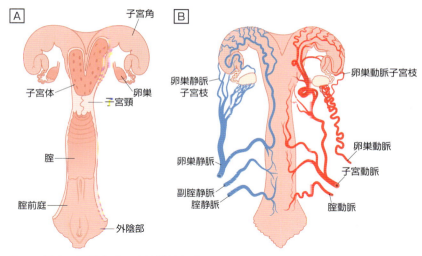

図1　子宮の形態（A）と血液供給（B）

文献3をもとに作成・一部改変

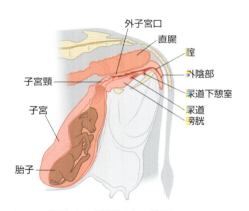

図2　腹腔内の妊娠子宮の位置

文献3をもとに作成・一部改変

母体側要因
①母子骨盤不均衡（産道狭小）
　初妊牛，骨盤骨折，腫瘍など
②子宮の異常
　陣痛微弱，子宮筋無力症
　子宮頸管拡張不全
　尿膜水腫など
③子宮捻転

子牛側要因
①母子骨盤不均衡（胎子過大）
　IVF子牛
②胎子失位
③双胎
④胎子奇形
⑤胎子死（気腫胎）
⑥羊膜水腫

人的要因
①不適切な分娩環境
　過密，滑りやすい牛床，騒音などのストレス環境
②不適切な助産
　早すぎる，遅すぎる，長すぎる，助産失宜

図3　帝王切開となる要因

救命ならびに生産性を確保することである。

1 緊急的帝王切開

　緊急的帝王切開とは，難産や子宮破裂時に行われる帝王切開のことである。なかでも難産は帝王切開の適応となる最も多い原因であり，その要因は，①母体側要因，②子牛側要因，③人的要因に分類される（図3）。
　母体側要因として，初妊牛や骨盤骨折を起こしたことのある牛，産道内の腫瘍など産道狭小による母子骨盤不均衡，陣痛微弱や子宮筋無力症，子宮頸管拡張不全などの子宮の異常，子宮捻転などがある。一方，子牛側要因としては，体外授精（IVF）子牛など絶対的胎子過大，胎子失位，双胎，反転性裂体のような胎子奇形，気腫胎などがある[2,4,5]。牛以外の要因（人的要因）としては，過密や滑りやすい牛床，騒音などのストレス環境，農家もしくは獣医師による早すぎる，遅すぎる，長すぎる分娩介助（助産）も子宮筋無力症や陣痛微弱を惹起し難産の原因と

なる。

② 計画的帝王切開

計画的帝王切開は，分娩は未だはじまっていないが，産前から経腟分娩が困難であることが予測される場合に，リスク軽減措置として行われる。骨盤骨折歴や腫瘍，何らかの原因により産道狭小が明らかな場合，運動器疾患や代謝性疾患などで起立不能や全身状態の悪化が認められる場合，IVF 子牛や長期在胎により絶対的な胎子過大が認められる場合に行われる。

帝王切開の予後に関わる要因

帝王切開の予後は，母子の生存，術後の泌乳や繁殖などの生産性，腹膜炎や子宮癒着など合併症の有無で決まる。それら予後に関わる要因として，①適応症例と手術適期の見極め，②手術体位と切開部位，③縫合法，④子宮弛緩薬，⑤縫合糸の選択がある。

① 適応症例，手術適期

長時間の難産介助でかなり疲労していたり，運動器疾患に罹患しているような母牛では，術中に死亡したり，座り込んでしまう可能性がある。そのため，全身状態が悪くなる前に手術適応と判断するか，最初から横臥位や仰臥位での手術を選択する必要がある。

また，気腫胎で多く見られるような乳生産に伴う乳房の腫大が確認できないケースや，経過が長い子宮捻転で子宮の状態が非常に悪いケースなど，術後に泌乳や繁殖などの生産性が期待できないような場合は手術不適である。

② 手術体位，切開部位

すべての状況における帝王切開に最適な体位や切開部位はなく，難産の種類や経過時間，母牛の品種，年齢，母牛および子牛の状態，手術環境，保定補助器具の有無に基づいて決定す

る[4~7]。

手術体位は，保定体位により起立位，横臥位，仰臥位・半仰臥位，半横臥位に分類され，さらに切開部位により，臁部切開（左・右，図4，5），腹部正中切開（図6A），腹部傍正中切開（図6B），側腹部切開（図7），左腹部斜切開（図8）があり，それぞれにメリットとデメリットがある[2, 4, 5, 7]（表1）。

臨床現場で一般的に実施される方法は，主に起立位臁部切開，横臥位臁部切開で，仰臥位（半仰臥位）正中/傍正中切開が行われることもある。

③ 子宮の縫合法

子宮は基本的に内反縫合であれば，どの縫合法で閉鎖しても構わないが，一般的には連続カッシング縫合，連続レンベルト縫合またはユトレヒト縫合のいずれかで行われることが多い[2, 4]。カッシング縫合とレンベルト縫合は2層で縫合するが，ユトレヒト縫合は1層での縫合法である。

主な合併症である子宮と周囲臓器との癒着は，縫合時に漿膜面上に露出した縫合糸沿いに生じる。また，子宮漿膜面の修復は創縁沿いに生じ，かつ強固であるので，それを利用して，開発されたのがユトレヒト縫合である[2]。ユトレヒト縫合は，カッシング縫合を切開線に対し斜めに運針する[4]ため，創縁の接着面が広くとれることからより強固な癒合が期待できる。さらに，縫合糸が漿膜面上に露出しないため，術後合併症（癒着）を生じにくいというメリットもある。また，ユトレヒト縫合は1層縫合のため，切開線が長い牛の子宮を短時間で閉鎖できることからも，帝王切開に適した縫合法と言える[8]。

子宮を縫合する際に注意する点は，子宮が収縮しても確実な子宮の閉鎖が保たれるよう一針ごとに十分に緊張をかけて行うことである[5]。また，どの縫合法においても，縫合糸が子宮内腔を貫通しないこと，創縁には決して胎盤を巻き込まないことに注意が必要である[4]。

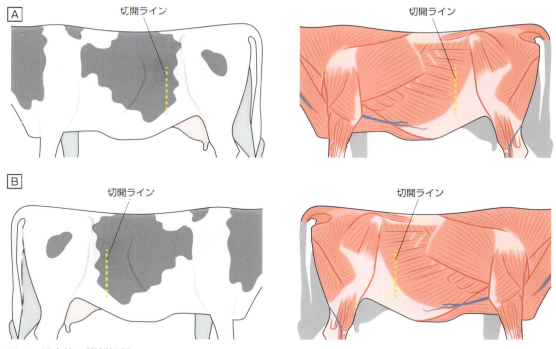

図4 起立位の䏶部切開
A：起立位左䏶部切開（Standing left paralumbar celiotomy）
B：起立位右䏶部切開（Standing right paralumbar celiotomy）

文献7をもとに作成・一部改変

4 子宮弛緩薬

牛の帝王切開で使用可能な子宮弛緩薬として，①塩酸イソクスプリン，②塩酸リトドリン，③塩酸クレンブテロールがある。適切な薬物使用という面では，動物用医薬品として認可されている塩酸クレンブテロールを使用するのが好ましいが，手術における使いやすさの面では，塩酸リトドリンは良好な弛緩作用，作用持続時間，その他の平滑筋への影響の点で優れている。

5 縫合糸

子宮への影響を考慮すると，縫合糸は非吸収性縫合糸よりも吸収性縫合糸を使用するのが好ましい。また，ブレイド縫合糸は子宮縫合時に緊張をかけると子宮が裂けやすい[5]ため，縫合糸に巻き癖があり操作性にやや欠けるが，モノフィラメント縫合糸を使用する方が子宮へのダメージが少ない[7]。

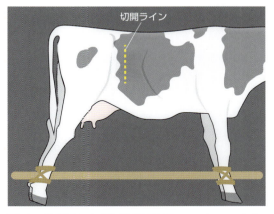

図5 横臥位右䏶部切開（Recumbent right paralumbar celiotomy）

子宮収縮期は子宮への血液供給が豊富で吸収性縫合糸の吸収性は良いが[2]，合成吸収性縫合糸は子宮への残留時間が長くなるほど瘢痕化が顕著になるため[9〜12]，吸収性縫合糸のなかでもポリグリカプロン25のような吸収日数が短い

4 帝王切開術

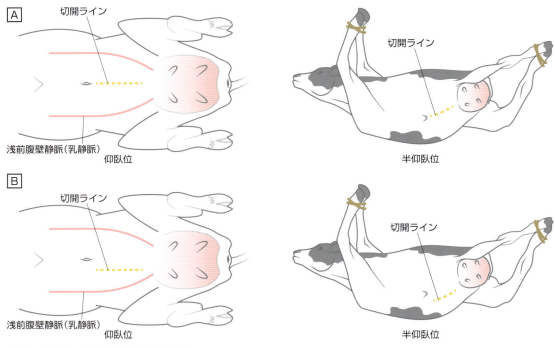

図6 仰臥位・半仰臥位の腹部切開
A：仰臥位・半仰臥位腹部正中切開（Ventral midline celiotomy）
B：仰臥位・半仰臥位腹部傍正中切開（Ventral paramedian celiotomy）

文献7をもとに作成・一部改変

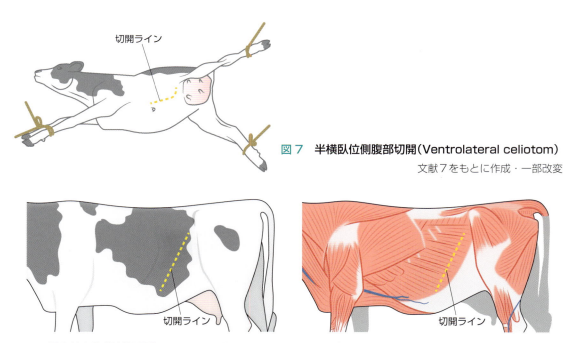

図7 半横臥位側腹部切開（Ventrolateral celiotom）

文献7をもとに作成・一部改変

図8 起立位左腹部斜切開（Standing left oblique celiotomy）

文献7をもとに作成・一部改変

表1 各術式のメリットとデメリット

		メリット	デメリット
手術体位	起立位	過大子でも比較的娩出操作をしやすい 子宮を創外へ牽引することで腹腔内汚染のリスクが少なくなる	疲労や疼痛により術中に坐臥することがある
	横臥位	術中に坐臥することがない	重力で子宮が落ち込むため,子宮を創外へ牽引する際の肉体的負担が大きい
	仰臥位・半仰臥位	子宮を創外へ牽引することで腹腔内汚染のリスクが少なくなる (気腫胎や胎膜水腫,経腟からの介助によりすでに汚染されている胎子などに用いる)	気腫胎や胎膜水腫では胸腔を圧迫し,循環・呼吸器障害を生じることがある
	半横臥位		
切開部位	右膁部切開	過大子が右子宮角の場合に娩出操作をしやすい 同時に第四胃を腹壁固定することが可能	起立位の場合,腸管が創外へ脱出するリスクがある
	左膁部切開	腸管の創外への脱出を気にしなくて良い	第一胃の大きさによっては子宮操作の邪魔になることがある
	腹部正中切開	子宮に到達しやすい 半仰臥位の場合,子宮を創外へ牽引するのが容易 気腫胎,胎膜水腫,すでに汚染されている胎子でも腹腔内の汚染リスクが少ない	尾位や子宮捻転では子宮の操作や把持が困難 術後ヘルニアのリスクがある
	腹部傍正中切開	同時に第四胃を固定することが可能 術者の身長に関係なく子牛の娩出操作が容易 手術時間の短縮	尾位や子宮捻転では子宮の操作や把持が困難 重度の腹底部浮腫や乳器の大きな個体,乳静脈が発達している牛では不適
	側腹部切開	子宮を創外へ牽引するのが容易 気腫胎,胎膜水腫,すでに汚染している胎子でも腹腔内の汚染リスクが少ない 正中切開や傍正中切開に比べ,切開線を長くとれる	尾位や子宮捻転では子宮の操作や把持が困難 腹底部浮腫が重度の牛では不適 術後ヘルニアのリスクが腹部正中切開や傍正中切開より高い
	左腹部斜切開	起立位でも横臥位でも適応可能 子宮を視認しやすい	腹壁の角度が弱いため,術後ヘルニアのリスクが高い

文献2,4,5,7をもとに作成

縫合糸を使用することが望ましい。

周術期の注意点

横臥位で手術を行う場合には,厚手のマットや厚く敷いた敷料の上で横臥させ,自重で橈骨神経を傷害しないようにする。また,帝王切開の術後合併症で問題となるのは,子宮癒合不全,癒着,腹膜炎である。

術中は子宮や周囲組織に付着した血液(血餅)はできる限り洗い流し,子宮の縫合では縫合糸が漿膜面に出ないようにする。

屋外など清潔な術野を維持できない環境下では,広域スペクトルの抗菌薬を筋肉内投与では術前1時間,静脈内投与では術前15分に行う。また,術後3日間は抗菌薬を投与する。

4 帝王切開術

実践編

◆ 必要な外科器具

基本セット
- メス柄　　　　　　　　　　1
- メス刃　　　　　　　　　　1
- 鑷子(有鈎・無鈎)　　各1
- 外科剪刀　　　　　　　　1
- 持針器　　　　　　　　　1
- モスキート鉗子(直・曲)
　　　　　　　　　　　　各2
- ペアン鉗子(直・曲)　各2
- 腹膜鉗子　　　　　　　　2
- タオル鉗子　　　　　4〜6
- 縫合糸　　　　　　　　適宜
- 縫合針(角針・丸針)　適宜
- 滅菌ドレープ　　　　　適宜
- 滅菌ガーゼ　　　　　　適宜

その他
- 子宮鉗子　　　　　　　　2

本項では、左膁部切開と右膁部切開の起立位保定と横臥位保定のそれぞれの場合について、さらに正中/傍正中切開による帝王切開について概説する。

保定体位

帝王切開のための保定体位は1つではなく、奇形や失位、気腫胎などの胎子の状態、母牛の状況や全身状態(術中、起立を維持できるかどうか)、施設・設備、助手や協力者の有無、術者の経験や好みによって選択される。

膁部切開法は起立位または横臥位で、正中/傍正中切開法は(半)仰臥位で行われる。

麻酔

帝王切開は局所麻酔のみで実施可能である。膁部切開法、正中/傍正中切開法ともに逆L字ブロック、ラインブロック、腰椎硬膜外麻酔が適応される。

キシラジンはecbolic作用(子宮収縮作用)を有しているため、単独もしくは麻酔薬と併用すると、子宮弛緩薬の作用が減弱し、術中の子宮操作が難しくなる可能性がある。さらに、起立位保定時では術中に座り込む危険性があるた

め、状況に応じて投与量を少なくするなどの注意が必要である。

起立位保定

起立位保定による帝王切開は、スタンチョンなどに係留したまま、もしくは枠場に保定して行われる。妊娠末期の子宮は重みで腹底方向に落ち込んでおり、胎子を娩出する際に子宮を創口付近まで持ち上げ、さらに子宮の一部を創外へ引き出すことを考慮すると、皮膚の切開ラインは膁部中央やや尾側で、膁部中央の凹部から腹底部に向かって約40 cm直切開する(図9①)。

① 左膁部切開(Standing left paralumbar celiotomy)

臨床現場で最も行われている術式である。右膁部切開に比べ腸管脱出のリスクが低い。皮膚を切開した後、外腹斜筋、内腹斜筋、腹横筋、腹横筋腱膜を皮膚ラインに沿って切開する。腹膜を鑷子でつまみ上げ、メスの尖端で小孔を開けた後、剪刀で小切開し指が入るくらいまで開創したら、腹膜を持ち上げながら30 cm程度切開する。この際、腹膜直下にある第一胃を切開しないように注意する。腹壁の切開ラインの長さは、閉腹時の操作性を考えて、皮膚が一番長く

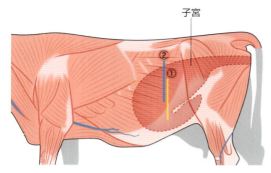

図9　左膁部切開の際の皮膚切開ライン
①起立位保定時
②横臥位保定時
右膁部の皮膚切開ラインも左膁部と同様。

腹腔に近づくにつれ短くしていく。

　開腹すると正面に第一胃を確認することができる。手を第一胃の尾側から挿入し妊娠子宮を確認し，子宮の位置，向き，漿膜面の異常や周囲との癒着の有無，子宮内の胎子の胎位を確認する。異常がなければ，子宮内の胎子を掴み創口まで牽引するが，切開線が短く子宮を創外まで引き出すことが困難な場合は切開線を腹底側へ延長する。子宮を創外へ引き出したら，頭位では飛節と球節を創部にロックし(図10)，尾位では球節を創部にロックし中手骨を保持する。この際，子宮鉗子で球節側と飛節側の子宮を把持すると子宮の腹腔内への還納を防ぐことがで

きる。子宮切開を創外で行うことで，腹腔内の汚染を最小限にして胎子を娩出することができる。

　子宮の切開，胎子の娩出，子宮の縫合については後述する。

　閉腹は吸収性縫合糸を用いて，連続縫合もしくは単結節縫合で行う。まず，腹膜と腹横筋を，次に内腹斜筋を縫合するが，下腹部に近づくにつれ外腹斜筋が筋腱膜となるため(図9)，この部分は内腹斜筋と一緒に縫合する。続いて，外腹斜筋を背側から縫合する。皮下織を縫合した後，皮膚を縫合閉鎖する。腹壁ヘルニアのリスクを避けるため，連続縫合で閉腹する際は，全層縫合は行わないようにする。

2 右膁部切開(Standing right paralumbar celiotomy)

　右膁部切開に腸管脱出のリスクがあるが，第一胃が著しく拡張している場合や胎膜水腫で子宮が著しく拡張している場合，左膁部切開による帝王切開歴があり子宮の左腹壁への癒着が想定される場合，右妊角の過大子の場合には，右膁部からのアプローチの方が有効である。

　皮膚切開から腹膜切開までの操作は，左膁部切開と同様である。開腹すると，正面に大網が確認でき，この大網を頭側へ捲ると奥に妊娠子

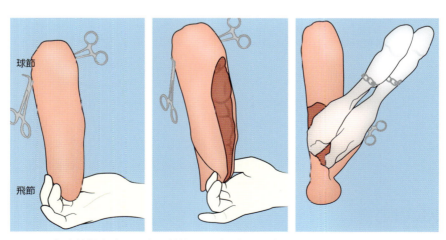

図10　起立位保定時の子宮の創外への引き出しと肢のロック

宮を触知することができる．子宮内の胎子を掴み創口まで牽引するが，創外まで引き出すことが困難な場合は，切開線を腹底側へ延長する．この際，腸管が創口から脱出することがないよう切開線を伸ばしすぎないように注意する．

子宮の創外への保定は左膁部切開の際と同様に，頭位では飛節と球節を創部にロックし，尾位では球節を創部にロックし中手骨を保持する．

右膁部切開では，帝王切開後に第四胃の腹壁固定も可能である．

閉腹は左膁部切開と同様である．

横臥位保定（図11）

母牛が術中に起立を維持することが困難なことが予測される場合や，すでに起立不能の場合には，横臥位での帝王切開を選択する．横臥位では，妊娠子宮が創口から見ると奥に落ち込んでしまうため，創外への子宮の引き出しが困難となる場合がある．

1 左膁部切開（Recumbent left paralumbar celiotomy）

皮膚切開ラインは子宮の操作性と腹壁ヘルニアのリスクを考慮し，起立位左膁部切開法の開始点より背側を始点とする（図9②）．それ以外は起立位の術式と同様である．

2 右膁部切開（Recumbent right paralumbar celiotomy）

起立位で行う場合に比べ，腸管が創外へ脱出する可能性が低い．皮膚切開ラインは左膁部切開と同様に，起立位右膁部切開法の開始点より背側を始点とする．それ以外は起立位の術式と同様である．

（半）仰臥位保定

（半）仰臥位保定は，子宮を創外へ引き出しや

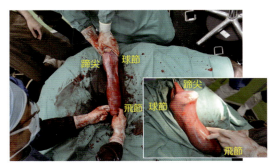

図11 横臥位保定時の子宮の創外への引き出しと肢のロック

すいので，気腫胎や経腟から難産介助を行った後など，子宮内の汚染が予想される場合に用いられる．欠点としては，術中に第一胃内にガスが貯留してくると，切開創の縫合閉鎖が困難となる場合がある．また，（半）仰臥位は横臥位に比べて胸腔を圧迫し，子宮の重さによって，より呼吸器・循環器機能への負荷が大きくなる．さらに，運動器疾患罹患牛では，倒臥や術後の起立に支障が出る可能性があること，仰臥位に保定するため人手が必要となることが挙げられる．

1 腹部正中切開（Ventral midline celiotomy）

腹底部の浮腫が著明な1～2産目の牛，尾位や子宮捻転の場合，正中切開では子宮の操作や保持が困難である．

正中線（白線部）を臍の尾側から乳房基部にかけて約30～40 cm切開する（図12 A）．正中切開では，切開される体壁層は皮膚，皮下織，白線のみである．腹膜は鑷子でつまみ上げ，メスの尖端で小孔を開けた後，剪刀で小切開し指が入るくらいまで開創したら，腹膜を持ち上げながら約30 cm切開する．胎子の大きさに応じて，剣状突起直前まで切開線を延長することができる．

開腹すると，直下に大網を確認できる．大網を頭側へ捲り，奥にある子宮の全体像をまず確認する．異常がなければ，子宮内の胎子を掴み創口まで牽引するが，創外まで引き出すことが

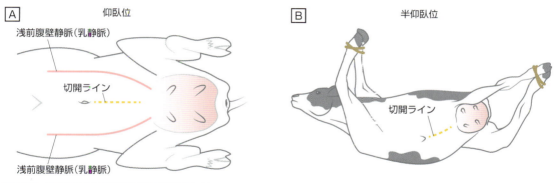

図12　腹部正中切開時の皮膚切開ライン

A：文献2をもとに作成・一部改変，B：文献7をもとに作成・一部改変

困難な場合は切開線を頭側もしくは尾側へ延長する。この際，牛を術者側に約45度程度傾けると子宮を創外へ引き出しやすくなる（図12B）。子宮を創外へ引き出したら，傍部切開の場合と同様に，頭位では飛節と球節を創部にロックし（図13A），尾位では球節を創部にロックして中手骨を保持する。子宮切開を創外で行うことで，腹腔内の汚染を最小限にして胎子を娩出する。

子宮の切開，胎子の娩出，子宮の縫合については後述する。

胎子の娩出は傍部切開と同様である。

胎子を娩出させた後，再度，仰臥位へ姿勢を戻し閉腹する。腹圧により腹壁の閉鎖が困難な場合は，後肢を軽く屈曲させると，腹部の緊張を緩和することができる。腹壁を完全に閉鎖することが重要で，不十分だと腹壁ヘルニアを生じる原因となる。

閉腹操作は，1層で縫合が終わる正中切開の際の腹壁閉鎖の方が，3層閉鎖する必要がある傍正中切開より閉腹操作が簡単かつ短時間で済む。しかし，牛は腹腔内に巨大な第一胃を有することや特有の下腹部の形状から，小動物や馬などほかの動物種に比べ腹腔内圧（腹圧）が白線部にかかりやすい。この腹圧や側腹方向への緊張などの機械的要因が白線部で腹壁癒合不全を生じやすい大きなリスク要因となることから，

正中切開を選択する際は，術前からの絶食や減張縫合を用いるなどの対策を講じる必要がある。

② 腹部傍正中切開（Ventral paramedian celiotomy）

剣状突起から約20〜22 cm尾側，正中線から10〜12 cm右側を基点として乳房基部まで約30〜40 cm皮膚切開する（図14）。続いて，外腹斜筋腱膜，内腹斜筋腱膜，腹直筋，腹横筋腱膜，腹膜を切開し閉腹する。

胎子の大きさに応じて，乳房付着部直前まで切開線を延長することができるが，浅前腹壁静脈（乳静脈）の走行により切開線の延長が制限される。また，正中切開の場合と同じく，腹底部の浮腫が著明な1〜2産目の牛，尾位や子宮捻転の場合は，子宮の操作や保持が困難となることがある。

開腹後の保定体位，胎子の娩出は正中切開と同様である。

子宮切開〜子牛娩出

子宮を創外へ引き出し・保持したら，子宮と創口との間に滅菌ドレープを挟み，子宮内容物が腹腔内に流入するのを避ける。

続いて，胎子の蹄尖部から肢の直上の子宮大弯部の漿膜面をメスで約30 cm切開する（図

4 帝王切開術

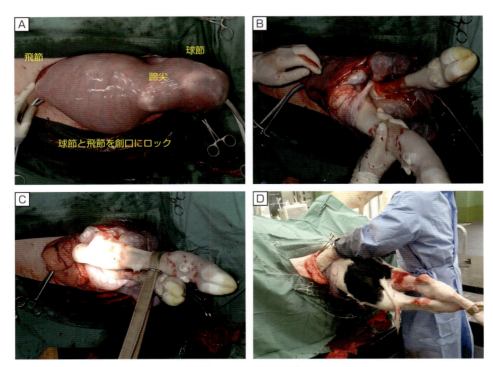

図13　腹部正中/傍正中切開時の子宮の創外への引き出しと肢のロック

子宮を創外へ引き出したら，膁部切開の場合と同様に，頭位では飛節と球節を創部にロックし（A），尾位では球節を創部にロックして中手骨を保持する。胎子の蹄尖部から肢の直上の子宮大弯部の漿膜面をメスで約30cm切開する。漿膜面を切開したら，剪刀で尿膜，羊膜を切開して胎子の肢を創外へ露出させ（B），牽引用のロープを両肢にかける（C）。助手に子宮を保持してもらい，術者は牽引者に胎子の牽引方向を指示しながら，また，胎子により子宮が裂けそうな場合には，子宮が裂ける前に最も緊張がかかっている部分や宮阜（子宮小丘）を切らないように，剪刀で少しずつ延長していく。助手は子宮内容物が腹腔内に流入しないように，子牛の牽引に合わせて子宮を徐々に創外へ引き出すようにする（D）。

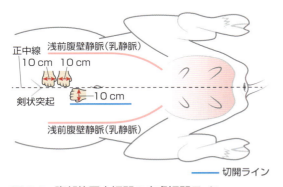

図14　腹部傍正中切開の皮膚切開ライン

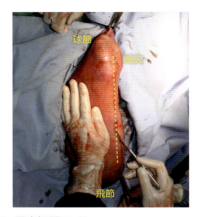

図15　子宮切開ライン

子宮を創外へ引き出して保持したら，子宮と創口との間に滅菌ドレープを挟み，子宮内容物が腹腔内に流入するのを避けた後，胎子の蹄尖部から肢の直上の子宮大弯部の漿膜面をメスで約30cm切開する。

160

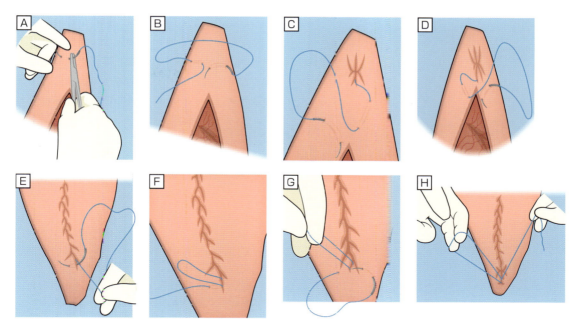

図16　ユトレヒト縫合
最初の縫合は子宮切開端から約2 cm離れた部分に斜め上方に切開線側から入針し，抜針点の切開線の対側から次は切開線に向かって斜め下方から入針する（A）。その後，子宮内腔を通さないように斜位縫合による内反連続縫合を行う（B～D）。最後の部分も縫合糸が縫合線内に入るように内反させる（E～H）。

文献2をもとに作成・一部改変

15)。漿膜面を切開したら，剪刀で尿膜，羊膜を切開して胎子の肢を創外へ露出させ（図13 B），牽引用のロープを両肢にかける（図13 C）。助手に子宮を保持してもらい，術者は牽引者に胎子の牽引方向を指示するが，胎子で子宮が裂けそうな場合には，裂ける前に最も緊張がかかっている部分や宮阜（子宮小丘）を切らないように剪刀で少しずつ切開し，切開線を延長していく。助手は子宮内容物が腹腔内に流入しないように，子牛の牽引に合わせて子宮を徐々に創外へ引き出すようにする（図13 D）。

臍帯は牽引の際に自然に切断されるのが望ましく，娩出されても切断されていない場合や，あまりにも長すぎる場合でない限りは人為的に切断しない。

胎子娩出後，子宮内にほかに子牛がいないか，子宮が裂けていないかを確認する。胎盤は軽く引っ張って剥離可能なものは除去して構わない

が，強く引っ張って剥離することは避ける。子宮内に還納できない部分は宮阜を避けて切離する。

子宮縫合

子宮は基本的に内反縫合であれば，どの縫合法で閉鎖しても構わないが，一般的には連続カッシング縫合，連続レンベルト縫合またはユトレヒト縫合（図16, 17）のいずれかで行われることが多い[1,2]。カッシング縫合とレンベルト縫合は2層による閉鎖法であるが，ユトレヒト縫合は1層で子宮を閉鎖する縫合法である[2]。

ユトレヒト縫合は，縫合糸を内反する縫合線内に埋没させるため，最初の縫合は子宮切開端から約2 cm離れた部分に斜め上方に切開線側から入針し，抜針点の切開線の対側から次は切開線に向かって斜め下方から入針する（図

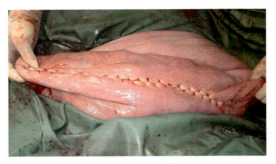

図17 ユトレヒト縫合後の子宮

16 A）．その後，子宮内腔を通さないように斜位縫合による内反連続縫合を行う（図16 B〜D）．最後の部分も縫合糸が縫合線内に入るように内反させる（図16 E〜H，17）．

　帝王切開で一番問題となるのは子宮と周囲組織の癒着であり，それを防ぐためには縫合糸の露出を最小限に抑え，創縁が確実に密着するように1糸ずつしっかりと締めることが重要である．子宮の縫合が終わったら，癒着防止のために漿膜面に付着している血餅を生理食塩液で洗い流す．1％カルボキシメチルセルロースナトリウム溶解水で子宮漿膜を洗浄することも癒着防止に効果がある．

術後管理

　子宮縫合後にオキシトシン10〜20 IUを投与することで，子宮収縮後の縫合の緩みや子宮内液の漏出（リーク）を確認することができる[2,5]．また，術後の合併症予防として，術後3〜5日間程度は抗菌薬の全身投与を行うとともに，直腸検査で子宮を把持し上下左右に優しく動かすことも，子宮と周囲組織との癒着を防ぐために有効である．

おわりに

　帝王切開は胎子の生死に直結するため，緊急性が求められる手術である．周産期の日々変化する母牛の病態によっては，胎子が完全に成熟していない状況で娩出させなければならない状況もある．母子の救命には，帝王切開の術式だけでなく，娩出させた子牛のケア，さらには分娩前後の母牛のケアも含め，周術期獣医療をスムーズかつ完全に行うことが求められる．

手術のポイント

子宮切開〜子牛娩出
- 子宮を創外へ引き出して保持したら，子宮と創口との間に滅菌ドレープを挟み，子宮内容物が腹腔内に流入するのを避ける．
- 続いて，胎子の蹄尖部から肢の直上の子宮大弯部の漿膜面をメスで約30 cm切開する．漿膜面を切開したら，剪刀で尿膜，羊膜を切開し胎子の肢を創外へ露出させ，牽引用のロープを両肢にかける．助手に子宮を保持してもらい，術者は牽引者に胎子の牽引方向を指示するが，胎子で子宮が裂けそうな場合には，裂ける前に最も緊張がかかっている部分や宮阜（子宮小丘）を切らないように剪刀で少しずつ切開し，切開線を延長していく．助手は子宮内容物が腹腔内に流入しないように，子牛の牽引に合わせて子宮を徐々に創外へ引き出すようにする．
- 臍帯は牽引の際に自然に切断されるのが望ましく，娩出されても切断されていない場合や，あまりにも長すぎる場合でない限りは人為的に切断しない．
- 胎子娩出後，子宮内にほかに子牛がいないか，子宮が裂けていないかを確認する．胎盤は軽く引っ張って剥離可能なものは除去して構わないが，強く引っ張って剥離することは避ける．子宮内に還納できない部分は宮阜を避けて切離する．

子宮縫合
- 子宮は基本的に内反縫合であれば，どの縫合法で閉鎖しても構わないが，一般的には連続カッシング縫合，連続レンベルト縫合またはユトレヒト縫合のいずれかで行われることが多い．カッシング縫合とレンベルト縫合は2層による閉鎖法であるが，ユトレヒト縫合は1層で子宮を閉鎖する縫合法である．

- ユトレヒト縫合は，縫合糸を内反する縫合線内に埋没させるため，最初の縫合は子宮切開端から約2cm離れた部分に斜め上方に切開線側から入針し，抜針点の切開線の対側から次は切開線に向かって斜め下方から入針する。その後，子宮内腔を通さないように斜位縫合による内反連続縫合を行う。最後の部分も縫合糸が縫合線内に入るように内反させる。

- 帝王切開で一番問題となるのは子宮と周囲組織の癒着であり，それを防ぐためには縫合糸の露出を最小限に抑え，創縁が確実に密着するように1糸ずつしっかりと締めることが重要である。

- 子宮の縫合が終わったら，癒着防止のために漿膜面に付着している血餅を生理食塩液で洗い流す。1%カルボキシメチルセルロースナトリウム溶解水で子宮漿膜を洗浄することも癒着防止に効果がある。

文献

1）Budras KD, Habel RE, Wunshe A, et al.：*Bovine Anatomy: An Illustrated Text*, Schlütersche, Hannover（2003）

2）Hendrickson DA, Baird AN：*Turner and McIlwraith's Techniques in Large Animal Surgery 4th ed.*, Wiley Blackwell, Hoboken（2013）

3）Dyce KM, Sack WO, Wensing CJG：*Textbook of Veterinary Anatomy, 4th ed*, Saunders, Philadelphia（2009）

4）Wenzel GWJ, Baird AN, Wolfe DF, et al.：*Large Animal Urogenital Surgery 2nd ed.*（Wolfe DF, Moll HD, eds.）, Williams & Wilkins, Baltimore（1998）

5）Fubini SL, Ducharme NG：*Farm Animal Surgery 2nd ed.*, Elsevier, St. Louis（2016）

6）Noorsdy JL：*Vet Med Small Anim Clin*, 74（4）, 530-537（1979）

7）Schultz LG, Tyler JW, Moll HD, et al.：*Can Vet J*, 49（6）, 565-568（2008）

8）Campbell ME, Fubini SL：*Compend Contin Educ Pract Vet*, 12（2）, 285-292（1990）

9）Driscoll GL, Baird PJ, Merkelbach PJ, et al.：*Clin Reprod Fertil*, 1（2）, 151-156（1982）

10）Holtz G：*Int J Fertil*, 27（3）, 134-135（1982）

11）Quesada G, Lago V, Redondo L, et al.：*J Reprod Med*, 40（8）, 579-584（1995）

12）Newman KD, Anderson DE：*Vet Clin North Am Food Anim Pract* 21（1）, 73-100（2005）

各論：手技の実際

5 腟脱整復術

◆ 必要な外科器具

基本セット
- メス柄　　　　　　　　　1
- メス刃　　　　　　　　　1
- 鑷子（有鈎・無鈎）　各1
- 外科剪刀　　　　　　　　1
- 持針器　　　　　　　　　1
- モスキート鉗子（直・曲）
　　　　　　　　　　　　各2

- ペアン鉗子（直・曲）　各2
- 腹膜鉗子　　　　　　　　2
- タオル鉗子　　　　　4〜6
- 縫合糸　　　　　　　　適宜
- 縫合針（角針・丸針）　適宜
- 滅菌ドレープ　　　　　適宜
- 滅菌ガーゼ　　　　　　適宜

その他
- Buhner 針　　　　　　　1
- 滅菌ナイロンテープ
　（腟周囲縫合用テープあるいは臍帯テープ）　　適宜
- ポリ塩化ビニルパイプや木材　　　　　　　　　適宜

　牛の起立に伴い自然に還納する程度の腟脱であれば問題とならないことが多い。しかし，脱出を繰り返すうちに，腟は乾燥し，糞尿や牛床で汚れ，さらに尾で擦れる結果，浮腫と線維化で著しく腫脹し見るに耐えない状況となってしまう。やがて起立しても還納せず脱出したままとなり，何度押し戻しても脱出を繰り返すようになる。赤く腫脹した腟は痛々しいだけでなく，妊娠牛では流産してしまうリスクもある。腟脱整復術は，整復した腟が再脱出しないよう骨盤腔内に留めておくための手術であるが，腟脱の程度が重度であるほど努責も強くなるため，完全な整復が困難となる。

　本項では，臨床現場における治療法として代表的な Buhner 法を中心にこれまで報告されている整復法について説明する。

腟脱の概要

　腟脱は，腟壁が陰門より脱出する疾患のこと

で，腟の上壁が脱出下垂する部分的脱出と全腟壁が脱出する完全脱出がある。乳牛では，主に妊娠後期の過肥牛に発症する（図1）。過去の分娩で骨盤や会陰に損傷を負った牛，あるいは骨盤腔内の神経を損傷した牛で発症することもある。腟周囲の結合組織への過度の脂肪蓄積，ホルモン作用による仙結節靭帯の弛緩，妊娠末期の腹部容積増大による腹腔内圧の増加などが誘因として考えられている。また，同一農場内で妊娠後期以外の複数の牛で発症が見られる場合には，高エストロジェン飼料の給与による生体内のエストロジェン濃度の上昇や，ゼアラレノンなどのマイコトキシンが関与が疑われる[1,2]。

　通常，腟の脱出は，腹側の腟壁からはじまり，重症になるにつれて腟壁側面や子宮頸管が陰門外へ脱出するようになる。牛では，持続性と重症度から第1度〜第4度までの4段階に分類される。第1度は牛が腹臥したときにだけ腟底が脱出する状態で，多くの場合，第2度へ進行する。第2度は起立時も持続的に腟底が脱出して

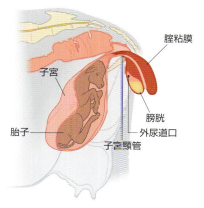

図1 腟脱(イメージ)

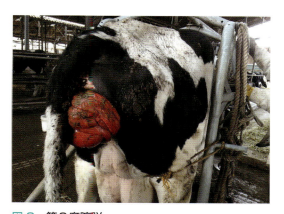

図2 第2度腟脱
起立しても整復されない。

おり，脱出組織の中に膀胱が含まれる場合には排尿障害を伴うことがある(図2)。第3度は子宮頸管まで脱出する状態で，その状態が持続すると，胎盤や胎子へ感染を引き起こし流産する可能性がある。第4度は腟脱が長期間持続した結果，腟粘膜が線維化や壊死を生じている状態と分類されている[3]。

妊娠後期に発生した慢性例では次の妊娠の際に再発することが多く，加えて，腟脱発症には遺伝的素因があることから，発症牛は繁殖対象牛から除外することも検討されるべきである(胚回収のために過剰排卵を繰り返された結果，腟脱を発症した牛は除く)[1,2]。

外科手術が必要な状況

妊娠末期の第1度程度の腟脱であれば，無処置で清潔な分娩房などに牛を移動することで経過観察するが，分娩予定日の数週～数カ月前で，腟の炎症や損傷，努責が強い場合，すなわち第2度以上の場合には処置が必要である[1]。

治療の目的は，脱出した組織を骨盤腔内に留めておくことで妊娠を維持し，無事に分娩を迎えることである。

整復は尾椎硬膜外麻酔下で行う。脱出した組織を洗浄し，整復する。脱出部のなかに膀胱が含まれている場合には，脱出組織を肛門付近の高さまで持ち上げて維持することで排尿を促すと脱出部の容積を小さくすることができる。脱出組織を整復した後，再脱出を防止するための縫合が必要で，縫合には一時的縫合法と永久的縫合法がある。一時的縫合法では外陰部，永久的縫合法では腟壁や子宮頸管を縫合する。

代表的な一時的縫合法として，Buhner法，Caslick法，Halstead(水平マットレス)法およびBootlace法がある。

Buhner法

Buhner法は，陰門周囲に縫合糸を埋没させて巾着縫合を行うもので，すべてのグレードの腟脱に適応可能である。手技も簡便であることから，臨床現場において非常に有効な方法である(図3)。

肛門周囲と脱出した腟を洗浄し，脱出した組織を正しい位置に還納するように整復する。Buhner針を腹側陰門交連より刺入し，外陰部と平行に，できるだけ深部の結合織を貫通して腟周囲を背方へ向けて刺し込む。このとき，腟の損傷を防ぐために，もう一方の手を腟内に入れてBuhner針を誘導する。Buhner針はできるだけ深く刺入し，背側交連と肛門の中央に突き出す。Buhner針の針穴に滅菌ナイロンテープ

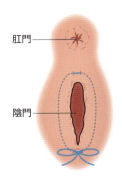
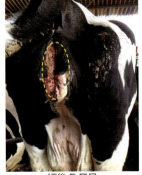

図3　Buhner法
右の図は術後5日目で，縫合した箇所を点線で示す。
術後5日目
文献2をもとに作成・一部改変

や単純結節縫合にて閉鎖することで，縫合材料が汚染する機会を最小限にし，縫合の組織に対する影響と二次感染を防止することもできる[4]。

術後数日間は外陰部に浮腫があるが，組織の反応は最小限で，刺激はほとんどない。縫合線に沿って感染を起こすこともあるが，この感染は通常ほとんど問題にならない[4]。さらに，分娩開始時には縫合テープを除去する必要があるので，牛を注意深く観察し，分娩時期を正確に見定める必要がある。

（腟周囲縫合用テープあるいは臍帯テープ）を通し，テープの一端を残しておき，Buhner針を腹側に引き抜く（図4A，B）。テープを針穴からはずし，反対側の陰唇縁も同様にテープを通す。陰門腹側から出たテープを，陰門に指2～3本が挿入できる程度までテープを締めて結紮する（図4C，D）。約1 cmの長さだけのテープが背側と腹側の陰門の皮膚に出るようにする。腟前庭括約筋の生理的な収縮に似た閉鎖法であり，非常に強く縫合部が破裂することはない[4]。

背側と腹側にそれぞれ1 cmの水平切開をあらかじめ実施しておき，それをマットレス縫合

Caslick法

Caslick法は，外陰内腟背側の3/4を縫合によって閉鎖する方法で，特に会陰裂創や気腟を伴う場合に有効な方法である（図5）。両側の陰唇辺縁の粘膜を背方へ長さ5 cm，幅1.5 cmに切除し（図5A，B），ナイロン糸で並置縫合する（図5C）。その際，単純結節縫合，垂直マットレス縫合，連続縫合が術者の好みで選択される。努責が強い場合には，さらに深部に水平マットレス縫合で補強する。縫合糸は2～3週間後に除去する。ただし，適応は第1度および第2度の腟脱に限られ，第3度まで進行した症例では脱出の圧力が強く再脱出してしまうため不適である[5]。

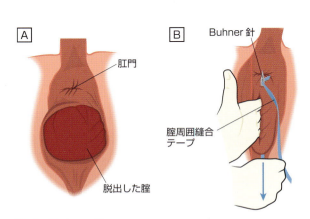
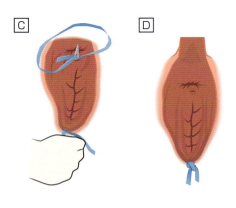

図4　Buhner法

文献4をもとに作成・一部改変

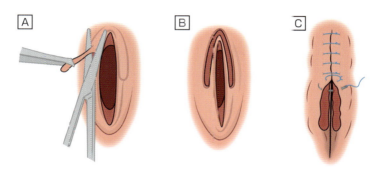

図5　Caslick法
両側の陰唇辺縁の粘膜を背方へ長さ5 cm，幅1.5 cmに切除し（A，B），ナイロン糸で並置縫合する（C）。その際，単純結節縫合，垂直マットレス縫合，連続縫合が術者の好みで選択される。努責が強い場合には，さらに深部に水平マットレス縫合で補強する。縫合糸は2〜3週間後に除去する。
文献4をもとに作成・一部改変

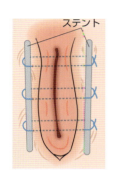 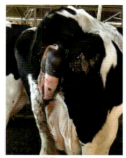

図6　Halstead（水平マットレス）法
右の図はステントに30 cmほどの長さの水道ホースを縦に半分に切り，穴をいくつか開けたものを使用している。ナイロン糸でマットレス縫合を行った。
文献5をもとに作成・一部改変

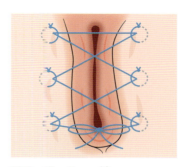

図7　Bootlace法
文献6をもとに作成・一部改変

Halstead（水平マットレス）法

　Halstead（水平マットレス）法は，ポリ塩化ビニルパイプや木材をステントとして用いて，両陰唇の深部を横断する2〜3回の水平マットレス縫合で陰唇を閉鎖する方法である（図6）。欠点として，他法と比較して外陰部の浮腫といった局所反応や疼痛刺激が強く，努責が持続し再脱出が生じると，縫合部の皮膚が裂けてしまうリスクがある[2,5]。

その他の縫合法

　その他の縫合法として，陰門両側に4〜5カ所リングあるいはリング状にした縫合糸を設置し，靴ひものように縫合するBootlace法もある[6]（図7）。いずれの方法においても，分娩開始時に縫合糸を除去する必要がある。
　永久的縫合法とは，腟壁あるいは子宮頸管を腹壁や腹腔内組織へ永久的に固定する方法で，Minchev法およびWinkler法がある。胚回収のためのドナー牛など過剰排卵処置の結果，発症した非妊娠牛などに有効である。
　Minchev法は，腟背側から仙坐靱帯，臀部の皮膚に貫通した縫合を行い，固着させる方法であるが，膿瘍形成や坐骨神経枝の損傷などのリ

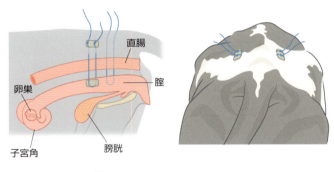

図8 Minchev法

文献3をもとに作成・一部改変

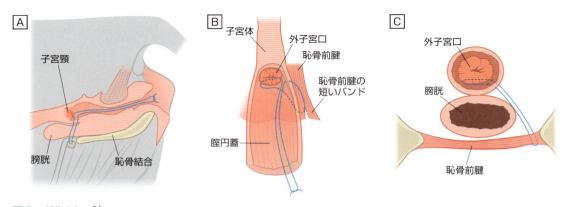

図9 Winkler法
子宮頸管腹側を恥骨前腱に縫合によって固定する。

文献7をもとに作成・一部改変

スクがある[1,3]（図8）。

Winkler法は，子宮頸管腹側を恥骨前腱に縫合によって固定する（図9）。Winkler法は腟からアプローチし，Winkler法の変法は左膁部からアプローチする。原法よりも変法の方が容易かつ安全とされている[2,7]。

おわりに

努責が非常に強い症例では，いつ縫合が破断して再脱出してしまわないかと，無事に分娩を迎えるまで心配でならない。また，Buhner法で整復したにもかかわらず，外陰部の腫脹が著しいために縫合を除去せざるを得なかった症例も経験している。完全な処置法はないので，様々な症例に対応できるようにBuhner法だけではなく，選択肢をいくつか持っていた方が良いと思われる。

手術のポイント

Buhner法

- 陰門周囲に縫合糸を埋没させて巾着縫合を行うもので，すべてのグレードの腟脱に適応可能である。Buhner針は腹側陰門交連より刺入し，外陰部と平行に，できるだけ深部の結合織を貫通して腟周囲を背方へ向けて刺し込む。このとき，腟の損傷を防ぐために，もう一方の手を腟内に入れてBuhner針を誘導する。

Caslick法

- 外陰内腔背側の3/4を縫合によって閉鎖する方法で，特に会陰裂創や気腟を伴う場合に有効だが，適応は第1度および第2度の腟脱に限られる。

Halstead（水平マットレス）法

- ポリ塩化ビニルパイプや木材をステントとして用いて，両陰唇の深部を横断する2～3回の水平マットレス縫合で陰唇を閉鎖する。

その他の縫合法

- Bootlace法は陰門両側に4～5カ所リングあるいはリング状にした縫合糸を設置し，靴ひものように縫合する。
- 永久的縫合法のMinchev法は，腟背側から仙坐靭帯，臀部の反膚に貫通した縫合を行い，固着させる方法である。
- 永久的縫合法のWinkler法は，子宮頸管腹側を恥骨前腱に縫合によって固定する。

文献

1) Peek S, Divers TJ：*Rebhun's Diseases of Dairy Cattle 3rd ed*, 490-491, Elsevier, St. Louis（2018）
2) Weaver AD, St Jean G, Steiner A：牛の外科マニュアル第2版（田口 清監訳，鈴木一由 訳），180-184, チクサン出版社，東京（2008）
3) Wolfe DF, Carson RL：*Large Animal Urogenital Surgery*, 397-412, Williams & Wilkins, Baltimore（1999）
4) Turner AS, McIlwraith CW：大動物の外科手術（高橋 貢, 小笠原成郎 監訳），298-301, 文永堂出版，東京（1985）
5) 田口 清, 梶原淺乃, 小岩政照：臨床獣医, 20（4）, 52-54（2002）
6) Prado TM, Schumacher J, Dawson LJ：*Vet Clin North Am Food Anim Pract*, 32（3）, 727-752（2016）
7) Hendrickson DA, Baird AN：*Turner and McIlwraith's Techniques in Large Animal Surgery 4th eds*, 265-271, Wiley Blackwell, Hobboken（2013）

各論：手技の実際

6 子宮脱整復術

◆ 必要な外科器具

基本セット
- メス柄　　　　　　　　　　1
- メス刃　　　　　　　　　　1
- 鑷子(有鈎・無鈎)　　　各1
- 外科剪刀　　　　　　　　　1
- 持針器　　　　　　　　　　1
- モスキート鉗子(直・曲)
　　　　　　　　　　　　各2

- ペアン鉗子(直・曲)　各2
- 腹膜鉗子　　　　　　　　2
- タオル鉗子　　　　　4〜6
- 縫合糸　　　　　　　適宜
- 縫合針(角針・丸針)　適宜
- 滅菌ドレープ　　　　適宜
- 滅菌ガーゼ　　　　　適宜

その他
- Buhner 針　　　　　　　1
- 2〜3 cm 幅のゴムひも　1
- 軍手　　　　　　　　　　1

　子宮脱は牛の臨床現場における急患の代名詞で，体力勝負のキツイ診療というイメージがある。確かに，脱出した子宮をただやみくもに押し戻すのであれば，獣医師にはそれなりの体格と体力が必要で，単なる重労働でしかない。

　しかし，子宮や卵巣，血管，膀胱，腸管など子宮脱に伴い通常とは異なっている解剖学的位置関係を正確に把握し，発症牛のポジショニング(牛を処置しやすい体位にすること)や子宮脱整復棒などのツールを使用することで，体格や体力に関係なく省力的な整復が可能となる。

子宮脱の概要

　子宮脱は子宮が陥入・反転し，陰門外に脱出した状態を言い，分娩直後の子宮頸管が十分に拡張している間(24 時間以内，多くは 6 時間以内)に発生する[1〜3]。発生率は分娩頭数の 0.2〜0.3 % と言われているが[1, 2]，時間経過とともに病態は悪化し，治癒率も低下していく。そのた

め，牛の臨床現場において緊急を要する疾患の 1 つとなっている。

　牛は特に子宮脱を発症しやすいと言われているが，遺伝的素因の関与はなく，次回の分娩時に再発することは稀である[1, 3, 4]。直接的な原因は分娩後の子宮筋の弛緩であるが，難産での産道損傷による努責や低カルシウム血症，分娩後の閉鎖神経麻痺などによる起立不能や尿溝に後駆を落下させるなどの異常姿勢も発生に関与している。

　子宮に重度の損傷が見られず，整復前から起立可能な場合や整復後に起立可能となる場合の予後は良好である。生存した牛の次回繁殖における受胎率は 75〜84 %，空胎日数は 10〜50 日延長したとの報告がある[5, 6]。脱出した子宮の裏側(腟壁内側)への腸管の迷入・嵌頓，出血，重度の子宮組織の損傷は死亡原因となり[1]，死亡率は 10〜20 % である。

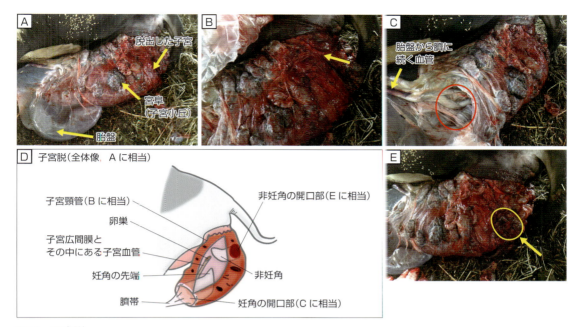

図1 子宮脱

A：乳牛子宮脱の全貌。B：子宮頸管（矢印）。C：妊角側の子宮角開口部（Aの胎盤をめくった写真）。赤丸が開口部（陰門方向へ子宮が続いている）。子宮全体に胎盤が付着している。D：子宮脱の模式図。E：非妊角側の開口部（黄丸）。

牛の子宮脱では，妊角が脱出反転し，子宮頸管は陰門付近にある。非妊角は反転せずに子宮頸管から約15cm後方に楕円形の開口部として認められる。反転し脱出した子宮の内部には，子宮広間膜や子宮血管，卵巣，腹部臓器が含まれる場合があり，尿路を閉塞させることがある。

理解しておくべき解剖学的知識

牛の子宮脱（図1）では，妊角が脱出反転し，子宮頸管は陰門付近にある。非妊角は反転せずに子宮頸管から約15cm後方に楕円形の開口部として認められる[3,4]（図1E）。反転し脱出した子宮の内部には，子宮広間膜や子宮に分布している血管，卵巣，腹部臓器が含まれる場合があり（図1D），膀胱が入り込むと尿路を閉塞させることがある。子宮広間膜の中を走行する子宮血管が絞扼されると，子宮の血流が阻害され，子宮壁の浮腫が起こる。

したがって，子宮を少なくとも坐骨の高さまで持ち上げることは，血液循環障害や浮腫を軽減させ，子宮血管の断裂を防ぐことになる。さらに，排尿を促すことは，反転した子宮内に迷入している腸管などの腹部臓器が腹腔内へ還納することを助ける。また，子宮が脱出したまま牛が動き回ると子宮に分布している血管が断裂し，出血による急死を招くことがあるため，脱出した子宮が縮小するまではできるだけ牛を安静にしておくことが大切である[3]。

診断

治療時には，低カルシウム血症と循環血液量減少性ショックの程度を診断することが重要である。経産牛の子宮脱では，低カルシウム血症の関与が疑われるため，衰弱，沈うつ，低体温，昏睡などの症状が認められた場合には，子宮脱整復前にカルシウム剤投与の要否について判断する必要がある。また，極度の粘膜蒼白，頻脈，虚脱などの症状が認められる場合には，出血，脱出した子宮の裂創，あるいは腸管の脱出した

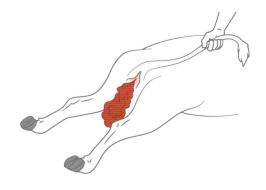

図2 胸骨坐位
脱出した子宮を整復するための最適なポジション。両後肢は後方に伸ばす。骨盤はこのポジションで約30度下向きに傾ける。起立位の牛は，操作を容易にするために尾椎硬膜外麻酔を行う。

文献9をもとに作成・一部改変

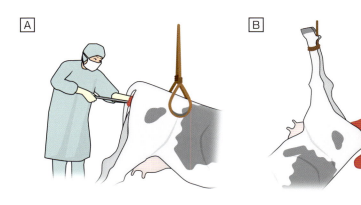

図3 カウハンガーによる吊起（A）と後肢吊り上げによる子宮脱整復（B）

文献7をもとに作成・一部改変

子宮内への嵌頓などによるショックが疑われる。この場合，低カルシウム血症と鑑別する必要がある。出血性ショック状態が疑われる場合には，高張食塩液の投与を行う。

いずれにしても，スムーズな子宮脱整復には母牛のポジション（体位）が非常に重要で，起立不能，特に横臥した状態での子宮脱の整復は困難を極める。整復に有利なポジションをつくるためにも，まず，母牛の全身状態を改善させることが重要である。

術式

1 一般的な治療

1）ポジション（体位）

前低後高が基本姿勢である。横臥位での整復は困難を極めることから，牛が起立できる（している）場合には，起立位で整復する。また，牛を傾斜面に立たせ前躯をより低く後躯を高くすることは，整復を容易にする。牛が起立できない場合には，両後肢を後方へ牽引した胸骨坐位のポジション（図2）やカウハンガーを用いて吊起するか（図3A），あるいは後肢吊り上げ（図3B）などの方法で前低後高ポジションをつくる。

後肢吊り上げを応用した整復術は，術者が処置しやすい高さに牛を上下可能で，牛自体も努責が少なく，子宮内に押し出された腸管も腹腔内に還納しやすい。さらに，外陰部は上を向き，術者は重力と同じ下方向に子宮を押し込むことができるため，起立位より後肢吊り上げを好む術者もいる[7]。

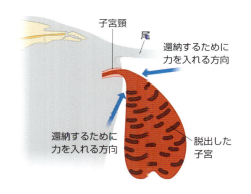

図4 子宮基部から押し込むときの力の加え方

起立位の場合，脱出した子宮を坐骨の高さまで持ち上げ，維持することが必要となる。軍手などを着用し，指先を立てないように注意して子宮を基部から少しずつ押し込む。

文献2をもとに作成・一部改変

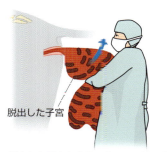
脱出した子宮を坐骨の高さまで持ち上げる。

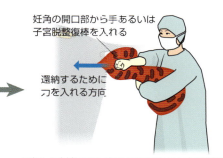
反転した妊角の開口部から手あるいは子宮脱整復棒を子宮角の先端部まで入れ，それを軸に子宮を持ち上げ，少しずつ押し込む。

図5 筆者が実施している子宮の還納方法

2）洗浄

大量のぬるま湯で，子宮に付着した汚れを洗浄する。可能であれば，胎盤を剥離除去するが，困難な場合には無理に除去する必要はない。

3）子宮損傷のチェック

子宮全層に及ぶ裂傷がある場合には，2あるいは3号の吸収性縫合糸を用いて単純連続縫合や垂直マットレス縫合にて縫合する[8]。

4）還納

起立位の場合，脱出した子宮を坐骨の高さまで持ち上げ，維持することが必要となる。助手がいる場合には，子宮を両側からバスタオルなどを用いて吊り上げてもらう。脱出した子宮は循環不良や浮腫で非常に脆くなっており，指先を立てると（押すと）簡単に穿孔してしまうため，軍手などを着用し，指先を立てないように注意して子宮を基部から少しずつ押し込む（図4）。

筆者は，まず非妊角を見つけ，先に陰門から腹腔内へ整復する。その後，反転した妊角の開口部から手あるいは子宮脱整復棒を子宮角の先端部まで入れ，それを軸に子宮を持ち上げ（図5），少しずつ押し込むようにしている。あまりに努責が強い場合には，尾椎硬膜外麻酔の適応も考慮する。

5）子宮の完全な整復

子宮脱整復において，完全な整復ができるかが最も重要なことである。もし，子宮整復が不完全で反転した部位が残ると，努責が止まずに再脱出の原因となる。そこで，子宮をすべて還納したら，子宮脱整復棒，一升瓶，プラスチックバットなどを用いて子宮角を完全に整復する。上記の方法で子宮角先端の完全な整復が困難な場合には，ぬるま湯または生理食塩液15〜

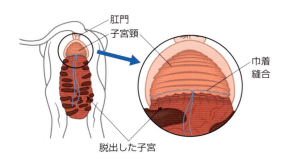

図6　子宮頸管の巾着縫合
脱出した子宮を整復する前に子宮頸管の周囲に縫合糸をかけ，子宮還納整復後に結紮する。縫合糸の断端は長めに残しておき，1～2日後に頸管の十分な閉塞を確認し除去する。

文献10をもとに作成・一部改変

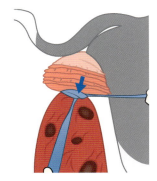

図7　子宮摘出（子宮切開しない方法）
子宮基部に2～3 cm幅のゴムひもを非常にきつく何回も巻き付けて結紮する。結紮し20～30分経過した後，縫合部の約5～10 cm後方で子宮を切除する。

文献7をもとに作成・一部改変

20 Lにイソジン500 mLを混ぜて子宮内に注入することで，子宮内の消毒と重力による子宮角の反転が期待できる。

6）薬剤の投与

整復後は必要に応じてオキシトシン（50 IU）やカルシウム剤を投与し，子宮の収縮を促す。少なからず子宮内膜は汚染していることから，数日間ペニシリン系抗菌薬の投与を行う。

7）陰門縫合

陰門縫合は子宮整復後に慣例的に行われてきたが，再脱出を防止するために効果的ではなく，通常は必要ない[2, 8, 9]。再脱出防止のためには，陰門縫合より子宮の反転を完全に整復することの方が重要である。

8）頸管縫合

ごく稀に子宮を完全に整復したにもかかわらず，再脱出を繰り返す症例もある。そのような場合には，子宮頸管に巾着縫合を行う頸管縫合が効果的である。

手技としては，脱出した子宮を整復する前に子宮頸管の周囲に縫合糸をかけておき，子宮還納整復後に引っ張って結紮する。縫合糸の断端は長めに残しておき，1～2日後に頸管の十分な閉塞を確認し除去する[10]。再脱出の防止にとても有効である（図6）。

子宮切除術

子宮切除術は，脱出した子宮に重度の裂傷や壊死が認められ，整復困難あるいは無理に整復すると死亡してしまう可能性があると判断した場合に適応する。子宮切除の際に気をつけるべきことは，脱出した子宮の裏側（腟壁内側）には生殖器へ分布する血管を含む子宮広間膜が存在し，場合によってはさらに腹部臓器や膀胱も存在している可能性があることである。子宮切除の術式は子宮切開の有無で2つに分けられる。どちらも尾椎硬膜外麻酔下で実施する。

1 術式1（子宮切開しない方法）

脱出した子宮の裏側（腟壁内側）に腸管も膀胱も存在しないことを確かめ，子宮基部に2～3 cm幅のゴムひもを非常にきつく何回も巻き付けて結紮する。結紮し20～30分経過した後，縫合部の約5～10 cm後方で子宮を切除する。結紮後に時間をおくのは，子宮切除後に子宮間膜中の子宮血管が腹腔内に退縮して致命的な出血を起こす可能性を減らすためである。さらに，断端縁は止血処理の縫合を行う[4, 7～9, 11, 12]（図7）。

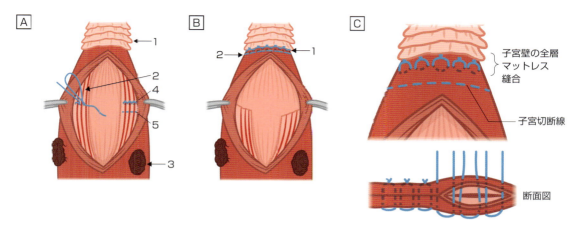

図8 子宮摘出（子宮切開する方法）
A：子宮広間膜の結紮
　1：子宮頸，2：子宮広間膜を走行する血管，3：宮阜（子宮小丘），4：子宮広間膜の縫合箇所，5：子宮広間膜の切断箇所．
B：子宮の切断
　1：マットレス縫合のライン，2：子宮切断線．
C：マットレス縫合部

子宮壁背側を子宮角分岐部まで切開する．左右の子宮広間膜を確認して，子宮広間膜内を走行する大きな血管は個々に，小さな血管はまとめて結紮する（A）．子宮広間膜を縫合部の1cm遠位で切断し断端を腹腔内に戻す．子宮頸管の切断端をマットレス縫合し，その1cm遠位部で子宮を切断する（B）．切断部と腟を骨盤腔内に戻す．

A，B：文献3をもとに作成・一部改変，C：文献13をもとに作成・一部改変

2 術式2（子宮切開する方法）

　子宮壁背側を子宮角分岐部まで切開する．左右の子宮広間膜を確認して，子宮広間膜内を走行する大きな血管は個々に，小さな血管はまとめて結紮する（図8A）．子宮広間膜を縫合部の1cm遠位で切断し断端を腹腔内に戻す．子宮頸管の切断端をマットレス縫合し，その1cm遠位で子宮を切断する（図8B，C）．切断部と腟を骨盤腔内に戻す[3, 4, 8, 9, 11, 12]．子宮切除後の腹腔内の状態は図9に示す通りである．

　術後は，抗菌薬の全身投与を3日間行う．また，子宮血管からの出血とショックに注意を要するが，無理な子宮の整復により牛を死亡させることを回避し，その泌乳期間の搾乳が可能となるので，経済的な損失を最小限に食い止めることができる[7]．

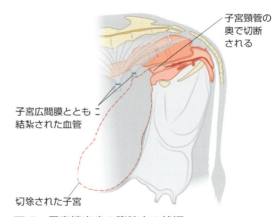

図9 子宮摘出後の腹腔内の状況

おわりに

　運動器病を含めて起立できない場合や，スタンチョンに係留したままの分娩，滑りやすい環境での分娩は子宮脱のリスクとなる．反対に，分娩後に起立できる牛は子宮脱を発症しにくいため，分娩後にすぐに起立できるような飼料や

施設を含めた飼養管理が重要である[7]。さらに，乳牛では低カルシウム血症による子宮の弛緩も発症に関与しているため，分娩後の状態について意識的に目を配ることは子宮脱を含めた周産期疾病への対応には重要である。

手術のポイント

子宮整復

- 前低後高が基本姿勢である。整復に有利なポジションをつくるためにも，まず，母牛の全身状態を改善させることが重要である。
- 起立位の場合，脱出した子宮を坐骨の高さまで持ち上げ，維持する。
- 脱出した子宮は循環不良や浮腫で非常に脆くなっているため，軍手などを着用し，指先を立てないように注意して子宮を基部から少しずつ押し込む。
- 子宮をすべて還納したら，子宮脱整復棒，一升瓶，プラスチックバットなどを用いて子宮角を完全に整復する。
- 子宮の再脱出を繰り返す症例には，子宮頸管に巾着縫合を行う頸管縫合が効果的である。

子宮切除術

- 子宮切開しない方法では脱出した子宮内に腸管や膀胱が存在しないことを確かめ，子宮基部に2～3cm幅のゴムひもを非常にきつく何回も巻き付けて結紮する。結紮し20～30分経過した後，縫合部の約5～10cm後方で子宮を切除する。
- 子宮切開する方法では子宮壁背側を子宮角分岐部まで切開し，左右の子宮広間膜の切断，子宮頸管の切断端をマットレス縫合し，その1cm遠位で子宮を切断する。切断部と腟を骨盤腔内に戻す。

文献

1）Peek S, Divers TJ：*Rebhun's Diseases of Dairy Cattle 3rd ed*, 490-491, Elsevier, St. Louis（2018）

2）Noakes DE, Parkinson TJ, England GCW：*Veterinary Reproduction and Obstetrics 9th ed*, 319-323, Saunders, New York（2009）

3）Walker DF, Vaughan JT：牛と馬の泌尿生殖器の外科手術（河田啓一郎 監訳），82-84，学窓社，東京（1982）

4）Stephen J. Roberts：獣医産科・繁殖学―その診断と治療―（臼井和哉，河田啓一郎 監訳），249-254，学窓社，東京（1978）

5）Jubb TF, Malmo J, Brightling P, et al.：*Aust Vet J*, 67（1），22-24（1990）

6）Murphy AM, Dobson H：*Vet Rec*, 151（24），733-735（2002）

7）石井三都夫：臨床獣医，21（11），22-26（2003）

8）Miesner MD, Anderson DE：*Vet Clin North Am Food Anim Pract*, 24（2），409-419（2008）

9）Weaver AD, St Jean G, Steiner A：牛の外科マニュアル 第2版（田口 清 監訳，鈴木一由 訳），184-188，チクサン出版社，東京（2008）

10）White ME：*Can Vet J*, 28（9），605（1987）

11）Prado TM, Schumacher J, Dawson LJ：*Vet Clin North Am Food Anim Pract*, 32（3），727-752（2016）

12）Wolfe DF, Carson RL：*Large Animal Urogenital Surgery*, 421-424, Williams & Wilkins, Baltimore（1999）

13）竹内 啓，小池壽男，高橋 貢ら 編：獣医外科手術，693，講談社サイエンティフィク，東京（1994）

各論：手技の実際

7

尿道造瘻術

理論編

　牛の尿閉は，尿路の物理的な閉塞もしくは神経性障害によって生じる。神経性によるものは，脳から脊髄までの中枢神経の障害，あるいは脊髄から膀胱に至るまでの末梢神経の障害により，膀胱や尿道の働きに支障が出ることで排尿障害を生じる。尿道造瘻術が適応となるのは上記のうち，物理的に尿道が狭窄もしくは閉塞している場合である。

　尿道が狭窄や閉塞する原因は，尿道の先天的な異常よりも，結石や腫瘍，膿瘍，包皮の浮腫，炎症など後天的に生じることが多い。完全に閉塞しておらず軽度な狭窄や不完全な閉塞であれば，内科的治療で良好な予後を得ることもあるが，完全閉塞している場合には，罹患動物の病態を基に，経済性や飼養目的，施設，目的とする処置に必要な技術を考慮し外科的介入の有無を判断する。

　尿道造瘻術は外科的治療法の１つで，尿道を会陰または鼠経部に引き出し，尿道切開を行い，体表（会陰，腹壁，鼠経部など）に開口させるものである。以前は，尿道造瘻術を施術した牛は，通常より早期にと畜されることが多かったが，最近では術後の飼養管理技術の改善や術式の改良により，通常通り肉牛として市場出荷やと畜できるなど，排尿障害を一時的に緩和させる緊急避難的な手術ではなく，牛の生活の質（QOL）改善のための術式として行われることも多い。

尿道造瘻術の適応症例

　尿道造瘻術で適応される疾患の多くは，肉牛における尿道結石である。尿道結石は腎盂や膀胱内で形成された尿石（図１）が尿道を閉塞し（図２），尿道の損傷や排尿障害を起こす疾患である。結石が尿道に存在することで，直接的には尿道狭窄や尿道破裂を生じ，二次的に膀胱破裂（図３）や尿管破裂，水尿管症（尿による尿管拡張症），水腎症，稀に腎破裂を起こすこともある。

　尿石症の主な成分は，リン酸アンモニウムマグネシウム（ストラバイト），リン酸マグネシウム，リン酸カルシウムであるが，尿酸塩や珪酸塩による結石も報告されている[1, 2]。肉牛では，肥育期におけるビタミンＡ制限給餌など飼養管理の特性上発生しやすく，また地方病性に発生することもある。

　解剖学的には，雄牛の尿道はＳ状曲部を有しており（図４A），その部位に結石が停滞しやすく，停滞した結石による持続的な刺激は尿道の炎症や肥厚の原因となり，閉塞を惹起する。また，尿道が骨盤上を通過後，腹側方向へ屈曲していく部分に，尿道球腺からの分泌物が分泌される尿道背側憩室と呼ばれる憩室がある（図４B）。

177

7 尿道造瘻術

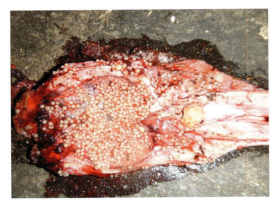

図1　膀胱内結石

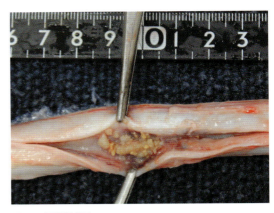

図2　尿道結石

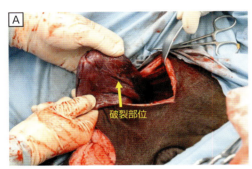

図3　膀胱破裂
A：膀胱の破裂と充血，B：広範囲の膀胱破裂による予後不良例．

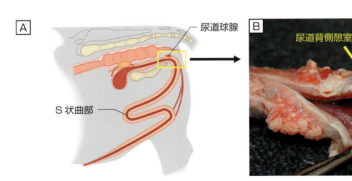

図4　雄牛の尿道のS状曲部と尿道背側憩室

徴候・病態

尿道閉塞の程度により徴候は様々である．結石が腎臓内や膀胱内に貯留する場合は無徴候で経過することもあるが，尿管や尿道に移動すると尿路を閉塞し，徴候を示すようになる．

1 軽症例

尿路の部分的な閉塞では食欲や活力の低下，軽度の腹部緊張もしくは膨満を示す．排尿困難のため，排尿時間が延長または少量頻回尿を示す場合もある．また，陰毛先端に白色〜灰白色の顆粒状や砂粒状の結石が付着しており，一過

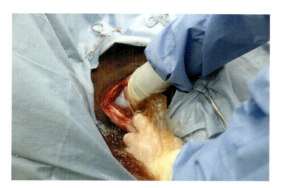

図5　膀胱や尿道の破裂による腹腔内への大量の尿の漏出

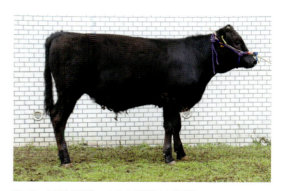

図6　膀胱破裂による下腹部の膨満

性の血尿やタンパク尿が見られる。有痛性排尿困難を便秘やしぶり便と鑑別するために、乾いたストールなどに移動させ、排尿を確認するのも診断の一助となる。

2 重症例

尿道閉塞の経過が長くなると、排尿姿勢を取り努責するが、排尿量は著しく少なくなり、最終的には乏尿となる。そのため、陰毛は乾燥する。

病態の進行により、食欲不振や腹部を蹴る、背を曲げる、足踏みする、座り込み呻吟したりと著明な疝痛徴候を呈するようになる[3]。疝痛徴候は間欠的であったり持続的であったりする[4]。腹囲が膨満し、腹部の圧痛や後肢の開脚姿勢を取り、陰茎周囲に浮腫が見られるようになる。尿道が完全に閉塞すると、1～2日間で膀胱や尿道の破裂を招き、大量の尿が腹腔内に漏出し（図5）、対応が遅れると腹膜炎や尿毒症により1週間以内に死亡する。

診断

1 臨床所見

排尿困難や排尿量の著減、排尿停止は尿路閉塞を示唆する非常に重要な所見である。さらに、外陰部被毛に付着した顆粒状もしくは砂粒状結石、尿中に排泄された結石は尿石症を疑う重要な所見である。

膀胱破裂例では、下腹部の膨満が認められ（図6）、下腹部の試験的穿刺による尿の排出は診断の一助となる。S状曲部より遠位の尿石は、陰茎先端からカテーテルを挿入することで、結石を確認できることもある。膀胱破裂や尿道破裂があり尿が周囲組織へ漏出している場合、体表から強い尿臭がする。

2 血液検査所見

尿路閉塞や細菌感染がなければ一般的に変化はない。尿路閉塞がある場合は、閉塞の程度と経過により、血中尿素窒素（BUN）濃度、クレアチニン（Cre）濃度、無機リン濃度が上昇する。

3 レントゲン（X線）検査および超音波検査

X線検査もしくは超音波検査により診断が可能である[3,5～7]。

X線検査は、体幅の薄い子牛や若牛で可能である。横臥位で後肢を尾側に引いた状態で保定し、側腹部からの撮影で膀胱内の結石を確認できる。造影剤を用いた尿道撮影を行えば、X線透過性の高い尿道結石や尿道の狭窄、尿道破裂を確認することができる。

超音波検査は、コンベックスもしくはリニアプローブを使用し、プローブを鼠径部から後背方向へ当てていけば膀胱の描写は容易で、腎臓

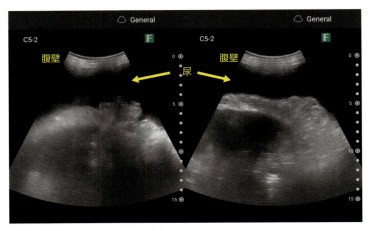

図7 超音波検査による腹腔内の尿の確認

は右膁部にプローブを当てることで描出できる[5]。腎結石では拡張した腎杯とその中に高エコーの結石像が描出され，膀胱内結石では肥厚した膀胱壁や膀胱内の結石が描出される。

膀胱破裂し，尿が腹腔内に漏れている場合には，体壁からの超音波検査で腹腔内に貯留した尿を確認することができる（図7）。

発症後48時間以上経過した症例や重度の高窒素血症を呈している例では，腎機能がかなり障害を受けていると考えられるため，外科的治療の前に腎臓の超音波検査を実施し，水腎症など器質的な傷害の有無について確認することが望ましい。

4 尿所見

尿結石の程度によるが，小さい結石が多い場合は混濁尿を示す。採取した尿を静置しておくと灰白色の沈殿物を生じる。尿スティック検査では，尿タンパクと潜血反応が陽性である。尿沈渣の鏡検では，赤血球，尿円柱，脱落した上皮細胞や多量のストラバイトが認められる。腎盂腎炎や膀胱炎，尿道炎を継発している場合には，多数の白血球や細菌を認める。

5 類症鑑別

腹囲の膨満や疝痛徴候は消化管や尿路損傷によっても認められるため，腹部聴打診，直腸検査，超音波検査，X線検査は消化管障害もしくは尿路系疾患の鑑別診断に有効である。

腹囲膨満を示す疾患では，類症鑑別疾患として鼓脹症，び漫性腹膜炎，腹腔内腫瘍，消化管閉塞がある。疝痛徴候を呈するものとして腸閉塞との鑑別が重要であるが，腸閉塞時では尿所見に著変が認められない。そのほか，尿道破裂による陰茎の浮腫は外傷性損傷や皮下膿瘍，臍あるいは腹壁ヘルニアとの鑑別が必要である。腹腔穿刺により得られた尿を臭いで腹水と鑑別することは困難である。また，腹水は煮沸すると凝固するが，尿であれば凝固しないことも鑑別診断に有用な情報となる。

治療

1 内科的治療

1）塩化アンモニウム

尿は酸性化すると尿中のストラバイトは溶解するため，尿酸化剤として塩化アンモニウムを数日間経口投与する。ただし，塩化アンモニウムはアシドーシスと脱水を招くため，長期にわたる投与は避ける[2]。

2）臭化プリフィニウム

疼痛緩和と鎮痙作用による結石排出の目的で

使用する。臭化プリフィニウムは陰茎後引筋を
弛緩させ，その結果，Ｓ状曲部が少し直線化す
るため，結石が通過しやすくなる[8]。

３）その他

尿道や膀胱損傷のない急性部分的閉塞例で
は，非ステロイド性抗炎症薬（NSAIDs）や鎮痙
作用のあるトランキライザー（クロルプロマジ
ン）といった注射薬が使用されることもあるが，
子牛では効果は乏しく，結果的に外科的な治療
が必要となることが多い[9, 10]。

②外科的療法

尿路閉塞の解除による排尿が外科的療法の主
な目的であるが，飼養目的，経済性，手術技術
や病態を考えて選択するべきである。排尿困難
を示していれば，まずはカテーテル導尿にて膀
胱内貯留尿の排出を試みる。それでも排尿不能
の場合や，Ｓ状曲部や陰茎部尿道に閉塞がある
場合には，外科的に結石を除去したり，カテー
テル留置，会陰尿道造瘻術を行う。

会陰尿道造瘻術を実施する際は，合併症とし
て術後出血，尿の皮下漏出，尿道狭窄を生じな
いように注意が必要である。

予防

①十分な給水を心掛け，特に寒冷期には飲水量
　が減少しないように，温めた水を給与する。
②内服用ビタミンＡの投与は予防効果がある。
③離乳時期にすでに尿石症に罹患していること

もあるため，スターターなど固形飼料を給与
する生後２カ月頃からは，タンパク質の多い
飼料を減らしカルシウム含量の多いものを与
える。

手術適応の判断

結石により尿路のどこかの部位に破綻が生じ
ると，尿路の障害に加え，組織壊死，蜂窩織炎
（フレグモーネ），敗血症といった二次的な障害
が問題となる。そのため，内科的治療に反応し
ない，もしくは病態の進行を止められないと判
断した際は，速やかに外科的介入するべきであ
る。

その判断基準は，臨床所見としては乏尿，疼
痛徴候（時間とともに消失）に加え，直腸検査に
よる膀胱の腫大や超音波検査による膀胱内結石
の確認が１つの基準となる。また，血液検査で
は，BUN および Cre 濃度の経時的な上昇も判
断材料となる。

周術期の注意点

術前に結石による閉塞のみであるか，膀胱破
裂や尿道破裂の有無について確認する必要があ
る。すでに膀胱破裂し BUN の著明な上昇と尿
毒症徴候が見られる場合には，術前に腹腔穿刺
し，腹腔内に貯留した尿を排出させ，さらに全
身状態の改善を目的に，肝賦活薬などの輸液を
実施する。

実践編

◆ 必要な外科器具

基本セット
- メス柄　　　　　　　　1
- メス刃　　　　　　　　1
- 鑷子（有鉤・無鉤）　各1
- 外科剪刀　　　　　　　1
- 持針器　　　　　　　　　　1
- モスキート鉗子（直・曲）各2
- ペアン鉗子（直・曲）　各2
- 腹膜鉗子　　　　　　　　2
- タオル鉗子　　　　　　4〜6
- 縫合糸　　　　　　　　適宜
- 縫合針（角針・丸針）　適宜
- 滅菌ドレープ　　　　　適宜
- 滅菌ガーゼ　　　　　　適宜

解剖学的構造

　雄牛は雌牛に比べ体の大きさに対する尿道径が相対的に細いことから，尿道閉塞は雄で発生しやすい。また，雄牛の尿道には陰茎後引筋付着部遠位にＳ状曲部があり，これは雌牛の尿道には見られない解剖学的特徴である。尿路結石は腎臓や尿管，膀胱で見られるが，雄牛で結石による閉塞が多い部位はこのＳ状曲部である（図8A）[2]。また，坐骨弓尾側には尿道背側憩室があり（図4B），この構造もカテーテルの膀胱内への挿入を困難にする原因の1つである。

　陰茎は，陰茎体の背側表面に陰茎背溝という浅い溝が存在し，腹側には陰茎尿道溝が認められる。陰茎海綿体は一対で構成され，1つにまとまって陰茎体内部へ続く。また，尿道海綿体は不対で，中隔で仕切られた陰茎海綿体に比べると細い。陰茎海綿体および尿道海綿体は，それぞれ別々に陰茎白膜に包まれ独立して存在している（図8B）[11]。

　陰茎には尿道球，陰茎脚，陰茎背を通じる3つの経路から，血液が流入する。尿道球動脈，陰茎深動脈，陰茎背動脈が走行し（静脈は動脈に並走），このうち陰茎背動脈は陰茎薄膜を貫通して，陰茎海綿体内に入る（図9）[12]。

尿道造瘻術の概要

　尿道造瘻術は多くの場合，去勢牛の肥育時に発生する尿道閉塞（多くの場合，結石が原因）の

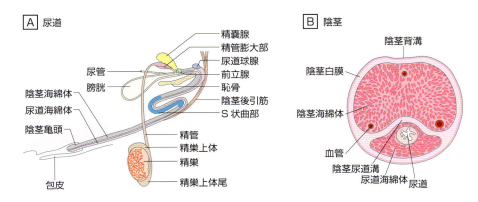

図8　尿道と陰茎の断面図
A：文献2をもとに作成・一部改変，B：文献11をもとに作成・一部改変

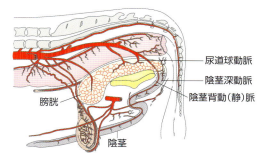

図9 陰茎周囲の血管走行
文献12をもとに作成・一部改変

際に，尿道を体表に開口させて新たな尿排泄路を形成し，尿路系臓器への負荷を軽減させる目的で実施される。尿道結石は肥育中期から末期に見られることが多く，放置しておくと尿道や膀胱の破裂あるいは尿毒症に陥り，死亡する。

周術期の注意点

本術式は，緊急手術として実施することが多い。膀胱破裂を防ぐため，できるだけ腹部を圧迫しない姿勢で，短時間に手術を終えることが求められる。また，できる限り，術前に尿閉の原因や閉塞部を把握しておく。全身状態の悪化が見られる場合には，内科的治療を含め術前に少しでも全身状態を改善させておく必要がある。

尿道造瘻術の実際

1 術前管理

臨床検査から術前に結石による単純な狭窄（閉塞）のみか，もしくはすでに膀胱もしくは尿道が破裂しているかを確認する。直腸検査による膀胱の拡張状況，陰嚢周囲や下腹部の尿道周囲の浮腫の有無，腹囲の状況，腹腔内の貯留液の有無，BUN濃度の上昇などの情報は尿路の状況を把握するために有用な情報となる。

すでに膀胱が破裂しており，BUN濃度が著しく上昇して尿毒症徴候が見られる場合には，腹腔内に貯留した尿を排出させる必要がある。右下腹部の浅前腹壁静脈の内側に套管針を刺入し，套管針内筒からカテーテルを腹腔内へ挿入した後，套管針の外筒を抜き取り，カテーテル自体を皮膚に縫合・固定する。腹腔内の尿を排出させたら，保温した生理食塩液もしくはリンゲル液5～6Lを入れる操作を数回繰り返す。

2 保定，麻酔

保定体位は術者の好みで起立位もしくは仰臥位（横臥位）が選択されるが，大きな牛の場合には起立位の方がやりやすい。全身状態によって異なるが，多くの場合，2％塩酸プロカインの浸潤麻酔または尾椎硬膜外麻酔で行われる。尾椎硬膜外麻酔の場合は，術中に牛が座らない程度の投与量としなければならない。全身状態が良好で，落ち着きがなく臀部を左右に振るようであれば，キシラジン（0.02～0.04 mg/kg）を静脈内投与し鎮静するのが好ましいが，この場合にも牛が座り込まない程度の投与量とする。

剪毛は，肛門直下から正中線に沿って陰嚢付着部にかけて広く実施する。

3 術式

尿道造瘻術には手術部位の違いから，上部尿道造瘻術と下部尿道造瘻術がある（図10）。

上部尿道造瘻術は，会陰部（肛門下）の骨盤底の位置を切開する方法であるが，重度の排尿痛，楯状で紋状の瘢痕形成，中腰姿勢をとるなどの欠点があるほか，一般にと畜時の市場価格が安くなる傾向にある。

一方，下部尿道造瘻術は，陰茎のS状曲部の遠位曲付近を切開する方法である。この方法では，尿を下方へ勢いよく放出できるため，尿による創口の汚染が少ない。また，この部位は結石が最も詰まりやすい部位であるため，切開によって結石を除去しやすいメリットもある。

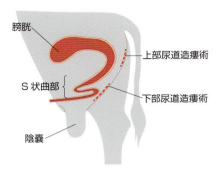

図10 尿道造瘻術の切皮部位

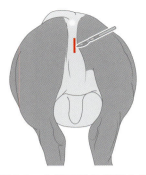

図11 上部尿道造瘻術の切皮部位

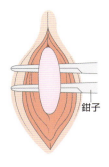

図12 陰茎の創外への引き出し

尿道と切開部の間に鉗子などを入れておくと，引き出した陰茎が腹腔内に戻らない。

文献13をもとに作成・一部改変

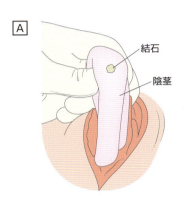

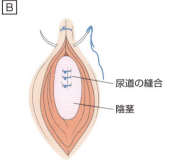

図13 尿道内の結石の確認と結石除去後の尿道の縫合

尿道部に結石を確認し（A），この部分の切開で結石を除去する。結石の除去後，切開部を吸収性縫合糸で粘膜を貫通しないように単純結節縫合で閉鎖する（B）。

文献14をもとに作成・一部改変

4 上部尿道造瘻術

1） 肛門の下方約10 cmの部位から約10～15 cmを正中線に沿って切開し（図11），S状曲部よりも近位の尿道を露出させる。尿道を周囲組織から剥離し，会陰部外に牽引し把持する。

2） 切皮部の皮下織を鈍性に剥離し，母指（親指）の大きさくらいの比較的硬い陰茎を探す。陰茎両側にある一対の陰茎後引筋とは区別する必要がある。陰茎周囲の組織を十分に鈍性剥離して尾側に牽引すると，陰茎を創外に引き出すことができる。尿道と切開部の間に鉗子などを入れておくと，引き出した陰茎が腹腔内に戻らない（図12）。

切開部から指を挿入し尿道を探索すると，結石が存在すれば触知できるので，その近位側に尿カテーテルを挿入して，膀胱内に貯留した尿を排出する。また，尿道破裂の有無についても確認しておく。

3） 創外に牽引した尿道部の結石を確認する（図13 A）。この部分の切開ですべての結石を除去できた場合は，切開部を吸収性縫合糸で粘膜面を貫通しないように単純結節縫合で閉鎖する（図13 B）。しかし，結石はS状曲部に貯留していることが多く，確認しづらいため，陰茎を切断して皮膚に開口させる方が望ましい（図14）。

4） まず，陰茎をできるだけ遠位で切断し，次いで陰茎後引筋をできるだけ近位で切断する。この際，陰茎背動（静）脈（創外に伸展した陰茎断端では腹側に位置している，図9）を合成縫合糸でしっかり結紮する。陰茎断端を皮膚から約2 cm前後露出させ，陰茎断端の術創への固定は，皮膚から刺入した糸

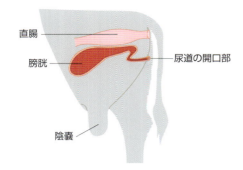

図14　陰茎を切断して尿道断端を皮膚へ開口

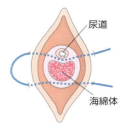

図15　陰茎断端の創口への固定

陰茎断端を皮膚から約2cm前後露出させる。茎断端の術創への固定は，皮膚から刺入した糸を陰茎の海綿体と尿道の間を貫通させて対側の皮膚に抜き出した後，さらに折り返し，皮膚から海綿体の腹側，そして最初の皮膚面に糸を引き出して結紮縫合する。

文献13をもとに作成・一部改変

を陰茎の海綿体と尿道の間を貫通させて対側の皮膚に抜き出した後，さらに折り返し，皮膚から海綿体の腹側，そして最初の皮膚面に糸を引き出して合成非吸収性縫合糸で結紮縫合する（図15）。皮下織や皮膚は，吸収性縫合糸で縫合閉鎖する。

　陰茎断端の固定部位を比較的高く設定すると，後方に排尿するようになるため，陰嚢や周囲の体表が汚れにくくなる。

5 下部尿道造瘻術

1）S状曲第二弯曲部の陰茎は，陰嚢後方付着部で触診することができる。陰嚢を把持し，上方に引き上げて，S状曲遠位部を確認する。切皮は陰嚢の後方付着部の上方15cmを起点として，正中線に沿って約10cm切皮する（図16）。

2）鈍性に陰茎部まで分離する。陰茎は思ったよりも深い位置にあり，示指（人差し指）ほどの太さで硬い線維状の組織である。分離していくと，陰茎の周りに皮下脂肪組織や数層の弾性組織が見られる。陰茎の一部を引き出し，皮膚切開部に露出させる（図13A）。

　陰茎を捻転させたり，陰茎後引筋と陰茎の腹側面の関係を見失わないように注意する。尿道内に結石が存在していれば，触診が可能である。

3）もし，尿道内に結石を確認した際は，陰茎周囲組織の炎症が軽度であれば，陰茎の腹側面で結石の直上部に小切開を加えて，結石を除去する（図17）。

4）尿道を縫合閉鎖する前に，ほかに結石がないかを確認する。また，尿道が開通しているかどうかを検査するために，尿道の上方または下方にカテーテルを挿入して確認する。この際，滅菌した生理食塩液を注入することで，尿道の開通を確認することができる。尿道が壊死していなければ縫合閉鎖する。

5）縫合は合成吸収性縫合糸で，単純結節縫合か連続縫合を行うが，この際，尿道粘膜を貫通しないように気を付ける（図13B）。尿道の狭窄を最小限とするために，縫合中はカテーテルを留置して縫合すると良い。続いて，陰茎を正常位置に戻し皮膚を閉鎖する。尿道の壊死または縫合で壊死する可能性のある場合には，尿道と皮膚の切開創は，第二期癒合によって癒合するまで放置しておく。

6）尿道が破裂して陰茎や周囲組織に重度の障害があれば，陰茎を切断し造瘻術を行う。陰茎背動（静）脈を陰茎から注意深く分離し，基部側を8〜12cm残して切断する（図

7 尿道造瘻術

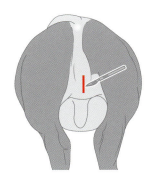

図16 下部尿道造瘻術の切皮部位

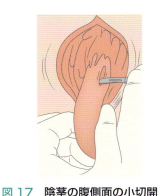

図17 陰茎の腹側面の小切開
陰茎周囲組織の炎症が軽度であれば，陰茎の腹側面で結石の直上部に小切開を加えて，結石を除去する。
文献5をもとに作成・一部改変

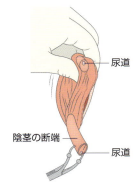

図18 陰茎の切断
陰茎背動（静）脈を陰茎から慎重に分離し，基部側を8～12cm残して切断する。
文献5をもとに作成・一部改変

18)。術者側から見れば，動脈と静脈は陰茎の露出した断端の腹側で見られ，これらの血管を結紮する。陰茎の断端を皮膚に固定する前に，陰茎断端を十分に分離しておく。切断した陰茎の近位断端の皮膚への縫合は，上部尿道造瘻術と同様である。陰茎断端と皮膚を縫合するときに，陰茎断端が過度に緊張して皮膚に包み込まれないように，断端は6～8cm程度露出させる。

7) 露出した陰茎の断端を下腹方向に向け，2カ所を皮膚に縫合固定する。この縫合は，皮膚，白膜ならびに陰茎海綿体を穿通する。この場合に注意すべきことは，尿道内腔を損傷させないことである。手術の失敗によって尿道閉塞が起こることもあるので，陰茎の断端が屈曲しないように注意しなければならない。次いで，切断した陰茎断端の尿道を皮膚に縫合する（図19）。この部分の縫合は，尿道口が小さくなりがちなので注意する。

皮下の浮腫やフレグモーネの徴候があり尿道が閉塞した牛では，通常，尿道破裂を起こしている。組織内に尿が浸潤した場合は，下腹部皮膚に激しい炎症による血液，滲出液などの貯留が生じる。それらの排液

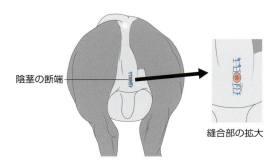

図19 切断した陰茎断端の創口部皮膚への縫合
文献13をもとに作成・一部改変

を容易にするために，皮下腹壁静脈を避けて，包皮の側方に外科刀で数カ所大きく縦切開を加える（図20）。この方法は，激しい炎症の経過を緩和する一助となる。

術後管理

術後に注意すべき点は，出血と排尿の確認である。成熟した雄牛などでは，断端から相当量の出血が見られることがあるため，その場合は止血処置を行う。尾椎硬膜外麻酔を用いると，排尿が見られるまでに少し時間がかかる。勢いの良い排尿が見られない場合は尿道カテーテルを入れるのも1つの方法であるが，その際に開

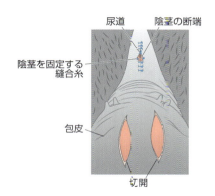

図20　貯留液排液のための包支周囲の切開
文献13をもとに作成・一部改変

口部付近の壊死組織などを押し込まないよう注意が必要である。

排尿を確認できない場合には，切断部より近位に結石が詰まっている可能性がある。その際は，尿道カテーテルを挿入して膀胱内に結石を押し込む必要があるが，尿道背側憩室があるため，膀胱まで到達しない場合にはカテーテル先端を斜めにカットするなど加工する必要がある。膀胱内にカテーテルを留置する場合は，バルーンカテーテルを使用するのが望ましい。ただし，カテーテルの長期留置は尿路感染のリスクが高くなるだけでなく，膀胱麻痺や膀胱アトニーのリスクも高くなるため，術後すぐにと畜場へ出すのでなければ，抗菌薬を数日間投与する。

重症例では，大量の輸液，利尿剤を投与し，肥育末期の牛ではBUNが正常値近くに回復した時点でと畜する。牛の状態によるが，出荷可能と判断できる状態，月齢になれば早期に出荷するのが望ましい。

肥育途中の牛では，再発防止の目的で塩化アンモニウムを1日125～150 mg/kgまたはウラジロガシエキス100～200 mg/kgを7～10日間経口投与し，同時にビタミンAを添加する。術後しばらくは粗飼料を主体に給与し，濃厚飼料は徐々に増量する。

尿道造瘻術の最も一般的な合併症は，上行性感染による膀胱炎である。上行性感染を防ぐため，できるだけ清潔な環境で飼育するとともに，牛体，特に会陰部を清潔に保つようにする。

山羊の尿道造瘻術

山羊の尿路閉塞は，雄・去勢山羊において発生する一般的な疾患であり，牛と同様に，緊急的処置が必要な場合が多い。牛と比較すると，外見からの病態の評価が難しく，起立し歩行する姿から緊急性がないように見えても，実は重篤な状態であることが多いので注意が必要である。山羊の尿路閉塞の外科的治療の1つである尿道造瘻術について説明する。

山羊の泌尿器官の解剖

雄山羊の泌尿器の形態は，基本的に雄牛の形態と類似している。しかし，牛と異なる点がいくつかある。

尿道突起：山羊の尿道先端には，陰茎亀頭から伸びるややらせん状を呈した細い尿道突起があり，その先端に外尿道口が存在する（図21）。

陰茎の走行位置：陰茎（海綿体＋尿道）は，膀胱から尾側へ向かい会陰部に沿うようにゆるく屈曲し，会陰部下部でS状曲部を形成し包皮口へと向かう[15]（図22）。牛で陰茎を確認するには，半腱半膜様筋を数cmの深さで切開する必要があるが，山羊は会陰部表層に陰茎が存在するため，皮膚を切開し半膜様筋正中の筋膜を切開すると，陰茎をすぐに確認できる。

海綿体と尿道の位置関係：陰茎は，陰茎海綿

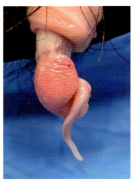

図21 山羊の尿道突起

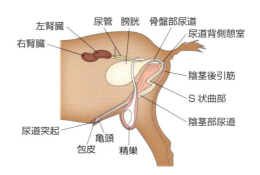

図22 雄山羊の尿道解剖図
文献15をもとに作成・一部改変

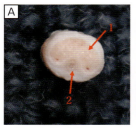 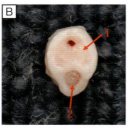

図23 山羊陰茎断面
A：S状曲部より上部，B：S状曲部より下部。
1：陰茎海綿体，2：尿道。

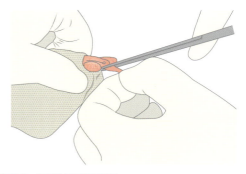

図24 尿道突起切断術
文献16をもとに作成・一部改変

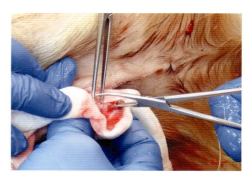

図25 尿道突起切断後，陰茎亀頭に開口した尿道口を確認し，カテーテルを挿入する

体・尿道海綿体・尿道からなる。横断面を見ると，陰茎腹側（会陰部以降は頭側）の大部分が陰茎海綿体からなり，反対側に尿道海綿体に囲まれた尿道が存在する。牛の尿道は陰茎のやや中心よりに存在しているが，山羊の陰茎は尿道海綿体が少ないため，薄い尿道海綿体に囲まれた尿道が，陰茎の大部分を占める陰茎海綿体に付着するように存在している。陰茎は下部に行くにつれ楕円形を呈し，陰茎を縦切開し尿道にアプローチする際は，薄い尿道海綿体を切開するだけで尿道に到達することができる（図23）。

外科的治療

1 尿道突起切断術

尿道突起切断術とは，陰茎先端にある尿道突起を露出し，尿道突起を基部から切断する方法である[16]（図24）。基部で切断することで，尿道口は陰茎亀頭に開口することになる（図25）。

鎮静下で座位保定し，2％リドカインゼリーを包皮口内に注入する。包皮周囲の皮膚を尾側方向へ引く。次に陰茎を牽引するが，鎮静下で行っても嫌がり，牽引が困難なときがある。陰茎の先端が露出したら，すぐにガーゼでしっか

り保持し，さらに露出させるように牽引し，包皮粘膜まで露出させる[17]。包皮周囲の皮膚を尾側へ引いても陰茎先端が露出しない場合は，アリス鉗子などを用いて包皮内から陰茎を牽引してくる。細い鉗子を使うと，牽引時に尿道突起がちぎれてしまうこともあるので注意が必要である。

尿道突起切除後，陰茎亀頭に開口した尿道口よりカテーテル（8 Fr ネラトンカテーテルなど）を挿入する。陰茎を牽引するとS状曲部は伸長するため，膀胱近位の結石による閉塞の場合でも，カテーテルにより結石が移動し，排尿が認められるようになることが多い。カテーテルは順調に挿入できても，多くの場合，尿道背側憩室に入る。尿道に逆行性の強い水圧をかけることは，尿道の損傷を招くため推奨されない。会陰尿道造瘻術を行った場合も，併用してこの尿道突起切断術を実施し，再発時の尿道突起への尿石の貯留を予防しておくことを推奨する。

② 会陰尿道造瘻術

日本では山羊は愛玩用に飼養されていることが多く，美容的外観の面からもほかの選択肢があるのであれば，会陰尿道造瘻術は最後の選択肢としたい。

会陰尿道造瘻術は会陰部皮膚を切開し，尿道を牽引し露出させ，会陰部に新たに尿道口を形成する方法である。尿道切開の方法は，尿道を完全に切断する尿道切断式と，尿道を縦切開し尿道粘膜を露出させ皮膚に縫着させる尿道非切断式がある[18~20]。尿道造瘻術を実施後，長期間飼養することを考えると，尿道断端部が直接皮膚外へ露出する尿道切断式より，尿道粘膜の一部のみが皮膚から露出する尿道非切断式の選択を推奨する。

山羊の陰茎は解剖の項でも述べた通り，会陰部表層に存在するため，皮膚を切開したのちに半膜様筋正中にて筋膜を切開すると，陰茎をす

ぐに確認できる。また，切開部への陰茎の牽引は非常に容易で，牛のように力を加えて牽引する必要がない。力を加えて牽引すると，陰茎を引き出しすぎるので注意する。

尿道は陰茎表層に位置しているため，海綿体を深く切開せずに尿道にアプローチ可能であるが，逆に深く切開しすぎて尿道を縦切断しないように注意が必要である。

おわりに

肉牛を診療対象としている獣医師にとって尿路閉塞は比較的よく遭遇する疾患である。そのため，臨床獣医師の方々は，合併症発生率の低下や術後のQOLを向上させる様々な術式を考案している。それら技術も紹介したいが，本項では基本的な術式について紹介し，理解してもらうことを目的とした。

手術のポイント

上部尿道造瘻術

- 陰茎周囲の組織を十分に鈍性剥離して尾側に牽引し，陰茎を創外に引き出す。その際，尿道と切開部の間に鉗子などを入れておくと，引き出した陰茎が腹腔内に戻らない。
- 陰茎をできるだけ遠位で切断し，次いで陰茎後引筋をできるだけ近位で切断する。
- 陰茎断端の固定部位を比較的高く設定する。

下部尿道造瘻術

- 陰茎の一部を引き出し，皮膚切開部に露出させた際に，陰茎を捻転させたり，陰茎後引筋と陰茎の腹側面の関係を見失わないように注意する。
- 陰茎背動（静）脈を陰茎から注意深く分離し，基部側を8~12cm残して切断する。
- 陰茎の断端を皮膚に固定する前に，陰茎断端を十分に分離する。
- 露出した陰茎の断端を下腹方向に向け，2カ所を皮膚に縫合固定する。この縫合は，皮膚，白膜ならびに陰茎海綿体を穿通させる。

文献

1 ）Makhdoomi DM, Gazi MA : *Vet World*, 6（4）, 233-238（2013）

2 ）Radostits OM, Gay CC, Hinchcliff KW, et al. : *Veteriniary Medicine. A Textbook of the Disease of Cattle, Horses, Sheep, Pigs and Goats 10th ed.*, 561-570, Saunders Elsevier, Philadelphia（2007）

3 ）Gunson DE : *J Am Vet Med Assoc*, 182, 263-266（1983）

4 ）Behm RJ, Berg IE : *Compend Cont Educ（Pract Vet）*, 9, 698（1987）

5 ）Dunn MJ, Zambraski EJ : *Kidney Int*, 18（5）, 609-622（1980）

6 ）Clive DM, Stoff JS : *N Engl J Med*, 310（9）, 563-572（1984）

7 ）Krook L, Wasserman RH, Shively JN : *Cornell Vet*, 65（1）, 26-56（1975）

8 ）Tudor RA, Papich MG, Redding WR : *J Am Vet Med Assoc*, 215（4）, 503-506（1999）

9 ）Adams R, Brown M, Gronwall R : *Vet Rec*, 120（12）, 277-278（1987）

10）Schuh JC, Ross C, Meschter C : *Equine Vet J*, 20（1）, 68-71（1988）

11）加藤嘉太郎，山内昭二：改著 家畜比較解剖図説 下巻，93，養賢堂，東京（1995）

12）加藤嘉太郎，山内昭二：改著 家畜比較解剖図説 下巻，167，養賢堂，東京（1995）

13）竹内 啓，小池壽男，高橋 貢ら編：獣医外科手術，669-672，講談社，東京（1994）

14）Hendrickson DA, Baird AN : *Turner and McIlwraith's Techniques in Large Animal Surgery, 4th eds.*, 215-219, Wiley Blackwell, Hoboken（2013）

15）Fecteau ME: *Comparative Veterinary Anatomy*, 1127-1134, Academic Press, London（2021）

16）Boundy T: *Sheep and goat practice Volume 2*, 1-18, WB Saunders, Philadelphia,（1998）

17）Videla R, Van Amstel S: *Vet Clin North Am Food Anim Pract*, 32（3）, 687-700（2016）

18）Weaver AD, Jean ST, Steiner A：牛の外科マニュアル第2版（田口 清 監訳），チクサン出版社，東京（2008）

19）Gasthuys F, Martens A, De Moor A: *Vet Rec*, 138,（1）, 17-19（1996）

20）Marsh H, Safford JW: *J Am Vet Med Assoc*, 30（8）, 342-344（1957）

各論：手技の実際

8 陰茎血腫

◆ 必要な外科器具

基本セット
- メス柄　　　　　　　1
- メス刃　　　　　　　1
- 鑷子(有鉤・無鉤)　各1
- 外科剪刀　　　　　　1
- 持針器　　　　　　　1

- モスキート鉗子(直・曲)
　　　　　　　　　　各2
- ペアン鉗子(直・曲)　各2
- 腹膜鉗子　　　　　　2
- タオル鉗子　　　　4〜6
- 縫合糸　　　　　適宜

- 縫合針(角針・丸針)　適宜
- 滅菌ドレープ　　　適宜
- 滅菌ガーゼ　　　　適宜

その他
- 臍帯テープ　　　　　1

陰茎血腫は「陰茎破裂」や「白膜裂傷」とも呼ばれ，当然のことながら牛での発症は，肉用雄牛や種雄牛などに限られる。滑りやすい床で滑走，転倒し陰茎がひどく屈曲したり，粗雑な精液採取手技，自然交配時の不慮の事故などで生じる。

種雄牛は陰茎血腫を生じると，精液中に血液が混入することから，その精液は使用不能となり，さらには，心的外傷によって交尾欲減退や欠如症，交尾不能症となることもある。そのため，適切な治療が実施されなければ，種雄牛としての役割を失うことにもつながる重要な疾患である。

解剖学的構造

牛の陰茎の長さは約1mで，そのうち1/4がS状曲部に関与している。陰茎本体は2種類の海綿体組織(尿道海綿体と一対の陰茎海綿体)で構成され，硬い線維性の白膜で覆われている(各論7「尿道造瘻術」を参照)。海綿体内を血管が走行しており，勃起時には陰茎海綿体内の血圧は1万4,000mmHgを超えるとも言われている。そのため，陰茎が急に屈曲すると陰茎海綿体内の血圧が上昇し，白膜が裂け血腫を引き起こす。

陰茎後引筋付着部は屈曲が必要で組織学的に脆弱になっていることから，陰茎血腫は陰茎後引筋付着部の反対側で生じることが多い[1](図1A矢印)。白膜の損傷は通常，陰茎に対して横方向に長さ2〜7.5cmで生じるが，円周方向に180度以上になることはほとんどない(図1B)。白膜が裂ける長さは裂傷時の陰茎海綿体内の血圧が関与している。裂傷部位から血液が皮下に漏出すると同部位の腫脹が見られるが，漏出する血液量は白膜の裂傷の長さではなく，勃起時間(繁殖行動回数)が関与する。

診断

身体診察において陰嚢の頭側に形成される腫脹は，陰嚢血腫を疑う重要な徴候である(図2)。腫脹部位は，血栓が形成しはじめる受傷後4日目頃までは軟らかいが，血栓が線維化しは

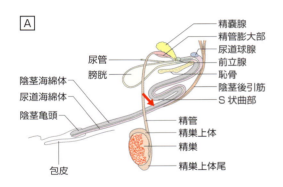

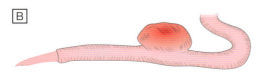

図1　陰茎血腫の好発部位（A）と形状（B）
A：文献2をもとに作成・一部改変
B：文献3をもとに作成・一部改変

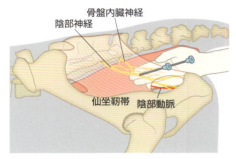

図3　陰部神経伝達麻酔
文献4をもとに作成・一部改変

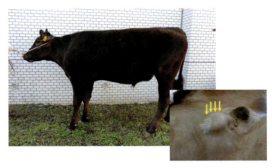

図2　陰嚢の頭側に形成された陰茎血腫

じめる10日目を過ぎた頃から次第に硬くなってくる。

陰茎を検査する際や軽い外科的処置を行う際には鎮静を要するが，1tを超えるような種雄牛を横臥させる際には自重による橈骨神経麻痺に注意が必要である[1]。陰部神経伝達麻酔は起立位で検査および処置が実施できるため，牛に与えるストレスが少ない局所麻酔法である[4]。陰部神経は第二～四仙骨神経から起こり，陰部動脈と並走して坐骨弓において骨盤腔を出て，雄牛では陰茎背神経となって陰茎背面を前走し，数枝を出して海綿体，包皮に分布する[5,6]

（図3）。したがって，この陰部神経をブロックすることで，陰茎の麻酔が可能である。陰部神経麻酔は，1回の麻酔で30分～1時間程度効果が持続する。

治療

陰茎血腫の治療には内科的治療と外科的治療があるが，その選択には血腫の大きさと受傷後の経過時間が判断材料となる。

内科的治療は，抗炎症薬の全身投与と2～3週間の腫脹部への湿布剤の塗布を行い，二次感染予防として抗菌薬の全身投与を1週間行う。

また，陰茎裂傷部の修復を促すため，種雄牛では繁殖への供用を60～90日間休止させる。内科的治療を選択した際は，陰茎裂傷部が包皮内で不整に癒着しないように1日数回，陰茎を包皮から露出させる必要がある。包皮内で癒着が生じた場合は陰茎が包皮外へ露出不能となり，治癒まで時間を要することになる。

一方，触診で陰茎後引筋付着部付近まで波及しているような広範囲の血腫の場合には，外科的治療を要する。外科的治療は，癒着などの合併症の発生率を減少させる以外に，細菌増殖の温床となる血液培地を除去することで，癒着の形成と感染のリスクを減少させる。

受傷してしばらく時間が経過すると，陰茎部に肉芽形成や線維化が見られ手術困難となるため，外科的治療の適応時期の理想は受傷後1時

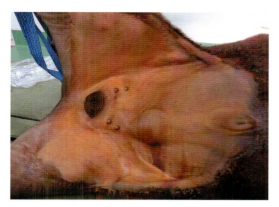

図4　手術時の保定（後肢開脚姿勢）

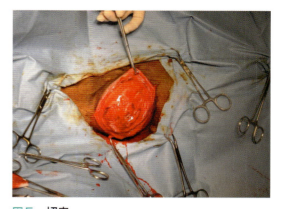

図5　切皮
血腫が見える皮下織まで切開する。

間程度と言われているが，受傷後すぐに発見できることは少ない．外科的治療の次のチャンスは，線維化が消失する受傷後3週間目頃である．

術式

1 麻酔と手術準備

手術72～48時間前から絶食する．手術は，鎮静-陰部神経麻酔，もしくは可能であれば全身麻酔下で行う．横臥位で保定し，後肢開脚姿勢をとる（図4）．

2 手技

最も腫脹している部位を10～13cm程度，血腫を確認できる皮下組織まで切開する（図5）．陰茎は血腫によって体表側に押し出され，想定以上に皮膚に近い部位に存在している場合があるため，陰茎を傷つけないように注意する．

陰茎背側神経を損傷させないために，受傷部位周囲の血餅は用手除去する．受傷後の経過時間が短ければ白膜の裂傷部位を確認することは容易であるが，時間が経過しフィブリンの沈着や肉芽組織の形成が認められる場合は，陰茎周囲の白膜を注意深く剥離して裂傷部位を見つける必要がある．この際，受傷部位から遠位および近位（陰茎後引筋周囲）の癒着を同時に剥離しておく（図6）．

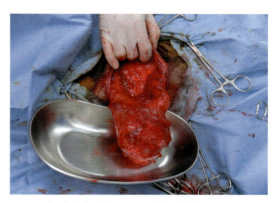

図6　血腫形成部位周囲の癒着剥離後

血腫を完全に除去したら（図7A，B），白膜裂傷部の辺縁をデブリードメントし新鮮創とする（図8）．裂傷部位は，合成吸収性縫合糸（USP 0～2-0）を用いて単純連続縫合で縫合する（図9）．縫合しなくても二次的な治癒と欠損部の線維性結合は期待できるが，陰茎海綿体と背側血管の間に血管シャントが形成される可能性があるため，欠損部は縫合することが望ましい[7]．陰茎の筋膜は，合成吸収性縫合糸（USP 2-0）を用いて単純連続縫合で縫合する．

成書では，皮膚は非吸収性素材の単純な断続縫合または垂直マットレス縫合や合成吸収性縫で閉鎖するとある．しかしながら，抜糸時の危険性を考慮すると，合成吸収性縫合糸で埋没縫

8 陰茎血腫

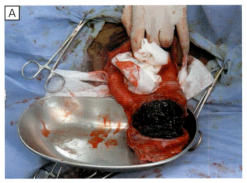 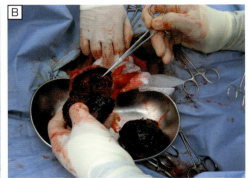

図7　血腫の除去

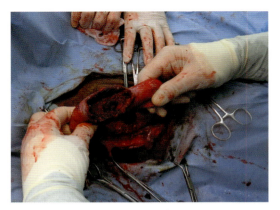

図8　白膜裂傷部の辺縁のデブリードメント

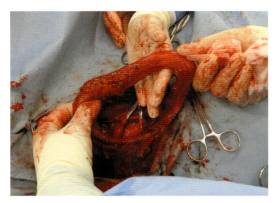

図9　白膜裂傷部位の縫合

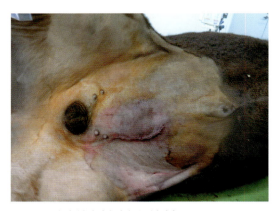

図10　皮膚縫合（皮内埋没縫合）

合することを勧める（図10）。
　術後に包皮の炎症，腫脹，脱出により陰茎の用手での引き出しが困難なケースが予想される場合，臍帯テープのような幅の広い紐（図11 A）を陰茎背側に尿道内に貫通しないように通して結紮しておくことで，術後の陰茎の操作が容易になる（図11 B）。

3 術後管理

　術後感染予防を目的として，抗菌薬（ペニシリン）を5日間投与する。手術部位に漿液腫が形成され排液が必要となる場合もあるが，一般に漿液腫は術後10日ほどで自然に吸収される。皮膚を非吸収性縫合糸で閉腹した場合は，術後10日目に抜糸する。
　種雄牛では術後の性的安静期間は60〜90日程度ほど必要と言われているが，6カ月必要との報告もある。Musserら[8]は，性的安静期間が2カ月未満であった雄牛における陰茎血腫の再発率が40%であったと報告している。

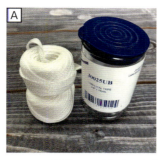
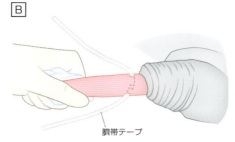

臍帯テープ

図11 臍帯テープ（A）と陰茎背側への臍帯テープの設置（B）
文献3をもとに作成・一部改変

受傷した雄牛のほとんどは，その繁殖期は繁殖に供用することはできない。

合併症と予後

各治療後の血腫の再発率について，内科的治療では50%，外科的治療では25%と言われている[1]。また，Musserら[8]は，血腫の治療について，外科的治療の方が内科的治療よりも2.8倍良好な予後が得られたと報告している。特に幅20 cm以上の大きな血腫では，外科的治療の成功率は80%であったのに対し，内科的治療での成功率は33%であった。幅20 cm未満の小さな血腫に対する治療法については，内科的治療および外科的治療の治癒率に差はみられなかった。

陰茎血腫の合併症として，陰茎背側神経の損傷や海綿体の血栓形成や血管シャントがあり，射精不能や交尾不能，術後の勃起不全の原因になると考えられている[1]。

上記の治癒率については，受傷からの経過時間や合併症の有無について検討されていないため，内科的治療・外科的治療の選択についての判断基準はまだ議論する必要があるが，受傷から時間が経過した例においても，腫脹が重度で内科的治療では根治が望めないと思われる場合には積極的に外科的介入すべきである。

おわりに

臨床現場で種雄牛の陰茎血腫に遭遇することはあまりないが，肉用雄牛では種雄牛よりも遭遇する機会は多くある。日頃あまり注意してみる部分ではないため，「慌てて沈（チン）しない」ためにも，その対応について頭の片隅に置いておいてほしい。

手術のポイント

- 血腫によって陰茎が体表側に押し出され，想定以上に体表近くに存在している場合があるため，アプローチする際には注意して切開する。
- 陰茎背側神経を損傷させないために，受傷部位周囲の血餅は用手除去する。
- 陰茎海綿体と背側血管の間に血管シャントが形成される可能性があるため，裂傷部位は縫合することが望ましい。
- 抜糸時の危険性を考慮すると，皮膚は合成吸収性縫合糸で埋没縫合することを推奨する。

8 陰茎血腫

文献

1）Walker DF, Vaughan JT : *Bovine and Equine Urogenital Surgery*, Lea & Febiger, Philadelphia（1980）

2）König HE, Liebich HG : Male genital organs（organa genitalia masculina）In: *Veterinary Anatomy of Domestic Animals: Textbook and Colour Atlas. 6th Ed*, 433-435, Schattauer GmbH, Stuttgart（2014）

3）Hendrickson DA, Baird AN : *Turner and McIlwraith's Techniques in Large Animal Surgery 4th ed.*, 215-219, Wiley Blackwell, Hobboken（2013）

4）Muir WW, Skarda RT, Bednarski RM, et al. : *Handbook of Veterinary Anesthesia 3rd ed.*, 68, Mosby, St. Louis（2000）

5）加藤嘉太郎，山内昭二：改著 家畜比較解剖図説 下巻，274，養賢堂，東京（1995）

6）Wolfe DF, Moll HD : *Large animal urogenital surgery, 2nd ed*, 181-207, Williams & Wilkins, Baltimore（1998）

7）Young SL, Hudson RS, Walker DF : *J Am Vet Med Assoc*, 171（7），643（1977）

8）Musser JM, St-Jean G, Vestweber JG, et al. : *J Am Vet Med Assoc*, 201（9），1416-1418（1992）

各論：手技の実際

9

去勢手術

◆ 必要な外科器具

基本セット
- メス柄　　　　　　　　　1
- メス刃　　　　　　　　　1
- 鑷子(有鈎・無鈎)　各1
- 外科剪刀　　　　　　　　1
- 持針器　　　　　　　　　1
- モスキート鉗子(直・曲)
  　　　　　　　　　　　各2
- ペアン鉗子(直・曲)　各2
- 腹膜鉗子　　　　　　　　2
- タオル鉗子　　　　4〜6
- 縫合糸　　　　　　　適宜
- 縫合針(角針・丸針)　適宜
- 滅菌ドレープ　　　　適宜
- 滅菌ガーゼ　　　　　適宜

種雄牛になれない雄子牛の多くは去勢され，牛肉生産に貢献している。精巣が成熟すると，ライディッヒ細胞よりテストステロンが産生される。そのテストステロンレベルを低下させると，攻撃性が低下する。攻撃性の低下は，牛同士の闘争や管理者への危害リスクの減少につながるため，牛群を管理するうえで重要である。また，雄牛(未去勢)に筋肉のpHが高くなる(ダークカッター)ことで，味覚に悪影響を与える可能性がある[1〜3]。去勢により筋肉のpHが下がり，霜降り，やわらかさなどが促進され，全体的な肉の品質が向上すること，またアタリ(外傷)をはじめとする瑕疵を抑えることで，その枝肉は高い市場価格で取引される[4〜8]。さらに，消費者や販売者が求める安定した肉質を提供することは肉生産の目的の1つであることから，去勢はその一助となる技術である。

去勢は，精巣を外科的に摘出する，修復不可能なほど損傷させる，または血液供給を途絶させ萎縮させることで達成され[6](図1)，その方法は，大きく分けて物理的処置，化学的処置，免疫学的処置の3つに分類される。

必要な解剖学的知識

雄の生殖腺は精巣であり，副生殖器とは生殖腺(精巣)を除く生殖諸器官の総称である。副生殖器は管状構造を持つ器官(精巣上体，精管，尿道)，これに接続する排泄管を持つ腺性器官の副生殖腺(精嚢腺，前立腺，尿道球腺)および交尾器(陰茎)に区分される[9](図2)。

精巣は内精筋膜と呼ばれる包膜で包まれ，精巣実質は精細管とその間隙を埋める間質組織で構成されている(図3)。精巣の主な機能は，精子形成と精巣ホルモンの分泌である。精子形成は精細管壁でなされ，精細管腔には管壁に接してところどころにセルトリ細胞が存在し，その細胞間に各段階の精細胞が配列，さらに内腔にはセルトリ細胞から遊離した精子が浮遊している。精子は精細管，直精細管，精巣網，精巣輸出管を経て，精巣上体頭へと輸送される。間質組織は血管，リンパ節およびライディッヒ細胞で構成されている。精巣動脈は何度も旋回してコイル状となり，精巣静脈は蔓状に精巣動脈を取り囲み，蔓状静脈叢を形成している。

性腺刺激ホルモン放出ホルモン(GnRH)の刺

9 去勢手術

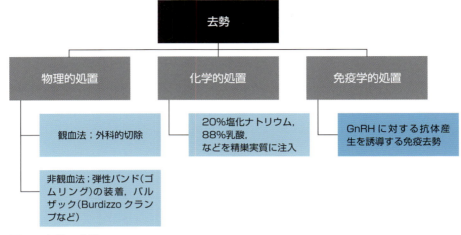

図1 去勢の方法

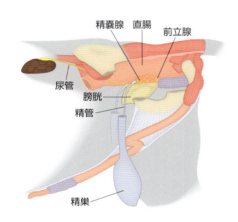

図2 雄牛の生殖器解剖図

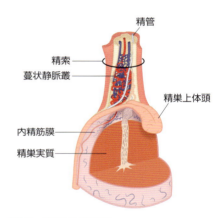

図3 精巣の解剖図

激で下垂体前葉より卵胞刺激ホルモン(FSH)と黄体形成ホルモン(LH)が分泌され，FSHはセルトリ細胞での精子形成やインヒビン分泌を，LHはライディッヒ細胞でのテストステロン分泌を，それぞれ刺激する．またライディッヒ細胞からテストステロンを享受したセルトリ細胞は，精子形成の促進やエストロジェン分泌が行われる(図4)．

実施時期について

American Association of Bovine Practitioners(AABP)の指針[10]では，できるだけ早い時期に去勢を行うことで，手術に伴う牛のストレスを軽減するとされている．国内では，「アニマルウェルフェアの考え方に対応した肉用牛の飼養管理指針(第6版)」において，離乳時期などと重ならないように配慮したうえで，牛へのストレスの防止や感染症の予防に努めつつ，AABPでの指針と同様に，3カ月齢までに行うことを推奨している[11]．ただし，免疫学的処置の場合はこの限りではない．

以前の成書では，去勢による尿路結石症の発症を防ぐため，4カ月齢以降での去勢を勧めていた．しかし，そもそも尿路結石症の主な原因は飼養管理にあり，去勢時期と尿路結石との関

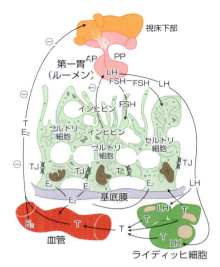

図4 精巣における内分泌の階層的調節
AP：下垂体前葉，PP：下垂体後葉，FSH：卵胞刺激ホルモン，LH：黄体形成ホルモン，E_2：エストラジオール，T：テストステロン，TJ：タイトジャンクション

係については意見が分かれている。

去勢方法1：物理的処置

1 観血法

観血法は，精巣を外科的に摘出する方法である。従来から行われている精索を結紮し摘出する方法，挫切鋏により精索を切断し摘出する方法，精索を捻じ切り摘出する方法（Henderson法）がある。Henderson法は，もともと馬の去勢で行われていた方法であるが，最近では牛への応用が国内外で見られる。本項では，精索を結紮し，精巣を摘出する基本的な去勢方法について説明する。

1）鎮静および局所麻酔

キシラジンは，投与用量に応じて起立位および横臥位の両方で鎮静作用を示す。また，投与により，去勢直後の苦痛を示す行動やストレスの指標である血中コルチゾール濃度を低下させた報告がある[12]。局所麻酔には複数の国でアニマルウェルフェア（動物福祉）の視点から，去勢時の使用が義務付けられており，観血法に限らず，その使用が推奨されている。

投与部位として，精巣実質や陰嚢遠位部[13]をはじめ，精索や陰嚢頚部[14]への投与があり，いずれも血中コルチゾール濃度を低下あるいは消失させることが報告されている。

2）手術準備

術後感染症の予防のため，ペニシリンやマイシリンなどの抗菌薬を，定められた用量および用法にて，術前に投与する。

保定方法は，起立位もしくは横臥位となる。立位で行う場合は，保定者により尾を挙上させ，牛の気を紛らわせたりするなどの補助を要する。横臥位の場合は，キシラジンなどの鎮静剤の投与により十分に不動化し，四肢をしっかり縛る。術者は，起立位の場合は真後ろから，横臥位の場合は会陰部あたりから，それぞれアプローチをはじめる。

局所麻酔として，精巣実質，陰嚢遠位部，あるいは陰嚢頚部に，局所麻酔薬（プロカイン，リドカイン）を3〜5 mL注入し，浸潤麻酔を行う。

陰嚢および鼠径部の皮膚は，消毒液で洗浄した後，陰嚢の皺をしっかり伸展させ（例えば，両側精巣をしっかり下降させ陰嚢を遠位方向へ張る），陰嚢およびその周辺の鼠径部の皮膚にポビドンヨード剤を塗布する。塗布後3〜4分程度放置し，70%アルコールで洗い流し，ドレープで陰嚢周囲を覆う。

3）手術

精巣を十分に下降させ，陰嚢皮膚を緊張させ，母指（親指）と示指（人差し指）で精巣を固定し，陰嚢遠位部から精巣を創外に露出できる長さに切皮する。切皮は，左右それぞれの陰嚢皮膚に対し陰嚢縫線と平行に行う方法（図5A），もしくは陰嚢を強く牽引し陰嚢先端を横切断する方法がある[15]。後者の場合，術後の創面の露出が多く，その後の発育に影響を及ぼすことが報告されている[16]。

9 去勢手術

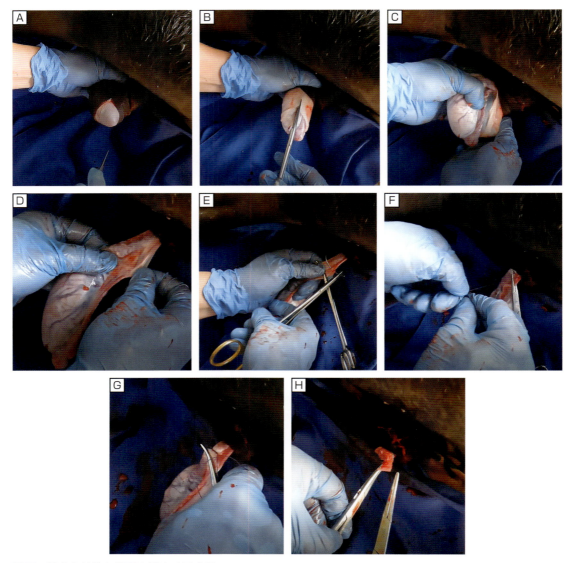

図5 精索を結紮し精巣を摘出する方法
A：陰嚢の切皮，B：内精筋膜の露出，切開，C：精巣上体間膜の切断，D：精索の露出，E：精索へ結紮糸を貫通，F：蔓状静脈叢側の結紮前，G：蔓状静脈叢側の結紮後，H：精管側を結紮し，切断した後の出血の確認。

　内精筋膜を露出し，一部に切開を加え，そこから鋏で切開線を拡げ，精巣実質を露出させる（図5B）。精巣間膜を鈍性に剥離し，精巣上体尾部と内精巣膜をつなげている精巣上体間膜を切断する（図5C）。さらに，精索と内精筋膜を剥離し，精索を露出させる（図5D）。
　精索を鉗子で把持し，鉗子より近位側で結紮する（図5E）。この際，精巣近くで把持すると離断後に精巣の一部が残存する恐れがあり，また精索の近位側にかけると結紮が難しくなるので注意が必要である。精管と蔓状静脈叢の間，もしくは精管自体に結紮糸を貫通させる，いわゆる刺通結紮を行う（図5F，G）。
　結紮糸は吸収性縫合糸を用い，はじめに蔓状静脈叢側の結紮を行う（図6①）。この際，鉗子を一時的に緩めた状態で行うと強固な結紮が可

200

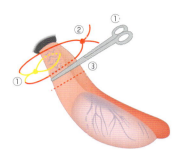

図6　刺通結紮
鉗子を緩め，蔓状静脈叢側の結紮を行う(①)。糸の両端を精管側に反転させ，精管側を結紮する(②)。鉗子の遠位側の精索を剪刀で切断する(③)。

能となる。結紮後，余った糸は切らず，片方の結紮糸を精索の下を通して精管側へ持ってくる。ここで，精索の上から持ってきたもう片方の結紮糸と結紮し，精管を結紮する(図6②)。続いて，鉗子の遠位側の精索を剪刀で切断する(図6③)。

切断後，別の鉗子で近位側の精管を挟み，もともと挟んでいた鉗子を離し，出血がないかを確認する(図5H)。止血の確認後，断端をポビドンヨード剤で消毒し，陰嚢内に還納させる。これを左右の精巣で行う。切開した陰嚢は，術後の滲出物排出の目的のため，通常，縫合は行わない。

4）術後

術後，出血や感染の有無を少なくとも4日間，観察を行う。また，特に陰嚢の縫合を行わない場合は，新しく，かつ乾燥した飼養環境にて繋養するなど，術後感染症への配慮が必要である。疼痛は，フルニキシンメグルミンを局所麻酔薬と併用することで，緩和することが報告されている[17]。

2 非観血法

バルザック(Burdizzoクランプ)やゴムリングを使用し，陰嚢頸部を挫滅および絞扼する方法である。しかし，アニマルウェルフェアの観点やその後の慢性疼痛による発育への負の影響から，現在では行われなくなってきている。また，十分な挫滅や絞扼が行われないと，結果として，精巣機能が一部残存し，雄性化することがある。

去勢方法2：化学的処置

化学的処置は，精巣実質内に88％乳酸や20％塩化ナトリウムを注入し，精巣実質の回復不能な損傷と機能喪失を引き起こすことを目的としている。しかし，テストステロン産生が抑制できなかったり，陰嚢の壊死を引き起こしたりするなど，その効果には議論の余地がある[17]。

去勢方法3：免疫学的処置

免疫学的処置は，一般的にGnRHに対する抗体産生を誘導する抗原物質を注射し，内因性ホルモンの産生を減少させる方法で，欧州では広く用いられている去勢法である。この方法と外科的方法を比較して，去勢後の体重，平均日増体重が増加することが報告されている[18]。しかし，1回の投与によるGnRHの抑制効果は限定的であるため，再投与の必要がある。

おわりに

去勢は，古くから行われている肉用生産に必要な技術である。しかしながら，アニマルウェルフェアに配慮し，いかに安全に施術でき，かつ動物への苦痛や疼痛の軽減を図れるかという観点から，今後もさらに去勢法の改良が必要とされている。獣医師として，「たかが去勢」ではなく，「されど去勢」の心を持って，日々の去勢法の技術を研鑽していく必要がある。

手術のポイント

- 精巣を十分に下降させ，陰嚢皮膚を緊張させ，母指と示指で精巣を固定し，陰嚢遠位部から精巣を創外に露出できる長さに切皮する。その際，精巣上体尾部付近を切開するとよい。

- 精巣を離断する際，精巣近くを鉗子で把持し離断すると，離断後に精巣の一部が残存する恐れがある。また精索の近位側にかけると結紮が難しくなるので注意が必要である。

- 精管と蔓状静脈叢の間，もしくは精管自体に刺通結紮を行う。結紮糸は吸収性縫合糸を用い，はじめに蔓状静脈叢側を結紮する。この際，鉗子を一時的に緩めた状態で行うと強固な結紮が可能となる。

文献

1) Iowa Agriculture Literacy：Castration – Why do they do that?（2016）〈https://iowaagliteracy.wordpress.com/2016/09/02/castration-why-do-they-do-that/〉2025年2月10日参照

2) Kent JE, Thrusfield MV, Robertson IS, et al.：*Vet Rec*, 138(16), 384-387(1996)

3) Stafford KJ：*Vet J*, 173(2), 333-342(2007)

4) Fisher AD, Crowe MA, Alonso de la Varga ME, et al.：*J Anim Sci*, 74(10), 2336-2343(1996)

5) Stafford KJ, Mellor DJ：*NZ Vet J*, 53(5), 271-278 (2005)

6) Currah JM, Hendrick SH, Stookey JM：*Can Vet J*, 50 (4), 375-382(2009)

7) Earley B, Crowe MA：*J Anim Sci*, 80(4), 1044-1052 (2002)

8) Fisher AD, Knight TW, Cosgrove GP, et al.：*Aust Vet J*, 79(4), 279-284(2001)

9) （公社）畜産技術協会：牛の人工授精マニュアル，5，畜産技術協会，東京(2004)

10) Castration guidelines〈https://www.aabp.org/Resources/AABP_Guidelines/Castration_Guidelines-2019.pdf〉2022年9月12日参照

11) （公社）畜産技術協会：アニマルウェルフェアの考え方に対応した肉用牛の飼養管理指針(第6版)，5，畜産技術協会，東京(2020)

12) Coetzee JF, Gehring R, Tarus-Sanf J：*Vet Anaesth Analg*, 37(6), 566-578(2010)

13) Stafford KJ, Mellor DJ, Todd SE, et al.：*Res Vet Sci*, 73(1), 61-70(2002)

14) Thüer S, Mellema S, Doherr MG, et al.：*Vet J*, 173 (2), 333-342(2007)

15) 南 三郎：獣医外科手術(小池壽雄，佐々木伸雄，高橋 貢 編)，699-702，講談社サイエンティフィック，東京(1994)

16) 福本奈津子，川端圭佑，浅田正嗣ら：黒毛和種雄育成牛における去勢方法が及ぼす発育への影響の評価〈http://www.nlbc.go.jp/tokachi/kachikueisei/eiseijouhou/ronbun/jb_castration.pdf〉2022年9月12日参照

17) Fordyce G, Hodge PB, Beaman NJ, et al.：*Aust Vet J*, 66(9), 272-276(1989)

18) Amatayakul-Chantler S, Hoe F, Jackson JA, et al.：*Meat Sci*, 95(1), 78-84(2013)

各論：手技の実際

10 潜在精巣摘出術

◆ 必要な外科器具

基本セット
- メス柄　　　　　　　　　1
- メス刃　　　　　　　　　1
- 鑷子(有鈎・無鈎)　　　各1
- 外科剪刀　　　　　　　　1
- 持針器　　　　　　　　　1
- モスキート鉗子(直・曲)　各2
- ペアン鉗子(直・曲)　　　各2
- 腹膜鉗子　　　　　　　　2
- タオル鉗子　　　　　　4〜6
- 縫合糸　　　　　　　　適宜
- 縫合針(角針・丸針)　　適宜
- 滅菌ドレープ　　　　　適宜
- 滅菌ガーゼ　　　　　　適宜

　動物種によって精巣の陰嚢内への下降時期は様々で，牛では比較的早く，妊娠90日齢以降の胎子期のうちに精巣が下降する。精巣の下降は，腹腔内移動，鼠径管への移動，鼠径管内の移動の3つで完了する[1]（図1）。精巣下降には，カルシトニン遺伝子関連ペプチド，インスリン様因子(Insl)3および抗ミューラー管ホルモン(AMH)などが関与し，精巣導帯の発育と退行を経て，鼠径管を通り，陰嚢内へと位置する[1,2]。

　潜在精巣は，精巣が陰嚢内に下降せず腹腔内に停留する先天異常で，牛での発生率は0.2%と言われている[3]。広義では精巣が鼠径部皮下に逸脱する精巣異所症も含まれる。腹腔内に停留した精巣(停留精巣)は，体腔内の温度が陰嚢内に比べ高いため，精子形成が阻害される[4]。また，潜在精巣には片側性と両側性があり，牛では左側の片側性が多く，鼠径管付近で停留していることが多い[3]。停留精巣は精子形成が阻害されるものの，内分泌学的障害は軽度とされて

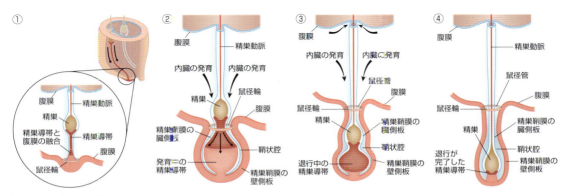

図1　牛の精巣下降の過程
①〜④の過程で，精巣導体の発育と退行を経て精巣が陰嚢内に下降。
①は腹腔内移動，②鼠径管への移動，③・④は鼠径管内の移動。

203

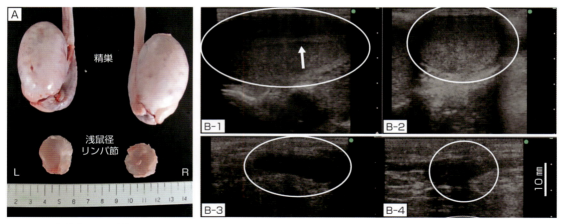

図2　正常牛（6カ月齢）における陰嚢内に下降した精巣と浅鼠径リンパ節の超音波画像
A：精巣と浅鼠径リンパ節の肉眼像。
B-1，2：陰嚢内精巣の経皮超音波画像（1：縦断像，2：横断像，矢印：精巣縦隔）。
B-3，4：浅鼠径リンパ節の経皮超音波画像（3：縦断像，4：横断像）。

おり，摘出せずに肥育した牛は，潜在精巣からテストステロン（T）が合成，分泌されるため，肥育後期において筋肉や骨格の成長を促進し雄性化した体型となり[5]，行動的にも雄性化することで，肉質が低下する。

潜在精巣の原因として，環境中に存在するInsl3の産生を阻害するようなエストロジェン様物質，抗アンドロジェン物質など考えられているが，はっきりとした原因は分かっていない。遺伝的要因も考えられることから，潜在精巣に罹患した雄動物は繁殖に供用しないことが推奨される。

診断

牛の潜在精巣は，去勢が行われる3カ月齢頃に発見されることが多い。停留精巣の場合，停留位置がどこかを体表から知ることは難しい。ただし，精巣逸所症では，鼠径部皮下に停留しており，体表からの触診あるいは超音波検査で発見できることが多い。その場合，起立位ではなく，横臥位や仰臥位にし，鼠径部付近の体表の緊張を解いたうえで，検査すると発見しやすくなる。ただし，超音波検査で鼠径部付近を探索する場合，浅鼠経リンパ節の存在に留意する必要がある。

図2は，浅鼠経リンパ節と正常に下降した精巣の超音波画像を比較したものである。両者の違いとして，精巣縦隔を描出できるか否かで浅鼠経リンパ節と区別することができる。

では，停留精巣がどこにあるかを調べるには，どのような方法があるのか。鼠径部や直腸から遠くない位置にある場合は，超音波検査で停留精巣を発見できることがある。停留精巣は正常に陰嚢内に下降した精巣に比べ発育が悪いが，図2で示したように，精巣縦隔をランドマークとすれば区別がつきやすい。また，生産現場では一般的でないが，腹腔鏡[6]やCT検査[7]によっても発見できることが報告されている。

潜在精巣では，その精巣が内分泌能を有していなければ必ずしも摘出する必要はない。精巣の内分泌能を評価するホルモンとして，①T，②AMHがある。

前述したように，Tは肥育時に雄様行動を示したり，肉質が低下するなどの影響がある。幼若期のT分泌が低値であることから，Tレベルを顕在化するために，ヒト絨毛性性腺刺激ホルモン（hCG）を投与し，その黄体形成ホルモン

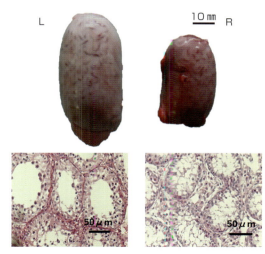

図3 同一牛(6カ月齢)における陰嚢内に下降した精巣(L)と潜在精巣(R)の肉眼写真と組織写真

(LH)様作用により一過性にライディッヒ細胞からのT産生と分泌を刺激し, hCG投与後に上昇する血液中のT濃度を調べる(hCG負荷試験)。以前より行われていた方法ではあるが, 思春期前の小児[8]や潜在精巣の牛[9]では, hCGを負荷した後の血中T濃度の動態が一定ではなかった報告がある。筆者らが調べた潜在精巣の牛でも, 必ずしもhCG負荷後にTレベルの増加が見られない個体が見られた。その理由として, 停留精巣では精巣の発育が悪いこと, また, Tを自ら産生する成獣型ライディッヒ細胞の数に問題がある可能性が考えられる(図3)。

一方, AMHは, 雄においてセルトリ細胞からのみ分泌されるホルモンで, 胎生期より合成, 分泌され, ミューラー管を退行させ, 生殖器を雄性化させる。胎子期から高いレベルで合成, 分泌されており, 成熟するにつれ低下するが, 消失することはない。Tはライディッヒ細胞のほかに副腎からも合成・分泌されるのに対し, AMHはセルトリ細胞からのみ分泌される。そのため, セルトリ細胞を有する精巣を摘出したり, 退行変性するようなことがあれば, 検出できなくなる。よって, AMHは精巣の存在を知るう

えで, 有用なホルモンと言える[10]。

治療

潜在精巣において, 内分泌能を有した停留精巣を摘出しない限り, 成長に伴いT産生を有することになる懸念を払拭することはできない。摘出は, 一般的に, 開腹手術で行われる。保定は横臥位よりも起立位で実施した方が腹腔内の停留精巣を探索しやすい。開腹手技については, 各論2(p.98)を参照されたい。

停留精巣の探索は, 腹腔鏡下手術では腹腔内にカメラが挿入されるため目視下で確認できるが, 開腹手術では困難である。腹腔内の停留精巣の探し方は, 鳥巣らの報告[11]が参考になる。

1 左側潜在精巣の場合(図4)

左腎臓をランドマークにその尾側の腹膜ヒダをゆっくりと入念に探索する。腹膜ヒダに存在する潜在精巣の停留位置によって, 頭側・腹側・尾側に分類できる。腹膜ヒダに精巣が存在しない場合, 左外側膀胱間膜前縁に存在することがあるので, 膀胱をランドマークにその背側にある左外側膀胱間膜の前縁を触知することで停留精巣を発見できる。また, 膀胱背側に存在している精管膨大部を触知し, そこから伸びる精管をたどり精索を牽引することでも見つけ出すことができる(図5)。

2 右側潜在精巣の場合(図6)

左側のように腹膜ヒダが背側から腹側にかけて懸垂していない。したがって, 右側潜在精巣の場合には, 右外側膀胱間膜周辺の腹膜や腹壁をたどることでほとんどの停留精巣を発見することができる。また, 左側同様に, 膀胱背側に存在している精管膨大部を触知し, そこから伸びる精管をたどり精索を牽引することで発見できることもある。

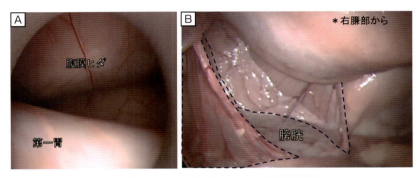

図 4 右膁部より腹腔鏡で観察した腹膜ヒダおよび膀胱間膜
膀胱間膜は B の破線部。

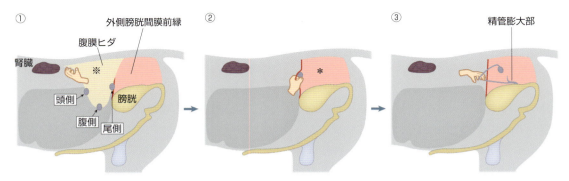

図 5 左側からの潜在精巣へのアプローチ方法
①腹腔に手を挿入し,左腎臓をランドマークに,腹膜ヒダ(※)の頭側から尾側を入念に探索。
②膀胱をランドマークに,外側膀胱間膜前縁(＊)を探索。
③膀胱の精管膨大部から精索をたどり,牽引。

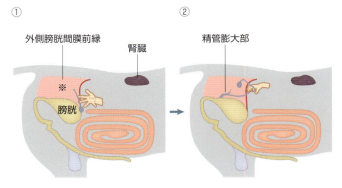

図 6 右側からの潜在精巣へのアプローチ方法
①腹腔に手を挿入し,膀胱をランドマークに,外側膀胱間膜前縁(※)の膀胱右側の腹壁を探索。
②膀胱の精管膨大部から精索をたどり,牽引。

　停留精巣を見つけ出せた場合,精索をほかの組織から分離して,結紮した後,精巣側を切断し摘出する。結紮は腹腔内で盲目的に行わなければならないケースが多く,可能であれば巻き結び(徳利結び)で行うのが望ましい(図7)。

　もし停留精巣を見つけ出すことができなかった場合,国内では承認外使用となるが(雌牛では発情行動を抑える目的で承認が得られている),免疫学的処置として,性腺刺激ホルモン放出ホルモン(GnRH)に対する抗体産生を誘導する抗原物質を注射

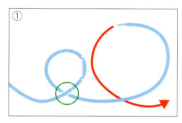
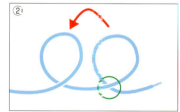
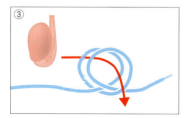
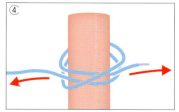

図7　巻き結び（徳利結び）
①縫合糸を2回巻く．緑丸のように巻きはじめた縫合糸が上になるようにする．
②縫合糸を巻くときの輪の向きは，1・2回目とも同じで，2回目の輪が上になるようにする．
③結紮糸の輪を精巣上体尾部から通し，精索の位置まで引き上げる．
④結び目．

し，内因性ホルモンの産生を減少させる方法もある．

おわりに

　牛の潜在精巣は，国内での市場価値を考えると，摘出することが生産者にとって大きな利益を生むこととなる．盲目的に探索する必要があるなかで，本項に記載した方法は，停留位置を特定するのに有益である．もし見つけ出すことができなかった場合は，予後を推し量るうえで内分泌学的検査を行うことをお勧めしたい．筆者らがこれまで経験したなかでも，潜在精巣が退縮したような症例がある[12]．この場合，TおよびAMHを測定すると，低値もしくは検出限界以下となっている．このような潜在精巣の場合，発見が困難なことが多い．このようなときに摘出せずに肥育した場合の影響については，今後さらなる検証が必要である．

手術のポイント

- 腹腔鏡下手術での左側潜在精巣の場合，左腎臓の尾側の腹膜ヒダ，左外側膀胱間膜前縁に存在する．腹膜ヒダの場合，左腎臓をランドマークに探索する．左外側膀胱間膜前縁の場合，膀胱をランドマークに触知する，あるいは精管膨大部を触知し，そこから伸びる精管をたどり精索を牽引することで見つけ出すことができる．

- 右側潜在精巣の場合，右外側膀胱間膜周辺の腹膜や腹壁をたどることでほとんどの停留精巣を発見することができる．また，左側同様に，膀胱背側に存在している精管膨大部を触知し，そこから伸びる精管をたどり精索を牽引することで発見できることもある．

- 結紮は腹腔内で盲目的に行わなければならないケースが多く，可能であれば巻き結び（徳利結び）で行うのが望ましい．

10 潜在精巣摘出術

文献

1）Amann RP, Veeramachaneni DNR：*Anim Reprod*, 3（2）, 108-120（2006）
2）生野 猛, Ossama Z, 今嶋達郎ら：小児外科, 30, 568-573（1998）
3）St Jean G, Gaughan EM, Constable PD：*Theriogenology*, 38（5）, 951-958（1992）
4）Kellaway RC, Seamark RF, Farrant RK：*Aust Vet J*, 47（11）, 547-550（1971）
5）Rebhun WC：*Cornell Vet*, 66（1）, 10-13（1976）
6）Kaneko Y, Torisu S, Kitahara G, et al.：*J Vet Med Sci*, 77（5）, 631-635（2015）
7）Goda Y, Mizutani S, Mizutani Y, et al.：*J Vet Med Sci*, 84（10）, 1430-1436
8）Lee MM, Misra M, Donahoe PK, et al.：*Mol Cell Endocrinol*, 211（1-2）, 91-98（2003）
9）Marcus S, Shore LS, Perl S, et al.：*Theriogenology*, 48（3）, 341-352（1997）
10）Kitahara G, El-Sheikh Ali H, Sato T, et al.：*J Reprod Dev*, 58（3）, 310-315（2012）
11）鳥巣至道, 保坂悠歩, 金子泰ら：平成30年度日本獣医師会獣医学術学会年次大会講演要旨集, 68（2019）
12）Fuke N, Kitahara G, Ito S, et al.：*Vet Pathol*, 57（3）, 418-426（2020）

各論：手技の実際

11 臍ヘルニア整復術

◆ 必要な外科器具

基本セット
- メス柄　　　　　　　　　1
- メス刃　　　　　　　　　1
- 鑷子（有鈎・無鈎）　　各1
- 外科剪刀　　　　　　　　1
- 持針器　　　　　　　　　1
- モスキート鉗子（直・曲）各2
- ペアン鉗子（直・曲）　各2
- 腹膜鉗子　　　　　　　　2
- タオル鉗子　　　　　　4～6
- 縫合糸　　　　　　　　適宜
- 縫合針（角針・丸針）　適宜
- 滅菌ドレープ　　　　　適宜
- 滅菌ガーゼ　　　　　　適宜

その他
- メッシュ（必要に応じて）

　"ヘルニア"には外ヘルニアと内ヘルニアの2種類がある。臍ヘルニアは子牛臍部の代表的な疾患の1つで，臍部の裂孔より腹腔臓器の一部または全部が腹膜を被膜として腹壁皮下に膨隆する外ヘルニアに分類される。裂孔は先天的または後天的に生じ，病的なものと生理的なものがある。牛での発生率は0.65～1％との報告がある[1～3]。

臍部構造

　臍は分娩時に離断後，乾燥脱落し断端は瘢痕として残存する。臍帯が腹腔内から左右の腹直筋の間を貫いて体外に出る部分を臍輪といい，線維組織が臍帯の周囲をしっかりと輪状に取り巻いていて，腹腔内容が腹壁外に逸脱しないようになっている。

　通常，臍輪は出生後3～4カ月で閉鎖するが[4]，臍部感染症[5～7]や遺伝的要因[8]によって臍輪部の線維組織の形成が不十分な場合に腹腔内容が腹膜に包まれた形で脱出し，腹壁の閉鎖が阻害され臍ヘルニアとなる。この腹壁が開いている部分をヘルニア門という（図1）。

徴候・病態

　ヘルニア門が小さい場合は無徴候で経過することが多いが，ヘルニア門が大きいと大網や第四胃，腸管がヘルニア嚢内に逸脱し，様々な徴候を示すことがある。

　特に，嵌頓から絞扼を生じると逸脱臓器の血行障害により組織壊死が生じ，重篤な症状を呈する（図2）。

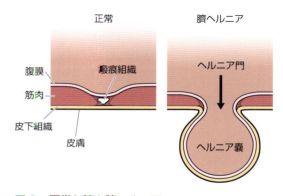

図1　正常な臍と臍ヘルニア

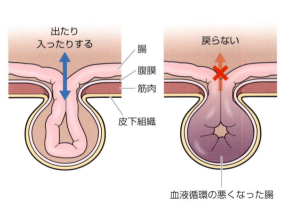
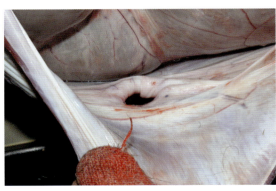

図2　嵌頓ヘルニア

診断

　外貌上は臍部が下方へ隆起した臍突出症（でべそ）を示すため，最初はこれで気付くことが多い（図3）。また，ヘルニア門は触診で診断が可能であるが，臍部感染症を伴っている例も多いため，単純性臍ヘルニアと併発疾患の有無，ヘルニア囊内の内容の確認には超音波検査が有効である。

　ヘルニア門の大きい還納性ヘルニアでは，仰臥位や横臥位にするとヘルニア囊が腹腔内に還納され確認が困難となる場合があるため，超音波検査は起立位で実施する。臍ヘルニア内は超音波検査で腹壁の不連続部分として描出される（図4A）。

　ヘルニア囊の内容が第四胃であれば高エコーの第四胃襞が，哺乳直後であれば低エコーの第四胃内容の内部に高エコーのカード（ミルク凝集塊）が描出される。また，腸管であれば円形（横断像），管状もしくは筒状（縦断像）に描出された腸管内に流動性のある内容物を確認することができる。ヘルニア囊内容で最も多くみられる大網は，様々なエコー輝度の雛壁状構造物として描出される（図4B）。

　注意を要するのは非還納性の臍ヘルニアの場合で，ヘルニア囊内に第四胃や腸管が迷入し嵌

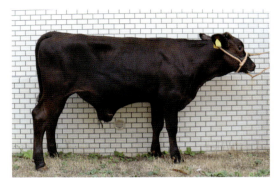

図3　臍ヘルニア（雄）

頓を起こしていれば，ヘルニア囊内に流動性のない血様内容物や消化管内容物が高エコー像として描出される。

治療

　臍ヘルニアの治療には，非観血的整復法（非外科的整復法）と観血的整復法（外科的整復法）がある。

術式

1 非外科的整復法

　大まかな基準として，6カ月齢以下でヘルニア輪が5cm以下の単純性臍ヘルニアであれ

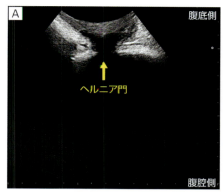
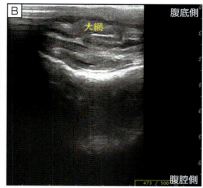

図4 臍ヘルニアの超音波画像
A：ヘルニア門，B：ヘルニア嚢内の大網。

ば，ヘルニア嚢を腹腔内に押し込んだ状態で臍部を板と粘着包帯で2～3週間圧迫することでヘルニア輪の閉鎖を期待できる[9]（図5）。市販の整復用ネット以外に塩化ビニル板や園芸用ネット（高密度ポリエチレン製）を臍部に圧定させて粘着包帯で固定する方法もある。巻き方が緩いと圧定材料がずれたり，逆に巻き方が強すぎたり，成長に伴い大きくなってくると粘着包帯で腹圧が上昇し採食量が落ちることがあるため，採食量が落ちていないか，苦しそうにしていないか，痛がっていないかを定期的に確認する必要がある。また，雄では粘着包帯により尿道が圧迫されたり，外尿道口が塞がれて排尿ができなくなっていないか注意する必要がある。

2 外科的整復法

ヘルニア門が大きい場合や臍部感染症など併発疾患がある場合には，外科的介入が必要となる。

術前は24～30時間程度の絶食を行う（自由飲水）。絶食は，術中の第一胃内容物による誤嚥や第一胃の胸部圧迫による呼吸抑制，後大静脈圧迫による循環障害の予防目的以外に，腹圧を減圧することで腹壁閉鎖を容易にするため，行うことが望ましい。

保定は仰臥位保定とし（やや術者側に傾斜す

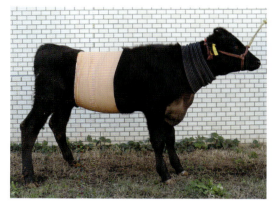

図5 臍ヘルニアの非外科的整復

る），臍部皮膚は皮膚縫合時に余ることがないラインで切皮する。術前検査でヘルニア嚢内への組織の迷入や腹腔内に膿瘍などの病変がないことがあらかじめ分かっていれば，開腹することなくヘルニア嚢を腹腔内に押し込んでヘルニア輪を閉鎖しても構わない。ヘルニア嚢が大きい場合や腹腔内に病変の存在が疑われる場合にはヘルニア嚢を切除し，臍部もしくは臍部近くの傍正中を指が入る程度に切開・開腹して腹腔内を精査する。

ヘルニア門の縫合閉鎖には，癒合を妨げずかつ腹圧にも耐え得る強固な縫合法が求められる。一般的には単純結節縫合，連続縫合，水平マットレス縫合，水平マットレス縫合の変法で

11 臍ヘルニア整復術

ある Vest-over-Pants 縫合が用いられている。筆者は，Vest-over-Pants 縫合（図6）を好んで用いている。Vest-over-Pants 縫合は，正式には Mayo-Overlap（Mayo mattress）縫合と呼ばれる水平マットレス縫合の変法で，あたかもズボンにベストをかぶせるように見えることから"Vest-over-Pants"と呼ばれている。人[10, 11]や馬[12]，牛の臍ヘルニアで治療報告がある[13, 14]。

Vest-over-Pants 縫合は，腹筋が比較的薄く，腹囲の緊張が強い反芻獣のヘルニア整復時の強固な腹壁閉鎖法として開発された縫合法である。腹壁の並置による整復が再発のリスク因子ということで，腹壁を重畳（オーバーラップ）させることにより腹壁を密着させ，縫合後の緊張が縦横に分散し，縫合部の縫合糸と筋層に対する負荷を軽減することで離開を防ぐことができる縫合法である[15]。

Vest-over-Pants 縫合の手技は次の通りである。

1) 縫合糸（ならびに縫合針）を一方のヘルニア門の辺縁から1～1.5 cmの部位で刺入し（図7A①），反対側のヘルニア門の辺縁から1～1.5 cmの部位で腹底側から刺入し（図7A②），腹腔内を通り約1.5 cm移動した部位から刺出する。
2) 刺出した針を次は，最初に刺入した側のヘルニア門の最初の刺出点の約1.5 cm隣から，腹腔内側から縫合糸を刺入・刺出する（図7A）。
3) ヘルニア輪の大きさに合わせて，上記1，2の縫合を繰り返し，各縫合糸の断端に止血鉗子をかける（図7B）。
4) すべての縫合糸を一様に牽引し，ヘルニア輪を閉鎖する。
5) 助手に縫合糸の牽引を維持してもらい，縫合糸を1糸ずつ結紮する。
6) 各縫合糸間ならびに重層部分を単純結節し補強する。

正常な組織同士を重層させることから，重層した組織同士の癒着が不十分となることが考えられる。そのため，筆者は重層する部位をメス刃の背で軽くなぞり，炎症反応による癒着が生

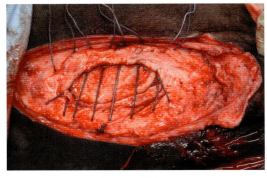

図6 Vest-over-Pants 縫合

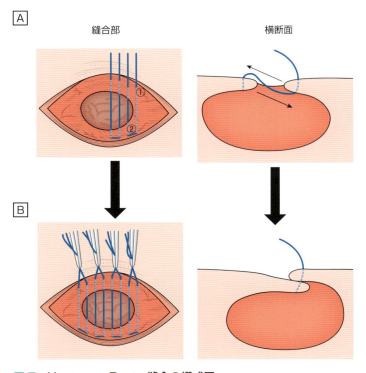

図7 Vest-over-Pants 縫合の模式図

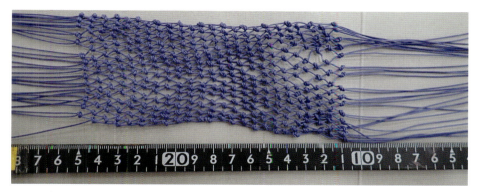

図8 自作メッシュ(吸収性縫合糸使用)

じやすくしている。また異物反応を防ぐため，縫合糸はポリグリコール酸合成吸収性縫合糸(オペポリックス，アルフレッサファーマ㈱)の使用を推奨する。縫合糸の太さはおおよそではあるが，体重100 kg程度まではUSP 3・4，100 kg以上ではUSP 5を使用している。

3 メッシュ埋設

ヘルニア門が大きく，通常の縫合では閉鎖困難(と思われる)な症例の場合，メッシュを用いることがある。メッシュは医療用のものが市販されているが，大きさや価格の面で使用しづらいため，筆者は自作メッシュを使用している(図8)。使用する対象が食用動物でできる限り体内に残存しないことが望ましいこと，非吸収性縫合糸では反応性肉芽腫性炎を生じるリスクがあるため，少々費用はかかるがポリグリコール酸など吸収性縫合糸を使用されることをお勧めする。使用する合成吸収性縫合糸の素材や太さについては動物の月齢や大きさ，閉鎖するヘルニア輪の大きさを基に抗張力保持期間や吸収期間を考慮して選択する必要がある。太さについては腹壁閉鎖時と同様，体重100 kg程度まではUSP 3・4，100 kg以上であればUSP 5を使用して作成している。

メッシュの作成方法は三浦らの報告[16)]を参考にしている。この方法で作成したメッシュは，横方向(結紮糸がない側)に引っ張ると縦方向

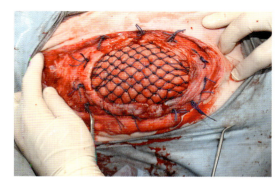

図9 ヘルニア輪(腹腔側)へのメッシュの埋設

(結紮糸がある側)が短くなるため，縦方向はヘルニア門の長さより少し長めに作成しておく。使用前にエチレンオキサイド(EO)ガス滅菌(加水分解されるためオートクレーブは避ける)することが好ましいが，滅菌器がなければ使用前にクロルヘキシジングルコン酸溶液に十分浸漬してから使用する。メッシュは，状況に応じて腹腔内もしくは腹腔内に押し込んだヘルニア囊上に埋設し，腹壁へ縫着する(図9)。縫着後，腹壁が寄せられるようであれば，Vest-over-Pants縫合などで縫合閉鎖すると，より確実な腹壁の閉鎖が期待できる。

術後，牛を起立させるときが腹底部に腹圧が一番かかり，縫合部組織の離開や縫合糸の破断が起こりやすいので，起立させる際にはゆっくり起こすようにする。

合併症と予後

　急激な腹圧の上昇を防ぐため，採食量は1週間を目処に術前の量に戻していく。また，術後に白線部への過度な腹圧がかかるのを防ぐ目的で，ヘルニア整復用バンドや粘着テープで腹囲を包帯することも有効である。

　術後感染症の予防のために，抗菌薬を3日程度投与する。再発（腹壁癒合不全）の例を耳にすることがあるが，その最も主な原因は感染である。術中操作を含め，感染を生じさせないようできる限り衛生的な手術を心掛けることが必要である。

おわりに

　一般的な臍ヘルニアについては，本項の術式で十分対応できると思われる。また，臍帯炎で臍部を大きく切除したケースや腹壁ヘルニアについても，臍ヘルニアと同様に対応することが可能である。

手術のポイント

- ●ヘルニア門の縫合閉鎖には強固な縫合法が求められ，単純結節縫合，連続縫合，水平マットレス縫合，Vest-over-Pants 縫合が用いられる。
- ●Vest-over-Pants 縫合は腹壁を重畳（オーバーラップ）させることにより腹壁を密着させ，縫合後の緊張が縦横に分散し，縫合部の縫合糸と筋層に対する負荷を軽減することで離開を防ぐことができる。
- ●重層した組織同士の癒着が不十分となることが考えられるため，筆者は重層する部位をメス刃の背で軽くなぞり，炎症反応による癒着が生じやすくしている。

- ●ヘルニア門が大きく通常の縫合による閉鎖が困難な症例では，メッシュを用いることがある。
- ●医療用のメッシュが市販されているが，大きさや価格の面から，筆者は自作メッシュを使用している。反応性肉芽腫性炎のリスクを避けるため，ポリグリコール酸など吸収性縫合糸の使用を推奨する。
- ●術後，牛を起立させるときに縫合部組織の離開や縫合糸の破断が起こりやすいため，ゆっくり起こす。

文献

1）Priester WA, Glass AG, Waggoner MS: *Am J Vet Res*, 31(10), 1871-1879 (1970)
2）Hayes HM Jr.: *Am J Vet Res*, 35(6), 839-842 (1974)
3）Baxter GM: *Compend Contin Educ Pract Vet*, 11, 503-515 (1989)
4）Rings DM: *Vet Clin North Am Food Anim Pract*, 11(1), 137-48 (1995)
5）Trent AM: *Bovine Pract*, 22, 170-173 (1987)
6）Baxter GM: *Farm Animal Surgery 2nd Edition* (Fubini SL, Ducharme N, editor), 540-544, Saunders Elsevier, St. Louis (2004)
7）Divers TJ: *Rebhun's Diseases of Dairy Cattle, 3nd Ed* (Peek SF, Divers TJ ed.), 550-551, Saunders Elsevier, St. Lous (2018)
8）Müller W, Schlegel F, Haase H, et al.: *Monatshefte für Veterinarmedizin*, 43, 161-163 (1988)
9）Fretz PB, Hamilton GF, Barber SM, et al:. *J Am Vet Med Assoc*, 183, 550-552 (1988)
10）Rodriguez JA, Hinder RA: *Operative Techniques in General Surgery*, 6(3). 156-164 (2004)
11）三毛牧夫，加納宣康：臨床雑誌外科，69（4），469-472（2007）
12）Turner AS, Mcilwraith GCW: *Techniques in Large Animal Surgery*, 217-221, Lea &Febiger, Philadelphia (1982)
13）Field JR: *J Am Vet Med Assoc*, 192(5), 665-666 (1988)
14）山岸則夫：家畜診療，54（9），531-540（2007）
15）Mayo WJ: JAMA. 48(22), 1842-1844 (1907)
16）三浦彬江，髙橋俊彦，加藤謙一ら：北獣会誌，56（3），79-82（2012）

各論：手技の実際

12

臍炎・臍帯炎

理論編

　子牛の臍部疾患は肺炎や腸炎ほどではないが，臨床現場では比較的遭遇する機会の多い疾患の１つである。子牛の臍部疾患の多くは臍ヘルニアと臍部感染症で[1]，臍部感染症には，腹腔外の臍に生じる臍炎(膿瘍)と，腹腔内の遺残臍帯まで感染が波及した遺残臍帯炎(以下，臍帯炎)がある。

　臍帯炎は，生後間もない子牛の臍帯(臍静脈，臍動脈，尿膜管)に生じる細菌感染症で，難産や分娩介助失宜による不適当な位置での臍帯断裂，出生時の不衛生な環境，受動免疫移行不全(FPT)，臍帯の不十分な消毒などが原因で発症する[2]。感染の成立部位によって，臍静脈炎(膿瘍)，臍動脈炎(膿瘍)，尿膜管炎(膿瘍)がある。

　細菌が血行性もしくはリンパ行性に全身に播種されると，関節炎や肺炎，肝膿瘍を継発することがあり，生産性を大きく低下させる経済的損失の大きい疾患である。発症リスクをできる限り取り除き，発生を未然に防ぐことが重要であるが，発症を疑う個体に遭遇した際には，正確な診断と適切な治療の早期開始で良好な予後を得ることができる。

臍部の解剖

　臍帯は，胎子腹腔外では臍静脈２本，臍動脈２本，尿膜管１本およびこれらを包む羊膜鞘ら構成されているが(図1)，腹腔内に入る際に右側の臍静脈が退行し，臍静脈は１本となる(図2)。臍静脈は胎子の腹腔内に入ると肝臓へ向かい，肝門部から肝臓内に入ると門脈左枝と合流する。臍動脈は腹腔内に入ると尾側へ向かい，膀胱の左右側面を通り内腸骨動脈へ連絡する。尿膜管は臍動脈と同様に腹腔内に入ると尾側に向かい，膀胱尖端へ連絡する(図3)。

診断

　臍部疾患を診断・治療していくなかで，問診や視診，触診などの一般身体検査で得られる情報は非常に重要である。それらの情報を基に臨床検査を実施することが，正確な診断，病態の把握につながる。

1 問診

　臍動脈炎や尿膜管炎では，努力性排尿や少量頻回尿といった排尿障害など特徴的な徴候を示す。また，尿膜管開存症に起因するものでは，雌にもかかわらず臍部から排尿が認められることがある。このような所見は，診察時以外で認めることが多いため，畜主への問診は非常に重要である。

2 一般身体検査(視診・触診)

　視診では，姿勢や歩様，排尿状況のほか，臍部の状況(腫脹の有無，大きさ，形状，色，排膿

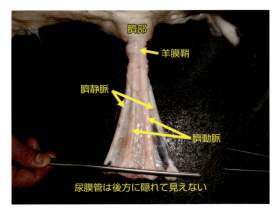

図1 臍帯（腹腔外）の構造

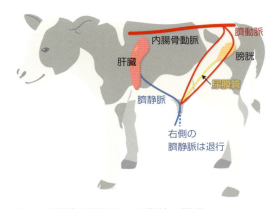

図2 臍帯（臍動静脈，尿膜管）の構造

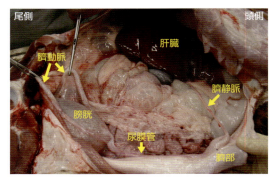

図3 子牛の正常な臍部構造

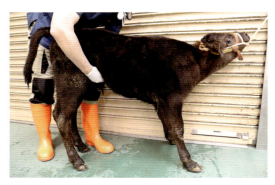

図4 深部触診

の有無），関節や呼吸様式に異状がないかよく観察する。臍開口部は被毛や痂皮で覆われ，排膿の確認が十分にできないことがあるが，臍部を剪毛することで排膿の有無を確実に確認することができる。

触診は，まず起立位で実施し，臍が腫脹していれば熱感や硬結感，圧痛，ヘルニア併発の有無を確認する。さらに，腹腔内の遺残臍帯の状況を確認するために深部触診を行う。深部触診では正常に退縮した臍帯は触知できないが，炎症や膿瘍形成で臍帯が肥厚したり腫大していれば触知可能となる。ただ，月齢が進み腹囲が増大した個体や，病変が肝臓入口や膀胱尖端付近に限局しているような場合では，深部触診で触知できないことがある。

深部触診は子牛を後ろから抱え込むように，下腹部を持ち上げるように行う（図4）。臍部を基点に頭側（臍静脈，図5A）および尾側（臍動脈，尿膜管，図5B）の腹腔内部を触診する。この際，いきなり強く掴むと膿瘍が破裂し腹腔内に膿を漏出させる危険があるため，手を大きく開き，遺残臍帯周囲の組織を広く拾う感じで徐々に掴む範囲を狭めていく。

3 血液検査

臍部感染症ではほかの感染症と同様に，白血球数の増加やフィブリノーゲン濃度の増加が認められることがある。しかしながら，肝膿瘍や敗血症のような重篤な病態でなければ，必ずしも血液検査結果が病態を反映するわけではない。

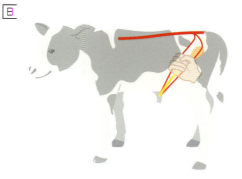

図5 深部触診による臍帯の確認
A：深部触診による臍静脈の確認。
B：深部触診による臍動脈，尿膜管の確認。

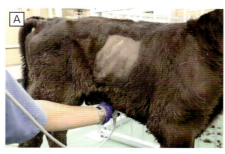 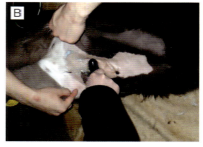

図6 臍部超音波検査の進め方
A：起立位，B：仰臥（横臥）位。

4 超音波検査

臍部の腫脹など腹腔外には異状を示さなくても，腹腔内に病変を形成しているケースもある。このような場合，徴候や身体検査だけでは診断が困難な場合があることから，子牛の診察で臍部感染症を否定できない場合には臍部の超音波検査をルーチンで行うことが望ましい。

超音波検査は起立位および仰臥（横臥）位の両方（図6），さらに横断（図7A）および矢状断（図7B）でスキャンすることで，腹腔内の状況（膿瘍の存在や膿瘍と腹壁との癒着状況など）や腫脹部位，ヘルニア嚢の内容を精査でき，病態の把握および治療に有用な情報を得ることができる。

また，臍静脈に異常が認められた場合，肝臓の超音波検査を実施し，肝膿瘍の有無について確認する。万が一，肝膿瘍が認められた場合，孤発性なのか多発性なのかも確認する。

臍静脈炎（膿瘍）の超音波検査は，下腹部正中の臍部から頭側方向へ臍静脈の走行に沿ってプローブを走査する。この場合，横断像でも長軸像でも構わない。臍静脈は生後3週間程度で完全に閉鎖，線維化するため，通常はやや高エコー性の細い線状構造物としてしか描出されないが，炎症や膿瘍の形成があれば肥厚した臍静脈や内部に膿様物を含む像が描出される（図8）。充実性や濃度により描出される膿瘍の像は様々である。肝臓入口に限局して病変が形成されている場合や肝膿瘍までを連続して描出していく。

臍動脈炎（膿瘍）の超音波検査では，一般に臍動脈は尿膜管に比べ直径が太く，中心に高エコー構造が確認され（図9），さらに膀胱先端よ

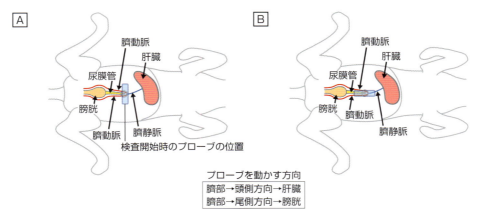

図7　臍部超音波検査
A：横断面のプローブの動かし方。
B：矢状断面のプローブの動かし方。

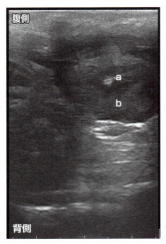

図8　臍静脈炎の超音波画像（横断像）
a：膿，b：肥厚した臍静脈壁。

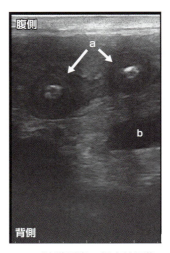

図9　臍動脈炎の超音波画像
a：膿を含んだ臍動脈，b：膀胱。

り近位で確認される。しかしながら，実際には尿膜管炎（膿瘍）との併発や膀胱付近に膿瘍を形成しているケースも多く，尿膜管との鑑別に戸惑うことも少なくない。

尿膜管炎（膿瘍）の超音波検査では，臍部から膀胱に向かう尿膜管の肥厚像や内部に様々なエコー輝度を示す膿が描出される（図10）。炎症が膀胱まで到達し，さらに膀胱と連続していれば膀胱壁の肥厚像や膀胱内に膿を示唆するキラキラした膿様物が描出される（図11）。

5　細菌検査

臍部感染症では，感染の存在が考えられる所見（膿など）が得られた場合には，可能な限り細菌分離培養検査ならびに薬剤感受性試験を実施する。

臍部感染症では，*Trueperella pyogenes*, *Escherichia coli*, *Proteus* spp., *Fusobacterium mirabilis*, *Streptcoccus* spp., *Straphylococcus* spp.

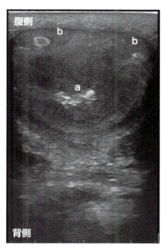

図10 尿膜管炎（膿瘍）の超音波画像
a：膿を含んだ尿膜管，b：臍動脈。

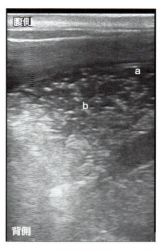

図11 尿膜管膿瘍子牛の膀胱内膿の超音波画像
a：膀胱，b：膿。

が分離されることが多い。

治療

1 内科的治療

外科的整復の有無にかかわらず，感染巣の縮小化のために感受性のある抗菌薬を投与するが，細菌検査が実施できる環境にない場合は，上記細菌をターゲットにした抗菌薬を選択投与する。

2 外科的治療

基本的には，臍部から膿瘍まで切除・摘出する。

1）臍静脈

膿瘍が肝臓入口付近まで到達している場合，もしくは肝臓実質内に単一膿瘍が形成されている場合には造袋術が適応となる[3〜6]。一方，肝臓内に多発性の膿瘍形成が見られた場合は予後不良となることが多いが，造袋術と抗菌性物質の長期間投与のコンビネーション治療により生産に復帰できる可能性もある[7]。

2）臍動脈

膿瘍が内腸骨動脈まで波及しているような場合にはすべて摘出することは困難であるため，可能な限り摘出し，抗菌性物質の長期間投与を併用する。

3）尿膜管

尿膜管は臍部から膀胱尖端に連続し，胎生期は尿を膀胱から尿膜嚢に送る排泄路の役割をしている。出生時の臍帯離断に伴い腹腔内へ退縮し，遊離端は膀胱尖に索状の尿膜管索となる[8]。尿膜管遺残症は出生時の臍帯の早期離断，その後の炎症や感染に起因する閉鎖遅延や不完全閉鎖によって生じるものがほとんどで[9, 10]，先天的要因は稀である。

小動物獣医療では尿膜管と膀胱や腹壁との連絡の程度により，尿膜管開存（patent urachus），尿膜管洞（urachal sinus），尿膜管憩室（urachal diverticulum）および尿膜管囊胞（urachal cyst）の4型に[11, 12]，人医療ではそれに尿膜管瘻孔（alternating sinus）を加えた5型に分類している[13]（図12）。尿膜管遺残症は非感染性ではあるが，感染が成立すれば尿膜管炎（膿瘍）へ移行し，発熱や臍部の腫脹，触診での疼痛，臍部からの排

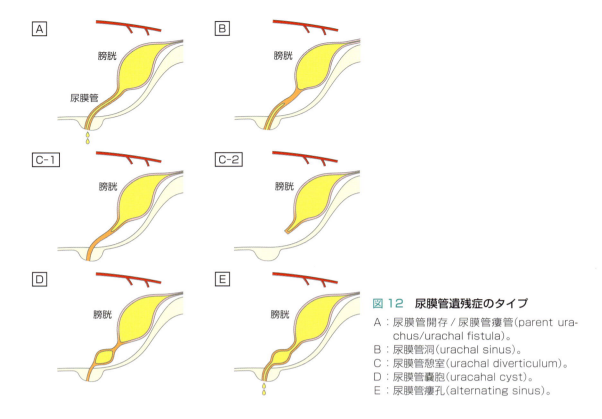

図12 尿膜管遺残症のタイプ
A：尿膜管開存/尿膜管瘻管(parent urachus/urachal fistula)。
B：尿膜管洞(urachal sinus)。
C：尿膜管憩室(urachal diverticulum)。
D：尿膜管嚢胞(uracahal cyst)。
E：尿膜管瘻孔(alternating sinus)。

膿が見られるほか，腹膜など周囲組織との癒着を生じれば頻尿など排尿障害や膿尿を呈するようになる。さらに，膀胱炎や化膿性腎炎に移行する可能性があり[9, 10, 14〜16]，尿石症や子牛では膀胱破裂[17]のリスクもあることから，早期に摘出することが望ましい。

外科的治療はほかの臍帯と同様に，基本的には臍部から膿瘍までの切除・摘出を行う。膀胱尖端との境界が不明瞭である場合が多いため，腸鉗子2本で膀胱を把持して膀胱尖端部と膿瘍を一緒に摘出する。この際，膀胱内に膿を含んだ尿が貯留している恐れがあるため，腹腔内に膿が漏出しないように滅菌ガーゼなどを膀胱の下に置き，切除後は抗菌性物質を含む生理食塩液で腹腔内をよく洗浄する。

周術期の注意点

臍部疾患では，術前に感染の有無とそれに継発・併発する疾患の有無を診断しておくことがとても重要である。外科的介入が必要なケースで，一番気を付けなければならない合併症は術中感染である。落下細菌による感染のほか，術中操作の際に腹腔内に膿を播種してしまうことである。臍部が開口している場合には，術前に臍の開口部を巾着縫合で閉鎖し，さらに術中では滅菌した直検用手袋や手術用手袋などで臍部を被覆することで，術中感染のリスクを避ける。

実践編

◆ 必要な外科器具

基本セット
- メス柄　　　　　　　　　1
- メス刃　　　　　　　　　1
- 鑷子(有鉤・無鉤)　各1
- 外科剪刀　　　　　　　1
- 持針器　　　　　　　　1

- モスキート鉗子(直・曲)　各2
- ペアン鉗子(直・曲)　各2
- 腹膜鉗子　　　　　　　2
- タオル鉗子　　　　　4～6
- 縫合糸　　　　　　　適宜

- 縫合針(角針・丸針)　適宜
- 滅菌ドレープ　　　　適宜
- 滅菌ガーゼ　適宜

その他
- メッツェンバウム剪刀　1
- 腸鉗子　　　　　　　　2

　臍炎・臍帯炎に対する外科的処置の原則は病変部の摘出である。特に腹腔内の遺残臍帯への細菌感染で生じる臍帯炎では、肝膿瘍や関節炎などの継発症につながるため、正確な診断と適切な処置が求められる。

臍炎

　出生後、腹腔外の臍茸に生じた炎症を臍炎という。膿瘍の形成まで至らない場合でも、太い結合織(芯)となって臍部に残存し、臍部が軽度に膨隆することがある。このような場合、処置をしなくても特に問題は生じないが、外観上、問題となる場合は、結合織化し太くなった臍帯を切除する。

　炎症にとどまらず、感染が生じ膿瘍が形成されたものを臍膿瘍という(図13)。食欲や活力などの一般状態や臨床症状に異常を示すことは少ないが、大きな膿瘍を形成している場合では発育不良を呈することもある。膿瘍は単一の場合や膿瘍内に結合織で隔てられた複数の小腔が形成されている場合がある。

　臍膿瘍の外科的処置では、膿瘍を切開・排膿し洗浄する。この際、本当に臍膿瘍だけなのか、ヘルニア併発の有無、腹腔内の異常の有無の確認が必要である。

解剖学的構造

　臍帯炎の手術をする際には、腹腔内の臍帯構造を理解しておくことが重要である。前述したが、改めて臍部構造について概説する。

　臍静脈は胎子の腹腔内に入ると肝臓へ向かい、肝門部から肝内に入ると門脈の左枝に合流する(図14)。臍動脈は腹腔内に入ると尾側へ向かい、膀胱先手前で左右に分かれ、膀胱側面を通り内腸骨動脈へ合流する。通常、臍帯動脈は壁が厚く、内部には血液が充満している。尿膜管は腹腔内に入ると臍動脈と同様に尾側に向かい、膀胱先端へ接続する(図3)。

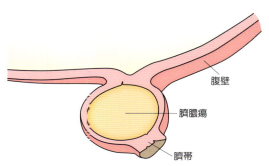

図13　臍膿瘍

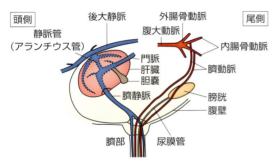

図14 臍部構造

文献18をもとに作成・一部改変

術前管理

術中の第一胃(ルーメン)内容物の逆流と腹腔内容積を減量し術中操作を容易にすることを目的に，子牛では，少なくとも術前12時間の絶食を必要とする(哺乳子牛は不要)。また，術前の抗菌薬投与のタイミングは，術中に濃度がピークになるように使用する抗菌薬の種類と投与経路を考慮し決定する。屋外で手術する際は，落下細菌の存在を考慮し，原因菌に感受性のある抗菌薬のうち広域スペクトルのものを使用することが望ましい。

鎮静・麻酔と保定

臨床現場ではキシラジンによる鎮静下での手術が一般的であるが，長時間の不動化は困難である。キシラジン単独で2時間を超える手術を行う場合には，キシラジン入りの輸液剤による持続点滴で鎮静時間の延長が可能である。

1 局所麻酔

プロカインもしくはリドカインによる腰椎硬膜外麻酔もしくは術野の浸潤麻酔を行う。硬膜外麻酔や浸潤麻酔については，総論4「局所麻酔」を参照いただきたい。

2 全身麻酔

術前検査で腹腔内の遺残臍帯と腹膜との高度な癒着が想定される場合や，膿瘍が大きいなど単純な遺残臍帯の摘出だけでは完結しないことが想定され，長時間の不動化と筋弛緩による操作スペースの確保が必要となる場合には，全身麻酔が有効である。

全身麻酔法として，イソフルランやセボフルランによる吸入麻酔法が従来から行われているが，最近では全身麻酔用の吸入麻酔器を導入する診療施設や全静脈麻酔法(Total intravenous anesthesia：TIVA)についての研究，臨床応用の報告も増えており，全身麻酔法の選択肢が拡がってきている(総論5「全静脈麻酔法(TIVA)」を参照)。

3 保定

手術対象の動物は仰臥位に保定する。臍静脈へアプローチする場合，肝門部付近での操作も想定し，右傍正中からアプローチすると操作しやすい。したがって，術者から見て左側に頭部がくるように保定する(図15 A)。

一方，尿膜管や臍動脈を対象とする場合，開腹や閉腹操作の際，後肢が邪魔にならないように臍静脈へのアプローチの場合と逆に，術者から見て右側に頭部がくるように保定する(図15 B，術者が左利きの場合は逆向きに保定した方が操作しやすい)。

開腹と閉腹

1 術前処置

臍から排膿が認められる場合，術野汚染のリスクを避けるため，術野洗浄前に臍開口部をナイロン糸などのモノフィラメント縫合糸で巾着縫合しておく。

2 開腹

皮膚切開ラインは雄と雌で異なる。雄では生

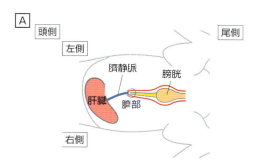
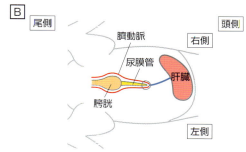

図15 臍帯へアプローチする際の保定
A：臍静脈へアプローチする際の保定。
B：臍動脈・尿膜管へアプローチする際の保定。

殖器を避けるため，矢じり状(図16)もしくは三日月状に切皮する(図17 A)．臍は切開ラインの中央に位置し，凹面が尾側(陰茎側)を向くように切開する．傍正中切開の際は，三日月状の切開は，左右どちらかの切開ラインの断端を尾側に延長することで可能となる(図17 B)．

雌では皮膚縫合する際に皮膚が寄る程度に皮膚を残し，紡錘状に切開する(図18)．

切皮後，皮下組織は腹直筋が露出するまで臍の周囲を剥離し，続いて臍基部がはっきり確認できるまで結合織を剥離する．

術者が右利きの場合，臍静脈へアプローチする場合は臍から頭側の右側傍正中(図19)を，臍動脈と尿膜管へアプローチする場合は臍から尾側の傍正中部分(図20)を切開し，腹腔内を探査する．正中(白線部)を切開する方法もあるが，白線部は血流に乏しく傍正中部よりも癒合不全などの合併症を生じやすいため，傍正中部の切開を推奨する．

臍帯炎の場合，腹腔内の遺残臍帯と腹膜や大網，周囲組織との癒着が認められることが多い．その場合は，指で鈍性に剥離するか，メッツェンバウム剪刀で慎重に剥離する．癒着が高度で，癒着に隠れた遺残臍帯の走行を十分に確認できない場合は，傍正中部の切開線をメイヨー剪刀で頭側もしくは尾側に延長することで十分な視界を確保することができる．

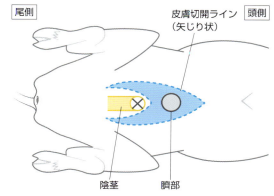

図16 雄の皮膚切開ライン(矢じり状)

遺残臍帯の処置は後述するが，切開した傍正中部から指を入れて臍基部周囲や遺残臍帯など，腹腔内の状況をよく精査する．臍部については，臍基部をメスや剪刀で円形に切開し腹壁から切離しておく(図21)．ここまでで注意を要するのは，遺残臍帯の癒着を剥離する際に，臍帯を切開したり，牽引しすぎて裂離させ内部の膿を腹腔内に漏出させないことである．

3 閉腹

閉腹は円形切開した臍部と傍正中部はどちらを先に閉鎖しても構わない．腹膜鉗子があれば，それで腹膜を把持し，合成吸収性縫合糸を用いて連続縫合で閉鎖する．筋層および皮下組織は腹膜と同様に，合成吸収性縫合糸で縫合閉

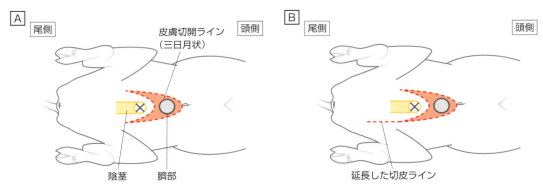

図 17　雄の皮膚切開ライン(三日月状)
A：雄の皮膚切開ライン(三日月状)。
B：雄の皮膚切開ライン(三日月状)の右側断端を尾側に延長した場合。
左右どちらかの切皮ラインの断端を尾側に延長することで，傍正中切開が可能となる。

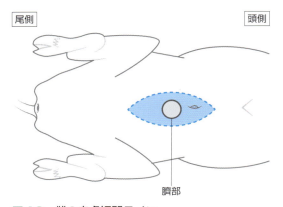

図 18　雌の皮膚切開ライン

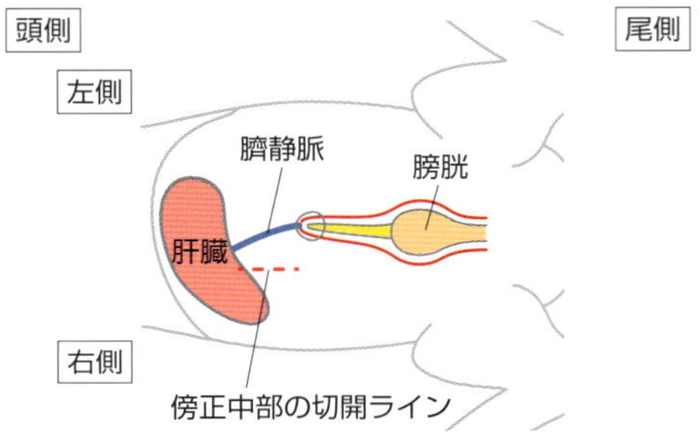

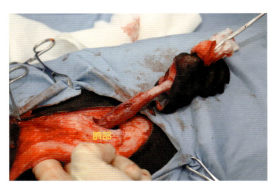

図 19　臍静脈へアプローチする際の傍正中部切開ライン

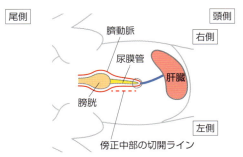

図 20　臍動脈・尿膜管へアプローチする際の傍正中部切開ライン

図 21　臍基部の円形切開

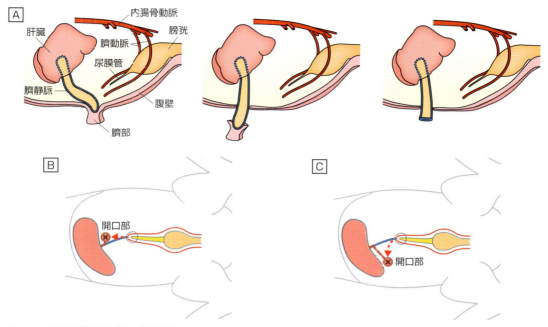

図22 臍静脈炎(膿瘍)の外科的処置
A：造袋術。臍静脈を臍部から移設し，別の場所へ開口させる。
B：臍静脈を臍部の頭側正中線上に開口する方法。
C：臍静脈を臍部の右傍正中部に開口する方法。

鎖する。筆者は，腹膜および筋層の縫合にはオペポリックス®(USP 3・4，アルフレッサファーマ㈱)もしくはシンセソーブ(3&4，㈱川崎生物科学研究所)，皮下組織の縫合にはバイクリル®(USP 0，ジョンソン・エンド・ジョンソン㈱)を使用している。皮膚の縫合法は，術者の好みや使用できる縫合糸の種類，飼養環境により使い分ける。筆者らは，合成吸収性縫合糸のバイクリル(USP 0)を用いて皮内埋没縫合している。

非吸収性縫合糸による単結節縫合で閉鎖する際は，術創の状況を確認しながら，術後7～10日目に抜糸する。

臍静脈炎(膿瘍)

臍静脈は臍から肝臓に向かって走行している。臍静脈膿瘍などの病変部が肝門部から遠位であれば，結紮し完全な切除・摘出が可能である。

一方，膿を含む臍静脈が肝実質内にまで達している場合には，造袋術(図22 A)の適応となる[4,18]。造袋術の術式は，臍静脈を臍部から頭側正中線上に移設・開口させる方法[5](図22 B)と，右側傍正中に移設・開口させる方法[3,4,6](図22 C)の2通りある。臍静脈を上記のように新たな場所に移設する際は，臍基部を円形切開し遊離させた臍静脈の断端を滅菌手袋や滅菌したビニールで覆い，いったん腹腔内に押し込んでから移設部位まで牽引する。

成書では，移設した臍静脈を非吸収性縫合糸で腹直筋および皮膚に縫合すると記載されている。しかしながら，造袋術を実施した子牛において縮小した臍静脈の摘出手術を必要とするケースはほとんどないため，筆者は吸収性縫合糸を使用し腹壁に縫合している。

造袋術では，臍静脈内の膿の重力による排出が期待できるのと同時に洗浄が可能である。洗浄の際の水圧が強いと細菌を含む洗浄液が肝臓

12 臍炎・臍帯炎

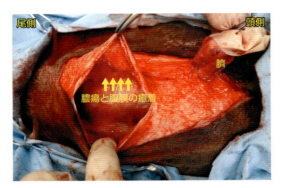

図23　尿膜管と腹膜の癒着

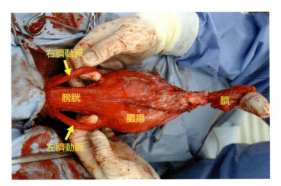

図24　尿膜管を傍正中部から創外へ牽引

内へ押し込まれ，全身循環に入る可能性があるため，洗浄する際は微温湯で臍静脈遠位の膿を溶かしながら徐々に上行していくようにする。

臍動脈炎（膿瘍）

臍動脈炎の発生率は少ないが，臍動脈は内腸骨動脈に合流しているため感染が上行すると全身循環へ入り，関節炎や肺炎など重篤な合併症を発症することも少なくない。

病変部の結紮・摘出切除を行うが，大網や周囲組織との癒着が見られる場合は慎重に剥離する。臍動脈はできるだけ近位で結紮するのが望ましいが，深部の臍動脈は視認困難で無理に牽引すると，内腸骨動脈が裂けて大出血を起こす危険性がある。病変部の近位末端を結紮することが困難である場合は，動脈を過度に牽引せずに可能な部位で結紮し摘出する。

臍動脈を摘出する際は，膀胱尖の一部も同時に切除し，尿膜管を一緒に摘出する。

尿膜管遺残・尿膜管炎（膿瘍）

尿膜管は出生後，線維性組織を残し退縮するが，出生後数週間経過しても尿膜管が残存している病態を尿膜管遺残という[16]。尿膜管遺残も病変部を摘出するという点では臍静脈炎や臍動脈炎，尿膜管膿瘍と同様である。

尿膜管の感染は，臍帯炎のなかで最も多い疾患である[4]。尿膜管を切除・摘出する際に一部を膀胱尖端に残してしまうと尿膜憩室となり，常に尿が憩室内に残存するため，膀胱炎を継発しやすくなる。このことから，尿膜管を切除・摘出する際は膀胱尖を含み切除・摘出を行う。

尿膜管膿瘍は大網や腹膜と高度に癒着していることが多い（図23）。癒着の剥離にはメッツェンバウム剪刀を使用し，尿膜管が裂けないよう慎重に剥離する。癒着した大網の剥離の際に生じた大網の裂離については，ヘルニア発生を避けるため，吸収性縫合糸で連続縫合もしくはコンネル変法で縫合する。

臍基部を円形切開し，遊離させた尿膜管の断端を滅菌手袋や滅菌したビニールで覆い，いったん腹腔内に押し込んでから，傍正中部から創外へ牽引する。十分に牽引できない場合は，切開線を尾側へ延長させることで，膀胱を含む尿膜管の創外への牽引が容易となる（図24）。尿膜管を切除する前に，左右の臍動脈をできるだけ近位で結紮し切離する。

腸鉗子2本で尿膜管と膀胱の接合部のやや近位側と，さらに1〜1.5cm近位で膀胱を把持する（図25）。遠位側に装着した腸鉗子の近位縁に沿ってメスで膀胱を切除する。この際，膀胱内の尿が腹腔内に入らないように，ガーゼを下に敷き，その上で切除する。膀胱断端は抗菌薬入り生理食塩液で洗浄後，合成吸収性のモノフィ

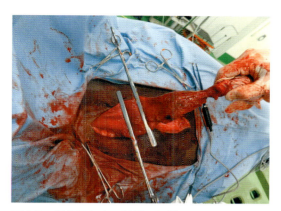

図25　腸鉗子による膀胱の把持

ラメント縫合糸（USP 2-0もしくは3-0）で，縫合糸が膀胱粘膜を貫通しないようにカッシング縫合またはレンベルト縫合など内反縫合による二重縫合で閉鎖する[19, 20]。

術後管理

術後合併症予防のために抗菌薬を少なくとも3日間全身投与する。また，急激な腹圧の増加を防ぐために，飼料については，4，5日かけて元の給与量に戻すよう給与する。

臍部もしくは傍正中部の術創が大きい場合は，ヘルニア整復用のコルセットなどを2週間程度装着することで術後ヘルニアのリスクを回避することができる。

おわりに

感染性疾患は早期発見と診断，早期の適切な治療開始が予後に大きく影響する。臍部感染症も例外ではない。今や，超音波画像診断装置は獣医師1人1台の時代となり，その有用性については言うまでもないが，診断の基本はあくまで問診，身体検査である。それらの情報を基に，超音波検査などの臨床検査を加えることでより正確な診断を行うことができるのである。正確な診断なくして治療はない。「たかがヘソ，されどヘソ」，臍を侮るなかれ。

臍帯炎の手術は，腹腔内の遺残臍帯と周囲組織との癒着の処理，臍基部の円形切開，病変部の結紮，切除・摘出が基本的な術式である。一見，単純な術式のように思えるが，排膿している臍開口部の閉鎖といった術前管理から，術中操作，術後ヘルニアなど合併症が生じ得る場面は決して少なくない。

1つ1つの手技を確実に行い，少しでもリスクが考えられる場合には，「急がば回れ」で対応していけば，結果的には良好な予後につながることが多い。

手術のポイント

- 皮膚切開ラインは，雄では矢じり状もしくは三日月状に，雌では紡錘状に切開する。
- 術者が右利きであれば，臍静脈へアプローチする場合は臍から頭側の右側傍正中を，臍動脈と尿膜管へアプローチする場合は臍から尾側の傍正中部分を切開する。
- 臍帯炎で癒着がある場合，指で鈍性に剥離するか，メッツェンバウム剪刀で慎重に剥離する。
- 遺残臍帯の癒着を剥離する際に，臍帯を切開したり，牽引しすぎて裂離させ内部の膿を腹腔内に播種させないようにする。

臍静脈炎（膿瘍）

- 病変部（膿瘍）が肝門部から遠位であれば，結紮し完全な切除・摘出が可能である。一方，膿を含む臍静脈が肝実質内にまで達している場合には，造袋術の適応となる。

臍動脈炎（膿瘍）

- 臍動脈はできるだけ近位で結紮するのが望ましいが，深部の臍動脈は視認困難で無理に牽引すると，内腸骨動脈が裂けて大出血を起こす危険性があるので注意を要する。

尿膜管遺残・尿膜管炎（膿瘍）

- 尿膜管を切除・摘出する際は膀胱尖を含み切除・摘出を行う。
- 臍基部を円形切開し，遊離させた尿膜管の断端を滅菌手袋や滅菌したビニールで覆い，いったん腹腔内に押し込んでから，傍正中部から創外へ牽引する。
- 膀胱と膿瘍が連続していることを想定し，膀胱はガーゼの上で切除する。

文献

1）山岸則夫：家畜診療，54（9），531-540（2007）
2）Thomas JD：Urinary Tract Diseases. In: *Rebhun's Diseases of Dairy Cattle, 3rd ed*, Elsevier, St. Louis（2016）
3）Baxter GM：*Compend Contin Educ Pract Vet*, 11, 503-515（1989）
4）Trent AM, Smith DF：*J Am Vet Med Assoc*, 185（12）, 1531-1534（1984）
5）Steiner A, Lisher CJ, Oertle C：*Vet Surg*, 22（3）, 184-189（1993）
6）Edwards 3rd RB, Fubini SL：*Vet Surg*, 24（1）, 32-35（1995）
7）Sato R, Shinozuka Y, Onda K, et al.：*Large Animal Review*, 25（3）, 107-110（2019）
8）Noden DM, De Lahunta A：*The Embryology of Domestic Animals: Developmental Mechanisms and Malformations*, Williams and Wilkins, Baltimore（1985）
9）Baxter GM：*Farm Animal Surgery*, Fubini SL, Ducharme N（eds）, Saunders Elsevier, St.Louis（2004）
10）Kasari RT：*Current Veterinary Therapy 4: Food Animal Practice*（Howard LJ, Smith RA）, Saunders, Philadelphia（1999）
11）Baxter GM, Zamos DT, Mueller PO：*J Am vet Med Assoc*, 200（4）, 517-520（1992）
12）Kahn CM, Line S：*The Merck Veterinary Manual 10th ed*, Merck, Rahway（2010）
13）Blichert-Toft M, Nielsen OV：*Am J Surg*, 122（1）, 123-128（1971）
14）佐竹寿弘：家畜診療，44，43-47（1997）
15）甲斐博士：家畜診療，57（4），231-235（2010）
16）Lischer CJ, Iselin U, Steiner A：*J Am Vet Med Assoc*, 204（11）, 1801-1804（1994）
17）上村俊一，橋之口哲，牛之浜寛治ら：日獣会誌，51，246-248（1998）
18）Boukkaert JH, Demoor A：*Vet Rec*, 77, 771-774（1965）
19）Hooper RN, Taylor TS：*Vet Clin North Am Food Anim Pract*, 11（1）, 95-121（1995）
20）Rings DM：*Vet Clin North Am Food Anim Pract*, 11（1）, 137-148（1995）

各論：手技の実際

13

感染性関節炎における関節洗浄・関節切開術・関節固定術

理論編

感染性（化膿性）関節炎は，牛の跛行における主たる原因であり，品種，年齢（月齢）を問わず発生する。感染性関節炎は，早期に発見し早急に適切な治療を行えば，関節の正常な機能回復が見込まれ，必ずしも予後の悪い疾患ではない。しかし牛においては，様々な要因から治療が遅れる傾向にある。発病初期に適切な治療が行われないと，慢性的な疼痛，関節可動域の減少，関節機能の低下を起こし，慢性跛行，もしくは起立不能により淘汰の対象となる。

本項では感染性関節炎に罹患した牛の治癒率を少しでも向上させるために，関節洗浄と関節切開術，関節固定術について解説する。

関節包内および関節包外に配置する靭帯，関節をまたいで骨に付着し，関節を反対方向にそれぞれ引っ張って動かす筋（働筋と拮抗筋），滑液包（関節腔と連絡している場合もあり）があるが，各関節においてこれらの構成要素すべてが存在するわけではない。

また関節包は，線維膜と滑膜から構成され，滑膜から関節運動を潤滑にさせる関節液（滑液）が産生される。滑膜は，炎症などの刺激により関節液の分泌が増加すると，いわゆる「水がたまる」状態となり，関節全体が腫脹する。四肢関節では硝子軟骨が関節面全体を覆い，軟骨の厚さは関節により様々である。

関節の基本構造

関節疾患の診断ならびに治療を実施するにあたり，関節の解剖学的構造についての理解が必要である。関節の概略図を図1に示した。関節は，数十分の1 mmの間隙を隔てて接する2つの関節面により構成され，この関節間隙で完全に分離することができる[1]。関節の構成要素として，関節面，関節腔，膨隆・ヒダ・絨毛といった多様な広がりを持つ密閉された関節包，関節液（滑液），関節内付加構造物（関節半月など），

発生機序と進行過程

感染性関節炎では，細菌が関節内にコロニーを形成した直後から増殖し，白血球とマクロファージが動員されることにより急性の炎症反応を示す[2,3]（図2）。Francoz ら[4]による子牛の飛節内への *Escherichia coli* 感染実験では，接種後4〜8時間で関節が腫脹し，接種後2日目には明瞭な跛行と関節液中の白血球数が平均12万個/μL と急激な増加を示した。その後，インターロイキン（IL）-1β，IL-6，IL-17 などの炎

13 感染性関節炎における関節洗浄・関節切開術・関節固定術

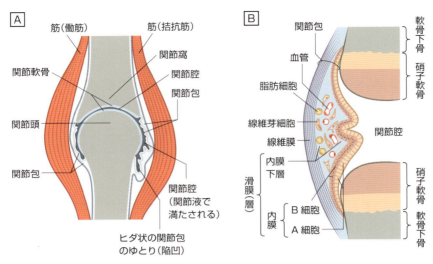

図1　関節の基本構造（A）と関節包の解剖（B）

症性サイトカインが放出され，マトリックスメタロプロテアーゼ（MMP）の放出により軟骨・骨融解が引き起こされる。軟骨の保水成分であるプロテオグリカンの産生は，時間の経過とともに減少し，軟骨の生体特性の喪失につながる。

臨床症状と罹患牛摘発が遅れる理由

感染性関節炎の代表的な症状は，急性跛行である。跛行は，罹患関節の関節液増量による関節腔内圧の上昇と，関節腔内および関節周囲の炎症に伴う疼痛により生じる[5,6]。突発的に歩行を嫌がるような重度跛行を呈するケースが多いが，症状が軽度跛行のみで摘発しづらいケースもある。また，罹患関節は腫脹・疼痛を呈することから，感染性関節炎を疑う際には四肢の関節すべてを丁寧に触診する。

細菌が関節に定着するには，①傷口から直接関節に侵入（医原性を含む），②関節に近接した一次感染部位から関節に波及，③毛細血管から滑膜へ侵入（敗血症性関節炎），の3つの経路が

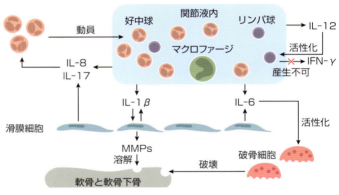

図2　*Mycoplasma* 属菌による感染性関節炎の発生機序

文献3をもとに作成・一部改変

ある[6]。子牛でも成牛でも①〜③すべての感染経路が成立するが，成牛では①と②が多く，子牛では③による経路が多く症状の進行も早い。子牛の敗血症性関節炎では，原発疾患として臍帯炎が第一に挙げられ（図3），そのほかに肺炎・腸炎・中耳炎からも継発することから，感染性関節炎に遭遇した際は，臍の触診と全身状態の評価も同時に行う必要がある。

また，子牛では膝関節，前膝（手根関節），飛節（足根関節）の順で罹患しやすく，そのほかに球節，肩関節，肘関節，股関節でも感染が認め

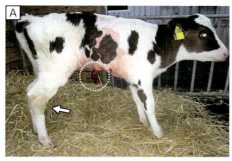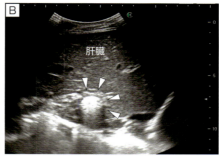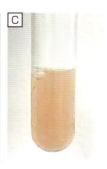

図3 臍静脈膿瘍から右飛節関節炎を呈した子牛の症例

臍静脈膿瘍(B；矢頭)が肝臓まで認められた。右飛節(A；矢印)から採取された関節液(C)は、白血球数6万4,000個/μL、好中球比95.1％、総タンパク(TP)濃度4.1 g/dL。本症例は造袋術(A；点線枠内)と関節洗浄により完治し、現在は搾乳されている。

られる。成牛では、蹄の深部感染症として蹄関節(遠位指節間関節)の感染も生じる。子牛における敗血症性関節炎では、1カ所のみの関節が罹患する子牛も多いが、2ヵ所以上の関節が罹患する多発性関節炎も少なくないため、見逃さないように注意する(図4)。

牛では、人と比べて感染性関節炎の発見が遅れる傾向があるが[5]、その理由には牛側と人側の両方の要因が考えられる。ハッチや個別ペンなど、自由歩行を観察しづらい環境で飼養されている子牛では、跛行摘発の難易度は高くなる。また、ロボット哺乳などにより子牛が自由に歩ける場所で飼養されていても、人間が忙しく、子牛にかける時間が少なければ見逃される可能性も高い。さらに、獣医師を含めた関係者は跛行の発見(診断)に慣れていない可能性が高い。牛の跛行の第一原因である蹄病では、ほとんどの場合で支柱肢跛行(支跛)を呈する。しかし、感染性関節炎は罹患部位により、肢に体重を乗せた際に疼痛を示す支跛、肢を上げるまたは前に振り出す際に疼痛を示す懸垂肢跛行(懸跛)、これら両方が混ざった混合跛行(混跛)のいずれも呈する可能性が十分にある。特に、股関節や膝関節などの近位肢の運動障害は、跛行の摘発や原因特定が難しい傾向にある[7]。また多発性関節炎では、1カ所の関節の症状が著明で、

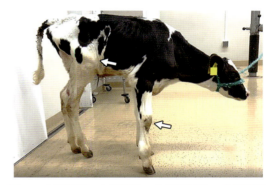

図4 右膝関節、左膝関節、右前肢球節の多発関節炎子牛

矢印：右側の罹患関節。

ほかの罹患関節の腫脹や疼痛が軽度な症例では見逃しやすくなる。

診断

診断には臨床症状に加え、関節穿刺による細胞学的検査と菌分離検査が確定診断になる。また、レントゲン(X線)検査ならびに超音波検査による画像診断も併用することで、治療方針や予後判断の材料として非常に有用である。

1 関節穿刺の方法と関節液検査

関節液(滑液)は、急性期では増量するものの、

13 感染性関節炎における関節洗浄・関節切開術・関節固定術

表1　牛における各関節の穿刺部位

関節	区分	穿刺部位	難易度	構成する関節との交通
肩関節		大結節前部と棘下筋腱部の間に，穿刺針を尾側に向け穿刺する	++	棘下筋腱の下に滑液包がある。超音波で確認できない場合は，針を1cm近位に挿入し，軽く腹側に向け，滑液包を避ける必要がある
		関節を膨らませ，膨張部位に穿刺針を刺入させることで，関節尾側に穿刺できる		
肘関節		外側肘側副靭帯より頭側で膨張している場合は，上腕骨顆外側上顆より頭側（図5：B①）	+	
		上腕骨顆外側上顆と肘頭で形成される角度で，針を頭側遠位方向に刺入する（図5：B②）		
前膝（手根関節）	a．前腕手根関節	橈骨手根伸筋の外側と内側（a-b, 図5：C①）	a．0	前腕手根関節と手根中央関節：13%
	b．手根中央関節	総指伸筋の外側と内側（a-b-c, 図5：C②）	b．0	手根中央関節と手根中手関節：100%
	c．手根中手関節	外側指伸筋の内側（c, 図5：C③）	c．+	
球節	外側	屈曲位で，遠位方向に45度の角度で背側から刺入する（図5：D①）	+	外側と内側：100%
	内側	近位種子骨と中手骨/中足骨の間（図5：D②）	0	
蹄関節（遠位指節間関節）		蹄冠近位部で遠位方向に60度の角度で刺入する（図5：E）	++	
股関節		大腿骨大転子より頭側で，脊髄針は尾側内側に水平に保つ（図5：F）	+++	
膝関節	外側大腿脛骨関節	外側側副靭帯の頭側または尾側（図5：G①）	+	外側大腿脛骨関節と大腿膝蓋関節：60%
	内側大腿脛骨関節	内側側副靭帯の頭側または尾側（図5：G②）	+	外側と内側の大腿膝蓋関節間に直接の交通はない
	大腿膝蓋関節	膝蓋骨の下を狙い穿刺針を刺入し，内側膝蓋靭帯と中間膝蓋靭帯の間（図5：G③）	++	内側大腿脛骨関節と大腿膝蓋関節：100%
飛節（足根関節）	a．足根下腿関節	趾伸筋の近位，背側，外側または内側（a-b, 図5：H①）	a．0	
	b．近位足根間関節	関節洗浄/関節切開のための外側および内側の嚢状部（図5：H②）	b．0	
	c．遠位足根間関節	実施することは稀	c．++++	
	d．足根中足関節		d．+++	

難易度レベル：非常に容易（0）からきわめて難しい（++++）

文献5より引用・改変

慢性期では減少するため，フィブリン析出が多いと炎症産物が針に詰まり，うまく吸引できない場合もある。しかし，関節液から得られる情報は，診断するうえでその意義が大きく，感染性関節炎を疑う際には必ず関節穿刺を行う。

各関節における穿刺部位一覧を表1，図5に示した[5]。関節穿刺は，起立位でも横臥位でもどちらでも構わないが，ある程度しっかりした保定が必要であるため鎮静剤を投与した方が穿刺しやすい。また，皮膚の汚れや皮膚常在菌を関節内に刺入させるリスクを避けるために，穿刺部位の剃毛と消毒は必ず実施する。穿刺は，関節腔を触診により確認し，注射針を刺入することで可能である。注射針は，関節液が析出物で詰まらない太さと関節腔に届く長さを選択する。18ゲージ針から選択し，析出物で詰まるようならば太い注射針に変更し吸引する。必ずしも超音波によるガイド下で穿刺する必要はないが，靭帯や血管などの損傷を避けるために，関節周囲の解剖学的知識は必要である。また，関節上の皮膚に外傷がある症例では，汚染（コンタミネーション）を避けるために外傷部位を避けて健常な皮膚の上から穿刺する。

関節液の細胞学的検査と細菌学的検査は必須

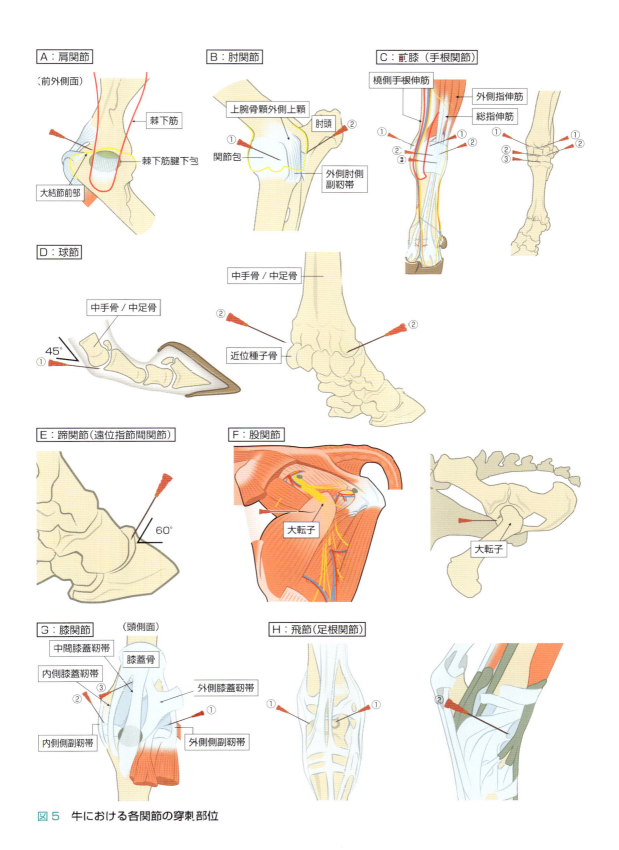

図5 牛における各関節の穿刺部位

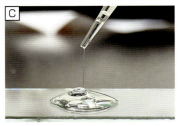

図6 正常関節液（A）と感染性関節炎の関節液（B）の濁度の違いと粘稠度の高い正常関節液（C）

表2 人における関節液による鑑別

	正常	非炎症性疾患	炎症性疾患	化膿性疾患
外観	透明，淡黄色	透明，淡黄色	半透明，黄色	不透明，膿性
量	きわめて少	少〜多	少〜多	多
粘稠度	高	高	低	様々
白血球数（個/μL）	〜200	200〜2,000	2,000〜50,000	50,000〜
細菌分離培養	陰性	陰性	陰性	多くで陽性
鑑別疾患	—	・変形性膝関節症 ・外傷 ・神経病性関節症	・関節リウマチ ・膠原病 ・痛風 ・偽痛風 ・脊椎関節炎	・細菌感染症（感染性関節炎）

文献8より引用・改変

である．採取した関節液は，性状の変化やコンタミネーションを避けるため，素早く専用容器に移す．細胞学的検査には血球が壊れないようにEDTA採血管を用いる．関節液の検査として，最初に関節液の粘稠度と濁度を確認する（図6）．正常の関節液は粘稠度が高く，混濁は認められないが，感染性関節液では粘稠度の低下と混濁を呈し，析出物が認められることもある．

牛の関節液について，明確な細胞学的評価基準値は存在しないため，人の関節液の鑑別診断を表2に示す[8]．牛の感染性関節炎の類症鑑別として，変形性関節症，脱臼，靭帯損傷，関節内骨折，非感染性関節炎（症）がある．Rohdeらの報告[9]では，牛の関節疾患130例の関節液の解析を行った結果，関節炎において，非感染性関節炎ではなく感染性関節炎である確率は，総タンパク（TP）濃度4.5 g/dL以上ならば4倍，白血球数2万5,000個/μL以上で17.5倍，多形核細胞数2万個/μL以上で15.4倍，好中球比80％以上で30倍であった．感染性関節炎と診断された牛と非感染性関節炎と診断された牛から採取した関節液と性状の一覧を表3に示す．類症鑑別に迷う症例では，多剤耐性菌の問題を差し引いても感染性関節炎を前提に治療を開始

し，追加検査により類症鑑別を進めていくことが無難であると筆者は考える．

細菌学的検査は，好気培養と嫌気培養に加え，マイコプラズマ検査まで実施することが理想的である．好気培養と嫌気培養では，血液培養ボトルや専用の輸送容器を用いることが望ましい（図7）．172例の牛の感染性関節炎を対象とした研究では，細菌の分離培養陽性であったのは60％であったことから[6]，陰性であっても関節内に細菌が存在しないと安易に判断しないよう注意する．慢性経過の期間に比例して，細菌培養陰性になる確率が高くなる傾向を示すと考えられる．検出される細菌として，*Truepurella pyogenes*が最も一般的であり，レンサ球菌，エンテロバクター属菌，パスツレラ属菌が検出されることが多い．また近年，マイコプラズマ属による敗血症性関節炎は増加傾向にあることから，感染が疑われる農場では積極的な検査が推奨される．

2 画像検査の利用について

牛の感染性関節炎における画像検査には，X線検査と超音波検査が利用される．画像検査では，関節の基本構造と感染性関節炎の進行過程を理解したうえで診断する必要がある．図8に，子牛の正常な手根関節と進行過程の異なる

表3 牛の腫脹関節から採取した関節液の性状一覧

関節液の性状 \ 牛	感染性 A	B	C	D			非感染性 E	F
部位	左肘	右膝	右飛節	左飛節	右肘	右膝	左前膝	右飛節
濁度								
白血球数(個/μL)	52,000	208,000	60,800	6,800	148,300	38,500	3,100	500
好中球比(%)	94.7	85.3	75.6	64.7	87.4	92.2	73.5	41.6
TP(g/dL)	5.8	4.0	1.8	1.0	5.0	2.8	4.0	4.8
その他			多発性	多発性	多発性	多発性	炎症性	外傷

関節液の濁度と白血球数はおおよそ比例するが、見た目と一致しない症例もあるため注意を要する。

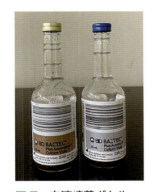

図7 血液培養ボトル
左:嫌気用ボトル、右:好気用ボトル。

感染性関節炎のX線画像ならびに超音波画像を示した。

X線検査は、牛の感染性関節炎で最も利用される画像診断ツールで、骨病変と関節液の増量の確認に有用である。単純X線検査では軟骨の病変を確認することは不可能で、軟骨下骨の病変がX線画像で確認できるまでには発症から平均2週間かかることに留意する[5,6]。急性期には、関節周囲の軟部組織の腫脹のみがX線画像で観察され、慢性化すると小さな円形の骨融解像からはじまり、骨関節構造の大きな破壊像に発展する。また、多発性関節炎では骨髄炎を呈する症例もあることから、予後判断を含めX線検査で骨病変を確認することが推奨される。

超音波検査は、関節包の腫脹、関節液の貯留と性状、慣れれば骨融解像の確認も可能である。前肢と後肢飛節～遠位部の検査では7.5～10 MHzのリニアプローブを利用する[6]。膝関節と股関節では3.5～5 MHzのコンベックスプローブの方が評価しやすい(図9)。軟骨は低エコーに見え、軟骨の下にある軟骨下骨は高エコーの線として識別される。濁度の低い関節液は低エコーで、慢性経過で膿化により濁度が高くなると高エコーになりフィブリン塊も確認できる。関節腔をプローブで押すと関節液の乱流が確認できるが、確認できない場合にはフィブリン塊で凝固している可能性があるため、針による関節洗浄よりも関節切開術の方が適している可能性が示唆される。

13 感染性関節炎における関節洗浄・関節切開術・関節固定術

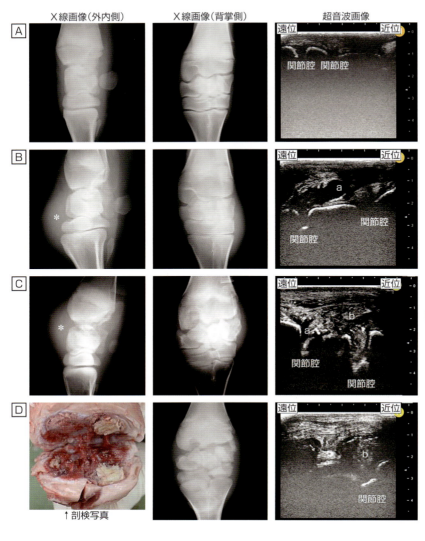

図8 子牛手根関節の正常画像と進行過程の異なる画像

A：正常画像。
B：骨融解は認められず、軟部組織の腫脹（＊）と関節液の増量（a）を認める症例。
C：骨融解と軟部組織の腫脹が認められ、関節液の増量とフィブリン塊（b）が認められる症例。
D：骨破壊が進行し、関節腔内がフィブリンで埋まった症例。

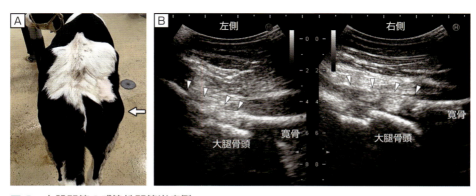

図9 右股関節の感染性関節炎症例
A：左側に比べ、右側の大転子周囲の腫脹が明瞭（矢印）。
B：左側に比べ、右側では関節包（矢頭）の拡張が確認できる。

実践編

◆ 必要な外科器具

関節洗浄
- カテーテルもしくは輸液チューブ
- 注射針（14〜20 G）もしくは留置針のガイド針（内針）や套管針
- 洗浄液：リンゲル液などの電解質液輸液製剤

関節切開術
- メス柄
- メス刃（#11 などの小切開しやすいものが望ましい）
- 鉗子
- 50〜100 mL のカテーテルシリンジ
- 洗浄液：リンゲル液などの電解質液輸液製剤

関節固定術
- 手術道具一般（メス，鉗子，鋏ほか）
- キュレット，軟骨やすり，鋭匙など海綿骨移植をする場合
- 整形外科用ドリル，骨のみなど
- 鋭匙

感染性関節炎では，内科的治療と外科的治療の両方を要する症例が多く，特に子牛の敗血症性関節炎では，早期に積極的な外科的治療を行わなければ慢性跛行が継続し，予後不良の転帰をたどる症例も少なくない。しかし，急性期における関節洗浄の治療効果は高く，臨床現場でも実施可能であることから，躊躇することなく積極的に実施することで得られる利点は大きい。

一般的な治療法

感染性関節炎は，緊急性の高い疾患であることを認識しておく必要がある。治療は罹患関節内の細菌量の減少，炎症メディエーター濃度の低下，疼痛管理の３つを目的として，具体的には抗菌薬療法，抗炎症薬の投与，外科的治療を軸に進める[6]。早期発見と早期治療を徹底することは治癒率の上昇につながる一方で，少しでも治療が遅れると予後に大きく影響する。

抗菌薬療法は，感染性関節炎における中心的な治療法で，通常は終診まで継続して行う必要がある。しかし，産業動物の感染性関節炎に対する抗菌薬療法の治療効果については，エビデンスが乏しいのが現状である。感染性関節炎を疑う際には，細菌検査の結果が得られる前であっても早急に抗菌薬による治療を開始しなければいけない[5,6]。初期では広範囲の抗菌スペクトル領域を持つ抗菌薬を選択し，細菌の同定・感受性結果が得られたら，感受性のある抗菌薬に変更する[10,11]。マイコプラズマ感染を疑う症例では，マイコプラズマに抗菌スペクトルを有する抗菌薬を最初から選択する必要がある。

抗菌薬の投与方法には，主に全身投与と局所投与があり，感染初期は静脈内投与による全身投与が望ましく，投与期間は３週間以上が推奨される[5,6]。治療経過によっては，筋肉内投与や持続作用型の抗菌薬を選択する。局所投与には，関節内投与または四肢灌流法（Limb perfusion）があり，これらを単独もしくは併用して抗菌薬を投与する[12]。局所投与では関節腔内に抗菌薬を高濃度に分布させることができる。牛において，関節内投与の治療効果は不明な点が多いが，四肢灌流法では罹患関節において，抗菌薬を高濃度に維持できることが報告されている[13]（図10）。

抗炎症薬は，炎症抑制と疼痛管理を目的とし

13 感染性関節炎における関節洗浄・関節切開術・関節固定術

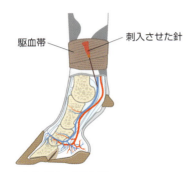

図10 四肢灌流法の概略図
駆血帯より遠位の静脈に抗菌薬を注入し，駆血帯を20～30分ほど付けたまま静置する。駆血帯より遠位肢において抗菌薬の高濃度維持を期待できる。

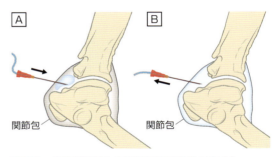

図11 潮流灌流法の概略図（肩関節の場合）
A：洗浄液の注入。
B：関節腔に充満した洗浄液の回収。

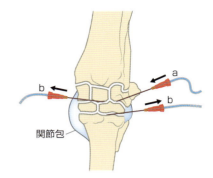

図12 貫通洗浄法の概略図（手根関節の場合）
洗浄液の注入（a）と排液（b）。排液させる注射針は関節により1～3本刺入させ，時折排液口を手で塞ぎ，洗浄液を関節包内に充満させる。

て利用される。産業動物ではステロイド性抗炎症薬と非ステロイド性抗炎症薬（NSAIDs）が用いられるが，牛の感染性関節炎におけるステロイド性抗炎症薬の有益性は報告されていない。牛での使用が認められているNSAIDsはいくつかあるが，なかでもフルニキシンやメロキシカムは跛行スコアの改善や関節可動域の改善が期待できることから[14]，症状を確認しながら適宜使用する。

治療終了のタイミングについては，跛行状態，罹患関節の局所症状に加え，血液検査，関節液検査，画像検査の結果をもとに判断する。

外科的治療と治療前準備

外科的治療の目的は，滑膜への圧力緩和と細菌負荷の軽減で，内科的治療の補完的な意味合いを持つ。関節炎では，滑膜からの関節液分泌増加に伴い関節腔が膨張することが疼痛の一因である。関節液の吸引による減圧と関節腔の洗浄は，動物の生活の質（QOL）を高め，関節腔内の細菌数や炎症メディエーター濃度を減少させる効果を持つ[6]。敗血症性関節炎を疑う症例では，感染初期から内科的治療と並行して外科的治療を要する症例は多く，外科的治療の有無や治療開始時期は予後に大きく影響する。

外科的治療は，関節洗浄と関節切開術が一般的であり，そのほかに関節鏡下洗浄，関節固定術も実施される。本項では関節洗浄と関節切開術，関節固定術について解説する。

関節洗浄は，潮流灌流法（Tidal irrigation）もしくは貫通洗浄法（Through-and-through lavage）のどちらかで実施する。潮流灌流法とは，注射針1本を関節腔に刺入し，洗浄液を刺入した注射針から注入し関節腔内に充満させた後，同じ注射針から洗浄液を排液させる方法である（図11）。一方，貫通洗浄法は，複数の注射針を同じ関節腔もしくは交通する関節腔に刺入し，そのうち1本から洗浄液を注入し，ほかの注射針から洗浄液を排液させる方法である（図12）。どちらの方法においてもフィブリン塊は

238

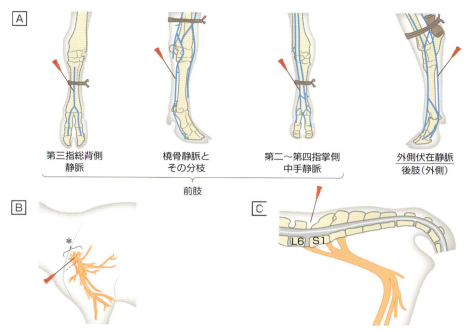

図13 局所麻酔法の概略図
A：経静脈内局所麻酔(Bierブロック)における静脈内麻酔薬注入部位。後肢では外側伏在静脈，もしくはその分枝に注入する。
B：腕神経叢(*)ブロック麻酔の注入部位。肩端と体壁の間に針を刺入させる。
C：腰仙部硬膜外麻酔の麻酔薬注入部位。第六腰椎(L6)～第一仙椎(S1)間に針を刺入させる。

洗浄液の排液の妨げとなるため，関節洗浄は関節液中のフィブリン析出が少ない急性期の症例が対象となる。

フィブリン析出量が多く注射針にフィブリンが詰まりやすい症例では，関節切開術が対象となる。軟骨や骨に潰瘍(骨融解)が形成され，関節構造に不可逆的な損傷が生じている病変では，救済処置として関節固定術が試みられることもあるが，対象関節は限定的であり，治療期間が長期に及ぶことから，飼育環境や牛の価値も考慮して実施の可否を検討する必要がある。関節鏡下での洗浄は，目視で病変部を確認できることから有用な治療法であるものの，機器が高額であることなどの理由から，現状では臨床現場で実施される機会は少ない。

関節の外科処置には疼痛が伴うため，基本的には鎮静下で実施するが，症例によっては局所麻酔もしくは全身麻酔が必要な場合もある。局所麻酔は，経静脈内局所麻酔(Bierブロック，図13 A)か，子牛ならば前肢では腕神経叢ブロック麻酔(図13 B)，後肢では腰仙部硬膜外麻酔(図13 C)が利用可能である。外科的治療ではどの方法を選択しても，必ず剃毛と消毒を施した無菌処置下で，滅菌手袋を着用して実施する。

関節洗浄

関節洗浄の際の注射針の刺入部位は，関節穿刺部位(表1)と同様である[5,6]。使用する注射針は，牛と関節の大きさに応じて14～20ゲージ，1・1/2インチもしくは留置針のガイド針(内針)を選択する。洗浄液はナトリウム含有量が体内の細胞外液と近い輸液が望ましく，リンゲル液などの電解質輸液製剤が推奨される。洗浄液量は関節や炎症の状態により様々であるが，筆者は基本的に1回の関節洗浄につき最低

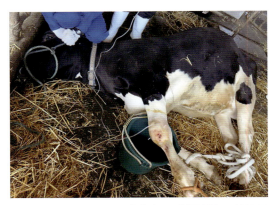

図14 ホルスタイン成乳牛の手根関節における貫通洗浄法での関節洗浄の様子

左前膝の外傷から関節炎に波及した成乳牛の症例。鎮静剤で牛を右横臥位で寝かせ，貫通洗浄法にて洗浄を行った。関節上に外傷が認められる症例では，関節腔への汚染を防ぐために，必ず外傷部位を避けて針を刺入させる。

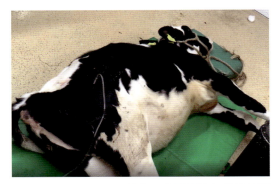

図15 ホルスタイン子牛の右股関節における潮流灌流法での関節洗浄の様子

1 L以上を使用している(図14)。針先が関節腔に刺入すれば，注射針から関節液が出てくることが多い。洗浄液が皮下に漏れないように，確実に関節腔に針先が入っているか確認し，注意しながら洗浄を行う。

　潮流灌流法は，2本の注射針を刺入させることが困難な肩関節や股関節が対象となり，罹患関節の刺入ポイントに注射針1本を刺入させる(図15)。針先を関節腔に刺入したら，関節腔内に洗浄液を注入する。関節腔に洗浄液が充満することを目視で確認するか，加圧しても洗浄液が関節腔に注入できないところまで注入後，関節上の皮膚を圧迫し，同一針から排液させることを繰り返す。

　上述の肩関節や股関節を除く関節では，貫通洗浄法が一般的に選択される。貫通洗浄法では，罹患関節の刺入ポイントに2～4本の注射針を刺入させるが(図16)，複数の注射針を刺入するため，関節腔に針が入っているか分かりづらい場合がある。その際は，まず確実に入っている注射針から洗浄液を注入し関節腔内に充満させ関節腔を拡張させると，ほかの針を刺入しやすくなる。同様の原理で，洗浄液を注入する

際に，排液用の注射針を指で塞ぎ，わざと関節腔の内圧を上昇させることで洗浄液が関節腔内に拡散しやすくなり，乱流によってフィブリン塊の排出が容易になる。この動作を複数回繰り返す。回収液は容器で受け取り，混濁とフィブリンの混入を確認する。回収液が透明に近づきフィブリンの混入が減少してくれば，関節洗浄を終了しても良い。

　関節洗浄終了後，針を抜き刺入部の皮膚を清拭する。穿刺部位を半日～1日程度，滅菌包帯で保護することが望ましいが，部位によっては無理に保護する必要はない。関節洗浄の回数については，跛行状態，局所症状，関節液の貯留，関節液の性状などを参考に決定する[1]。1回の洗浄で劇的に改善する病変もある一方で，2～3回の洗浄を要する病変もある(図17)。洗浄間隔については明確な基準は存在せず，24時間～数日間隔で実施することが多い。筆者は，敗血症性関節炎を呈した子牛には初診で必ず関節洗浄を行い，関節液の検査を行う。その結果次第だが，多くの場合，2診目か3診目で2回目の洗浄を行うことが多い。その後は，臨床症状，関節液の貯留具合などを確認しながら，3回目を実施するか判断している。関節洗浄の弊害として，過剰な洗浄により滑膜炎が誘発され治癒過程を阻害する可能性が生じることから，必要以上の洗浄は避けるように注意する。

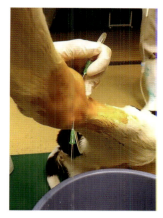

図16 ホルスタイン子牛の左飛節における貫通洗浄法での関節洗浄の様子

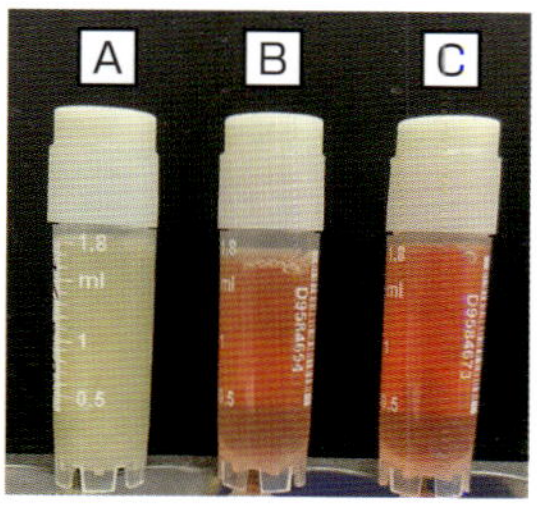

	A	B	C
病日	第1病日	第8病日	第22病日
白血球数（個/μL）	208,000	3,100	870
好中球比（％）	85.3	38.0	82.4

図17 右膝関節（外側大腿脛骨関節）で感染性関節炎を発症したホルスタイン子牛の治療経過に伴う関節液性状の変化

この症例では，初診時の関節液中の白血球数が非常に高値を示し，関節洗浄は3回実施した。初診時の関節の炎症反応が強かった影響か，跛行の改善に時間を要し，第30病日で経過観察となった。

関節切開術

関節切開術における関節切開部位は，関節穿刺部位（表1）と同様である[5,6]。洗浄液には電解質輸液製剤を用い，50〜100 mLのカテーテル用シリンジで洗浄する。関節切開術では著しい疼痛が生じるため，鎮静剤の投与レベルを高めるか，局所麻酔を併用して実施する。牛は患肢を上にした横臥位で保定し，開腹手術と同等の術野準備を行う。注射針を穿刺部位に刺入し，針に沿って0.5〜1 cmほど縦（背腹）方向に切開する（図18）。切開創から鉗子を挿入し，フィブリン塊を除去する。同様の操作を関節の反対側でも行い，2つの切開創を連絡させ，カテーテル用シリンジで繰り返し洗浄する。

終了後，切開創は縫合せず，滲出液を吸収できる滅菌ドレッシング材で保護する。切開創の洗浄は数日間繰り返し，切開創が二次癒合し滲出液が出てこなくなるまで毎日包帯を交換する。肘関節，膝関節などの近位肢では，包帯を巻くことは困難なため，ロールガーゼを皮膚に縫い付け固定させる必要があるが，牛は固定を嫌がるので二次感染を生じることがある。

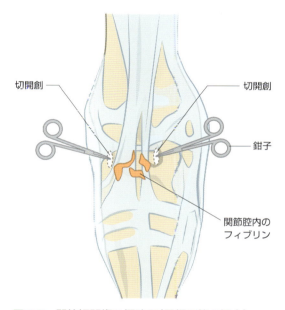

図18 関節切開術の概略図（足根関節の場合）

関節固定術

関節固定術は，近位と遠位骨の関節面において障害を受け疼痛の原因となる変性した関節軟骨や，場合により関節骨を部分的に除去し近位と遠位骨を骨癒合させる方法である。牛の感染性関節炎における関節固定術は，前述した治療法が適応外となる，慢性化し関節機能が回復しない症例の最終手段である。牛では球節や近位および遠位指節間関節（蹄関節）における報告が

241

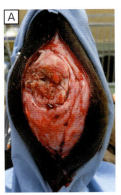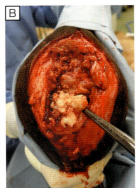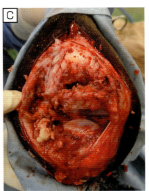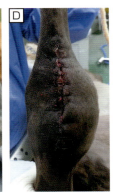

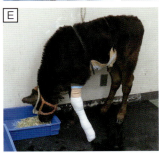

図19　前膝での関節固定術
A：背側は伸筋腱や関節包ごと広く縦もしくは横に切開する必要がある。掌側には主要な神経・血管が走行するため、切りすぎないように注意する。
B：大きく縦切開し、関節内の炎症産物を除去した後、変性した軟骨を除去する。
C：除去後の関節内。
D：皮膚縫合後。
E：術後にキャスト固定し、起立させた様子。

多く[16,17]、これら遠位肢の関節は骨癒合しやすく、関節固定術が比較的容易で成功率も高い。一方で、前膝・飛節から近位肢関節での報告は少なく[5]、可動域の大きい関節を固定するリスクとその後の飼養管理を想定すると、関節固定術まで実施するメリットを有する牛は限定的と考えられる。子牛の前膝における固定術は古くから報告されているが、股関節の感染性関節炎子牛における治療についての報告もある[18]。膝、肘、肩関節の固定術が成功した報告は著者が知る限りなく、断脚が選択肢となるが、関節固定術同様に適応対象となる牛は限定的である。

本項では、前膝で適応される一般的な方法について説明する。施術前のX線撮影は最低限必要であり、さらに侵襲性の高い手術であるため全身麻酔で実施することが望ましい。手根骨除去や切除範囲が広いことが想定されるならば、海綿骨移植部位の準備も同時に行う必要がある。前膝では関節背側面を縦もしくは横に伸筋腱および関節包もまとめて広く切開し、関節面を露出させる（図19A）。変性した軟骨はキュレットや軟骨やすり・鋭匙などで除去する（図19B、C）。手根骨除去の決定は、事前に撮影したX線画像を参考にしつつ手術中に判断する[5]。第四手根骨除去の必要がある場合には、横に隣接する手根骨（第二・第三手根骨）すべてを除去する。手根骨除去は手根間靱帯を切断することで除去可能となるが、掌側の関節包外側には主要な血管と神経が位置するため慎重に剥離する。手根骨を横一列分除去した場合は、関節内を洗浄し、余分な皮膚を切除し、海綿骨移植を行い閉鎖する（図19D）。関節はキャストまたはピンキャストで最長6週間固定するが、切開部の評価は都度必要となる（図19E）。著者の経験から骨髄炎の進行状態が予後に大きく影響すると考えられ、そのためのX線や超音波検査などの術前評価が重要である[18]。

予後

牛の感染性関節炎は罹患してから時間が経過した症例が多く、予後には注意を要する症例が

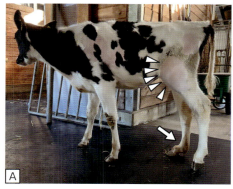
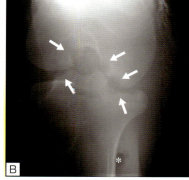

図20　左膝関節で感染性関節炎を呈した慢性経過のホルスタイン子牛

A：左膝関節の重度腫脹（矢頭）を呈し，慢性跛行から右後肢球節の沈下（太矢印）が生じている。
B：同牛の来院時のX線画像。軟骨下骨に骨融解像（細矢印）が多数，ガス像（＊）も認められ，来院時で予後不良と判断された。

子牛の膝関節・股関節の感染性関節炎は，股関節脱臼と誤診しやすいため，診察は慎重に行う必要がある。

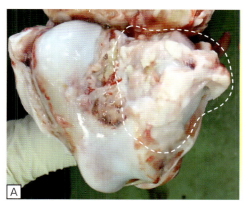
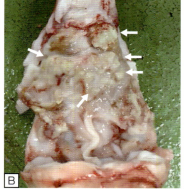

図21　感染性関節炎において罹患関節液が *Mycoplasma bovis* 陽性であった子牛の剖検写真

A：急性〜慢性経過の膝関節。骨融解は認められないが，フィブリンが軟骨を覆うように付着している（点線内）。マイコプラズマ性関節炎では，フィブリン塊が多数析出する傾向を示し，治癒過程を阻害する。
B：慢性経過の球節。マイコプラズマで認められる乾酪壊死（矢印）が多数認められる。

多い。初診ですでに骨破壊が進行し，治療困難な牛も散見する（図20）。初診で骨融解像が認められない症例で，適切な積極的治療を施したにもかかわらず，関節腔内のフィブリン塊の除去が困難であったり，パンヌス（炎症により関節の滑膜細胞が増殖して形成された絨毛状の組織）形成により関節構造の破壊が徐々に進行し，慢性跛行により廃用となる牛も少なくない。

多発性関節炎牛への治療介入は，慎重な判断を要する[6,7]。すべての多発性関節炎牛が治癒しないわけではないが，治療にかかる手間，費用，期間，予後を総合的に判断すると，治療の有益性は乏しい。またマイコプラズマは，宿主の免疫応答を混乱・回避・変調させるためのレパートリーを非常に多く持ち，場合により細胞内への侵入やバイオフィルムの生成によって免

13 感染性関節炎における関節洗浄・関節切開術・関節固定術

疫応答を回避することできることから[3, 15]，治療が奏効しづらい傾向を示す（図21）。敗血症性関節炎は，治療と同時に予防に注力することが有益であることは言うまでもない。

手術のポイント

関節洗浄

● 潮流灌流法は，肩関節や股関節が対象となる。注射針１本を用いて行う。

● 貫通洗浄法は，肩関節や股関節を除く関節が対象となる。２〜４本の注射針を用いて行う。関節腔に針が入っているか分かりづらい場合，確実に関節に入っている注射針から洗浄液を注入し，関節腔内に充満させ関節腔を拡張させると，ほかの針を刺入しやすくなる。また，洗浄液を注入する際に，排液用の注射針を指で塞ぎ，わざと関節腔の内圧を上昇させることで洗浄液が関節腔内に拡散しやすくなり，乱流によってフィブリン塊の排出が容易になる。

関節切開術

● 関節切開術では著しい疼痛が生じるため，鎮静剤の投与レベルを高めるか，局所麻酔を併用して実施する。

● 患肢を上にした横臥位で保定し，開腹手術と同等の術野準備を行う。

● 切開創は縫合せず，滲出液を吸収できる滅菌ドレッシング材で保護する。切開創の洗浄は数日間繰り返し，切開創が二次癒合し滲出液が出てこなくなるまで毎日包帯を交換する。

関節固定術

● 球節や近位および遠位指節間関節における報告が多い。遠位肢の関節は骨癒合しやすく，関節固定術が比較的容易で成功率も高い。

● 施術前のＸ線撮影は最低限必要で，手術時は全身麻酔が望ましい。

● 前膝では関節背側面を縦もしくは横に伸筋

腱および関節包もまとめて広く切開し，関節面を露出させる。

● 手根骨除去の決定はＸ線画像を参考にしつつ手術中に判断する。

● 関節はキャストやピンキャストで最長６週間固定する。切開部の評価は都度必要となる。

文献

1）松村讓兒：プロメテウス解剖学アトラス 解剖学総論/運動器系 第３版（坂井建雄，松村讓兒 監訳），44-47，医学書院，東京（2017）

2）Colavite PM, Sartori A：*J Venom Anim Toxins Incl Trop Dis*, 20, 19（2014）

3）Nishi K, Gondaira S, Okamoto M, et al.：*J Vet Med Sci*, 83（1），31-35（2021）

4）Francoz D, Desrochers A, Fecteau G, et al.：*J Vet Intern Med*, 19（3），336-343（2005）

5）Desrochers A, Francoz D：*Vet Clin North Am Food Anim Pract*, 30（1），177-203（2014）

6）Mulon PY, Desrochers A, Francoz D：*Vet Clin North Am Food Anim Pract*, 32（3），777-795（2016）

7）Desrochers A：*Vet Clin North Am Food Anim Pract*, 33（2），251-270（2017）

8）医療情報科学研究所：病気が見える vol.11 運動器・整形外科，73，メディックメディア，東京（2017）

9）Rohde C, Anderson DE, Desrochers A, et al.：*Vet Surg*, 29（4），341-346（2000）

10）Castellazzi L, Mantero M, Esposito S：*Int J Mol Sci*, 17（6），855（2016）

11）Couderc M, Bart G, Coiffier G, et al.：*Joint Bone Spine*, 87（6），538-547（2020）

12）Glass K, Watts AE：*Vet Clin North Am Equine Pract*, 33（2），299-314（2017）

13）Depenbrock SM, Simpson KM, Niehaus AJ, et al.：*Am J Vet Res*, 78（12），1372-1379（2017）

14）Coetzee JF, Mosher RA, Anderson DE, et al.：*J Anim Sci*, 92（2），816-829（2014）

15）Maunsell FP, Chase C：*Vet Clin North Am Food Anim Pract*, 35（3），471-483（2019）

16）Starke A, Kehler W, Rehage J: *Vet Rec*, 159, 772-777（2006）

17）Starke A, Heppelmann M, Beyerbach M, et al.: *Vet Surg*, 36:350-359 (2007)

18）Tsuka T, Okamoto Y, Nishiyama A: *Front. Vet. Sci.* 11:1292924 (2024)

各論：手技の実際

14

肋骨骨折

理論編

成牛の肋骨骨折は，転倒や衝突など外的な圧力によることが多い。一方，子牛では，出生時の発生が多い[1]。出生時の子牛死亡原因の約23％は肋骨骨折が関連し[2]，さらに，生存している新生子牛の約6～7％で肋骨骨折を呈していることが報告されている[1,3]。

新生子牛の肋骨骨折は，娩出時，産道に対して相対的または絶対的に胎子が過大であるために，胎子の胸郭が圧迫されることで発生する。特に，難産時の強引な牽引では胸郭に過剰な負荷がかかり，肋骨骨折が発生するリスクは高くなる。胎子過大の場合，頭位では，肋骨のある胸郭よりも先に頭部あるいは両肩部が引っかかることが多い。しかし，そこを通過すれば，胸郭への過度な負荷はかかりにくいため，肋骨骨折を起こさずに出生することが多い（図1）。一方，尾位では，産道から腰部が娩出された後，胸郭が腹部より絞られるように負荷がかかり，第五～第六肋骨付近から第一肋骨にかけて肋骨骨折を発生することが多い（図2）。したがって，娩出時の子牛の胎位は頭位より尾位の方が，肋骨骨折が発生することが多い[4]。この際の肋骨骨折は左右両方，複数の骨を骨折することが多い。

しかし，肋骨骨折したすべての症例が，必ずしも治療対象というわけではない。肋骨骨折しているが何ら異常所見を示さず，正常に発育している子牛も多く存在するので，治療適応とな

るかどうかは臨床徴候や各種診断結果を基に総合的に判断することが望ましい。

外科的治療が必要となる状況とは

肋骨骨折の診断は，まずは胸郭の触診を行う（図3）。第三～第十三肋骨までは触診が容易である。第一および第二肋骨は肩甲骨ならびに上腕骨の内側に位置しているため，健常牛でも触診しにくく，骨折すると肋骨は内側に変位することが多いことから，触診での診断はさらに難しくなる。

臨床徴候は，骨折による周囲組織の損傷程度により無徴候から，喘鳴，発咳，呼吸不全，眼球突出，頚静脈の怒張，第一胃鼓張など様々である。特に外貌において明らかに肋骨骨折しており胸郭が異常な形をしている例においても，何ら臨床徴候を示さず，発育することもある。一方，外貌において何ら異常がないように見えても臨床徴候を示すこともある。また，骨折部位では出血を生じることから，骨折直後に貧血徴候を呈することもある。

診断・治療の対象となる症例は，肋骨骨折による肺野の損傷やそれに起因する胸膜炎あるいは多発骨折などにより，発育に影響を及ぼすと考えられるものである。この場合，内科的あるいは外科的な治療が必要となる。一方，骨折部位が不整癒合したとしても臨床所見や発育に問

14 肋骨骨折

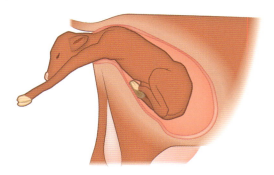

図1　分娩時の子牛（頭位）

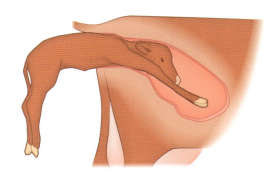

図2　分娩時の子牛（尾位）

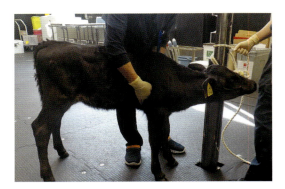

図3　胸郭の触診（第三〜第五肋骨付近）

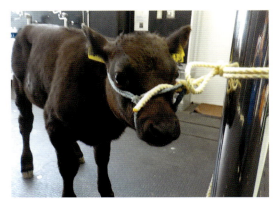

図4　肋骨骨折により頚部が圧迫されたことによる眼球突出

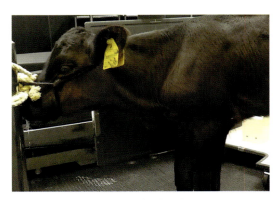

図5　肋骨骨折により頚部が圧迫されたことによる頚静脈の怒張

陥っていることもあり，動脈血の酸素分圧の低下や静脈血の二酸化炭素分圧の上昇が見られることがある。さらに，肋骨骨折に伴う頚部の圧迫による眼球突出（図4）や頚静脈の怒張などが見られることも多い（図5）。また，骨折した肋骨が食道を圧迫することで，第一胃鼓張を起こす場合もある。すなわち，処置が必要な症例は，肋骨骨折を起因として，何らかの臨床徴候を呈する牛である。特に，第一，第二肋骨の骨折で徴候を示すことが多い。喘鳴や発咳などの臨床徴候は，骨折直後ではなく，ある程度の時間が経過してから発現することが多い。それは骨折後に骨が癒合しはじめ，物理的に頚部から胸腔が狭くなることにより臨床徴候を呈するので（骨折直後は骨が可動するので物理的な圧迫は少ない），多くは2週齢以降で臨床徴候を呈す

題がなければ，処置を施す必要はない。

　骨折した肋骨部が不整癒合することで，気管が狭窄し発咳，喘鳴などの徴候を生じることがある。また，平常時は問題ないが，運動時に発咳が見られたり，哺乳時に発咳や喘鳴が見られる場合もある。これらの場合は，換気不全に

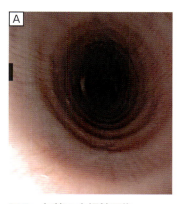 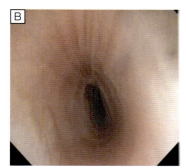

図6　気管の内視鏡画像
A：正常な気管，B：狭窄している気管。

診断と治療実施の判断

　肋骨骨折は，レントゲン（X線）検査，超音波検査，CT検査で診断が可能である[4～6]。外傷などにより第四～第十三肋骨が骨折した場合における処置については，外科的処置としてワイヤーなどを用いた通常の骨折治療を実施することが推奨される[7]。ここでは，肋骨骨折に伴い，気管狭窄などを呈した子牛の処置ついて詳述する。

　気管狭窄により発咳，喘鳴などの臨床徴候を呈している場合は，発育不良となる場合が多いので，治療を行う必要がある。内科的治療としては，気管支拡張薬や循環血液量を増加させるための輸液療法，抗炎症薬の使用などがあるが，多くの場合において，物理的な圧迫に起因する障害の除去には至らず，あくまで対症療法にとどまる。しかしながら，肋骨骨折に伴い気管狭窄が発生した場合においても，個別で安静に飼養するなどして良好に経過した報告もなされており[8]，外科的治療の実施は臨床徴候や畜主の意向なども重要な判断材料となる。また，気管狭窄の程度は内視鏡検査が可能であれば，容易に確認可能である（図6）。

　外科的治療を実施する術前の各種検査としては，超音波検査，X線検査，CT検査がある。超音波検査では骨折の部位，X線検査では骨折の部位および気管狭窄が確認可能である。しかし，両側性の肋骨骨折の場合は，左右のいずれの部位の骨が，臨床徴候に最も影響を与えているかを診断することは困難である。また，X線検査における気管狭窄の診断の注意点としては，健常牛においても頚部から胸腔入口付近は気管が狭くなっているために細く描出されるので，その点を踏まえて診断することが必要である（図7，8）。

　臨床現場で内視鏡検査，CT検査を実施することは困難であるが，肋骨骨折の診断および病態の把握，手術部位の決定に非常に有用である（図9，10）。

一般的な治療法

　手術では，肋骨を除去する側の左右いずれかの胸部からアプローチする。開胸し，気管狭窄あるいは胸腔を圧迫している肋骨を除去することで，物理的な圧迫を解除する。例えば右の胸腔からのアプローチでは，右側肋骨のみ対応可能である。したがって，手術を行う際は術前に

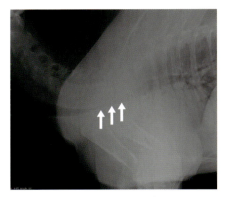

図7　肋骨骨折により気管狭窄を呈した子牛のX線画像

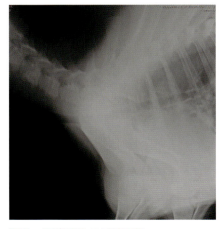

図8　正常子牛のX線画像

正常子牛でも胸腔の入口付近で気管はやや細くなる。

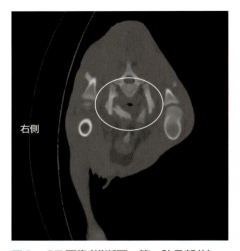

図9　CT画像（横断面，第一肋骨部分）

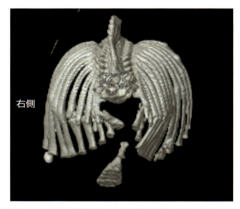

図10　CT画像（3D構築画像，前方からの肋骨，胸骨の画像）

左右いずれの骨が最も臨床徴候に影響を及ぼしているのか（気管を圧迫しているのか）を診断し，何番目の肋骨を処置（除去）するのか，どの部分まで処置（除去）するのかを明確にしておくことが非常に重要である。また，何番目のどの部分の肋骨を処置（除去）するかで，切開の部位や範囲などが異なるので，事前の手術部位の決定は重要である。さらに，開胸するために牛が換気不足となる可能性があること，第一，第二肋骨への処置では，視野が狭いうえに，動脈に隣接した部位へのアプローチとなり，繊細な作業が必要となることから，換気量確保および不動化を目的とした全身麻酔下で手術を実施する

ことが望ましい。

手術は，切除予定の肋骨を中心に皮膚切開し，続いて筋層を切開，目的とする肋骨まで到達したら，肋骨を露出させて切除・除去，切除後は筋層，皮膚を縫合して閉胸する。この際，開胸により胸腔内の陰圧環境が解除されているため，そのまま縫合，閉胸を行うと気胸となることから，胸腔内の空気を排出して閉胸することが重要である。

実践編

◆ 必要な外科器具

基本セット
- メス柄　　　　　　　　　1
- メス刃　　　　　　　　　1
- 鑷子(有鉤・無鉤)　　各1
- 外科剪刀　　　　　　　　1
- 持針器　　　　　　　　　1
- モスキート鉗子(直・曲)
　　　　　　　　　　　　各2

- ペアン鉗子(直・曲)　各2
- 腹膜鉗子　　　　　　　　2
- タオル鉗子　　　　　4〜6
- 縫合糸　　　　　　　　適宜
- 縫合針(角針・丸針)　適宜
- 滅菌ドレープ　　　　　適宜
- 滅菌ガーゼ　　　　　　適宜

その他
- エレベーター　　　　　　1
- 骨鉗子　　　　　　　　　1
- 線鋸と持ち手　　　　　　1
- ロンジュール　　　　　　1
- 鋸　　　　　　　　　　　1
- 三方活栓とシリンジ,
　チューブ　　　　　　　　1

　肋骨骨折手術は, 発咳, 気管狭窄や頚静脈の怒張などの主要因となっている部分の骨を切除することが目的であり, ほとんどの場合, 第一肋骨が主要因, 第二〜第四肋骨などは副要因となっていることが多い[4〜6,9,10]。そのため, 最終的には第一肋骨へのアプローチを必要とすることが多い。

　切除予定の肋骨を中心に皮膚切開, 続いて筋層を切開するが, 健常牛と比較し, ほとんどの場合で切除予定の肋骨は皮膚からかなり深い位置にある。切除予定の肋骨にたどり着いたら, 骨を露出させ, 骨を切除し, 切除後は筋層, 皮膚を縫合して閉胸する。なお, ここで示す肋骨の切除は, 完全に肋骨を除去するのではなく, 徴候の原因となっている肋骨部分を除去することを意味する。すなわち, 肋骨を一部切除することによって, 骨折および骨の変形癒合に起因する頚部〜胸腔にかけて狭く圧迫されている部分を解除することが目的である[4,9]。

　手術は開胸を伴い, 開胸した側の胸腔内は陰圧環境が解除されるため, 牛は十分な呼吸ができない状態となる。また, 肋骨骨折の手術は術野が深く, 動脈付近にアプローチするなど繊細な手技を必要とする。それゆえ, 牛の不動化およ

び換気量確保を目的とした全身麻酔下で実施することが望ましい。全身麻酔が難しい場合は, できるだけ手術部位が動かない保定を必要とする。

　また, 腹部臓器が胸腔を圧迫することによる呼吸不全の防止や術中の胃内容物の逆流を防ぐために, 術前に絶食させておくことが望ましい。なお, 絶食の際は, 必要に応じて術前から輸液を行って循環血液量を確保しておくとともに, 栄養状態の低下を防いでおく。

必要な解剖学的知識

1）牛の肋骨は13本あり, ほかの動物と比較し扁平である。さらに, 牛の第一肋骨は第二〜第十三肋骨と比較し, 短く厚い(図11)。肋骨が骨折すると, 多くの場合, 骨折部位を中心に仮骨形成が生じるため厚みを増し, また不整癒合により骨折部位は様々な形状を呈する[4,9〜11]。

2）第一肋骨は, 胸骨の最頭側に位置する胸骨柄に接している。このため, 胸骨柄が触知可能であれば, そこから背側にたどっていき触知できる肋骨が第一肋骨ということに

14 肋骨骨折

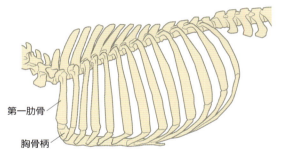

図11　牛の肋骨
文献12をもとに作成・一部改変

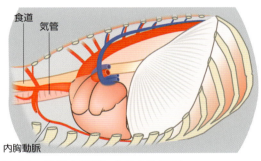

図12　胸腔内腹側にある内胸動脈
文献12をもとに作成・一部改変

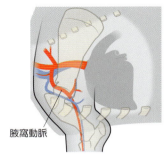

図13　胸腔の腋窩動静脈の走行
文献12をもとに作成・一部改変

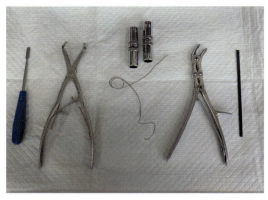

図14　肋骨の切除に用いる手術器具
左からエレベーター，骨鉗子，線鋸と持ち手，ロンジュール，鋸．

なる．

3）胸腔内腹側には肋骨に沿うように太い内胸動脈が走行しており，開胸時に注意する必要がある．また内胸動脈は太く，拍動しているため，手術に際して視野が確保できれば，容易に目視にて把握することができる（図12）．

4）第一〜第三肋骨の肋骨体中央から背側の胸腔には腋窩動脈が走行しているため，手術時はその存在に留意する（図13）．

5）手術における切開部位は，外側から皮膚，浅胸筋，深胸筋，外・内肋間筋，胸膜である．

術式

本手術で使用する器具を図14に示す．

1 保定・切皮

通常，牛を側臥位にして前肢を挙上させることが少ないこと，さらに骨折部位は内側に変位していることが多く切皮部位から少し深い位置にあることから，約30〜45度の側臥位に保定する（図15，16）．

消毒後，ドレープを術部周囲にかけると，アプローチ（切開）の部位が分からなくなることがあるが，その場合は，胸骨柄がランドマークとなる．胸骨柄には第一肋骨が付着しているので，胸骨柄を起点に背側へ沿って触知していくと第一肋骨があり，後方へ第二肋骨と位置関係が触知にて把握できる（図17）．手術する際は，術前に骨折した肋骨の形状を理解しておき，ど

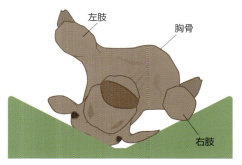

図15 側臥位（左側の肋骨の切除，頭側観）

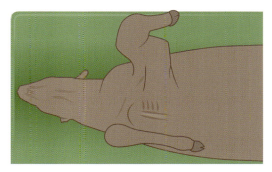

図16 側臥位（左側の肋骨の切除，腹側観）

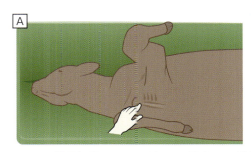
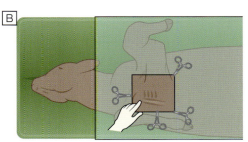

図17 肋骨切除におけるドレープをかける前後の胸骨柄と第一肋骨の見え方
A：ドレープをかける前は胸骨柄を目印に第一肋骨が確認できる。
B：ドレープをかけると肋骨の位置関係が分かりづらくなる。

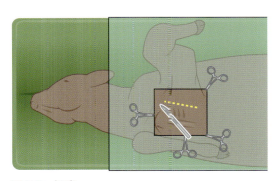

図18 切皮

の場所をどの程度切除するのかイメージしたうえで行うことが望ましい。通常，術者は胸骨側，助手は胸椎側にポジショニングして手術を行う。

　骨切除部位は皮膚からかなり深い位置にあることが多いために，切皮は頭側・尾側ともに少し長めに行い，視野を確保しながら，切除部位へアプローチする。切皮部位が狭いと，術中に再度切皮，筋層を切開して術野を確保すること

となる（図18）。

2 肋骨の露出

　ほとんどの場合，第一肋骨のみを切除することは困難である。これは術部視野が十分に確保できないことに加え，物理的に第一，第二肋間が狭く，指が入りにくく，第一肋骨のみ露出させて手術することは難しいためである。したがって，基本的には，まず第二，第三肋間，あるいは第三，第四肋間から胸腔へのアプローチを行い，続いて第二あるいは第三肋骨を切除する。第三肋骨の切除後，続いて第二肋骨，次に第一肋骨の順で切除する。第二肋骨を最初に切除した場合は，次に第一肋骨の切除を行う。

　本項では，左側の第一，第二肋骨の一部を切除するケースを想定して説明する。皮膚，浅胸筋，深胸筋を切開すると，肋骨に触知可能な深さに達する。肋骨が触知できると，肋骨の位置

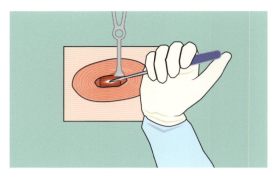

図19　エレベーターによる肋骨から筋肉の剥離

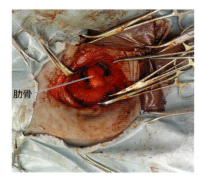

図20　筋肉剥離後の肋骨

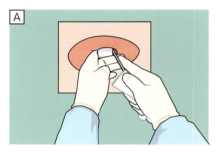

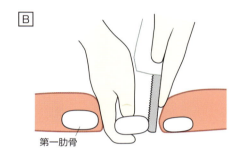

図21　第二肋骨の切断
A：肋骨を鋸を用いて切断する．骨の下に示指（人差し指）を入れ，ほかの組織の損傷を防ぐ．
B：横断面，骨下を保護しながら行う（図は母指［親指］と小指のみ示す）．

関係は明瞭に把握できるようになる．肋骨まで達したら，エレベーター（骨膜，筋肉を剥離する器具）などで，第二肋骨の切除予定部位周囲に付着している筋肉を可能な限り骨から剥離し骨を露出させる（図19）．この剥離作業をきちんと行うことで，骨の切除時の筋肉の巻き込みが少なく，容易に骨を切除できるようになる．

次に，第二，第三肋間の外・内肋間筋を少し切開し，鈍性に慎重に胸膜まで到達し，指などで鈍性に胸膜を貫通させる．直下には肺野や心臓があるため，少しずつ外・内肋間筋を切開し，指などで胸腔へ達する．また，胸膜が破れると陰圧が解除されるので，視覚的にも聴覚的にも開胸されたことが分かる．

続いて，肋間より肋骨下へ術者の指の第二関節まで入れ，肋骨下部の周囲の状況を確かめる（癒着などがないかなど）．第一，第二肋間も同様に胸腔内まで指で到達し，肋骨の下部の周囲に何もないことを確認し，肋間の筋肉もエレベーターで剥離する（図20）．

③ 肋骨の切断・切除

次に，鋸を肋間に挿入し，鋸を小さく上下に動かし骨を横断するようにして切断する．その際，鋸を持つ反対側の手の指を，鋸を挿入した反対側の肋間に挿入し，挿入した指で鋸による胸腔内の肺や心臓などを損傷しないようガードしながら骨の切断を行う（図21）．

切断面ができたら，切断面より線鋸を骨下部へ入れて，線鋸を動かし，下から上方に骨を切除する．その際に切除した骨が，肺野に落下することがあるので，切除予定部はあらかじめ骨鉗子（タオル鉗子）などで骨を把持しておくことが望ましい（図22）．もしくは，切除予定の骨を

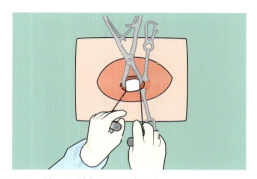

図22　肋骨の線鋸による切断
骨が下に落ちないように切除する骨を把持しておく。

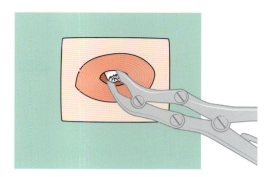

図23　ロンジュールを用いた肋骨の切除

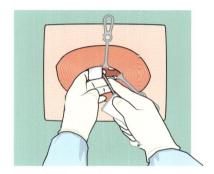

図24　第一肋骨の切断

露出させた後，鋸や線鋸を使わず，ロンジュールなどで少しずつ切除しても良い（図23）。あるいは，鋸と線鋸で大まかな切除を行い，ロンジュールで細かい部分を除去するなどの形状に合わせて器具の組み合わせを考え，適宜切除する。骨の切除範囲は術野確保と骨の再癒合防止のため，少なくとも指が1本以上入る間隔（2 cm以上の間隔）ができるようにする。第二肋骨を除去すると，術部の視野は肺野まで視界が広がる。下部には内胸動脈があり，目視で確認できることがある。

続いて，第二肋骨の除去時と同様にエレベーターで切除する第一肋骨周囲の筋肉を剥離して骨を露出させる。次に第一肋骨の頭側部分の筋層を少しずつ切開し，鈍性に指を第一肋骨頭側部から胸腔内へ到達させる。第二肋骨と同様に鋸を用いて骨を横断して第一肋骨に切断面をつ

くり（図24），第二肋骨と同様に線鋸やロンジュールを用いて骨を切除する。切除範囲は，第二肋骨と同様に，骨が再癒合しない間隔（指1本分以上，2 cm以上）を確保できる範囲である（図25）。先述のように第一肋骨はそもそも扁平で厚みがあるが，骨折により厚みが増し，またいびつな形状を呈し，さらには内側に変位していることが多いため，第二肋骨より切除が困難であり，また，第一肋骨直下に内胸動脈が近接して走行している。そのことを念頭において，十分に注意しながら切除を行う必要がある。また，第一肋骨を切除すると，視野が広くなり，ほとんどの例で，肋骨直下の胸腔内で拍動する内胸動脈が目視できるようになる。

4　閉胸・術部の縫合

一般的に，手術部位である胸部前側面は，大きな内圧のかかる部位ではないので，術後，内圧により離開する可能性は低い。したがって，多くの場合，縫合は，単結節縫合ではなく連続縫合でも良い。深胸筋を縫合，次に浅胸筋を縫合していく。なお，この縫合は，抜気を行うためのチューブを事前に肺野に挿入した状態のままで行う（図26）。このとき，チューブは肺野への挿入予定部分を事前に多孔にして挿入すると，吸引時に孔が塞がり，吸引が難しいという状態を避けることができる。

浅胸筋まで縫合したら，留置していたチュー

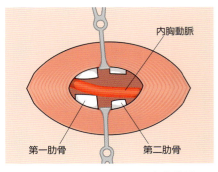 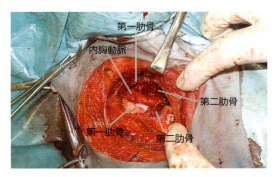

図25　肋骨切除後に見える内胸動脈

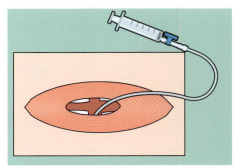 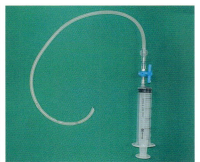

図26　抜気を行うためのチューブの挿入

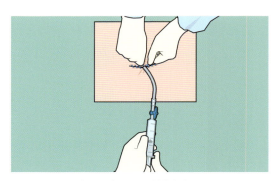

図27　胸腔内の空気を吸引（抜気）

ブ周囲に巾着縫合の糸をかけておく（まだ締めない）。三方活栓とシリンジなどを利用し，チューブを通して，手術により生じた血液などを胸腔から吸引，その後チューブを通して水溶性の抗菌薬を胸腔内へ投与した後，胸腔内の空気を少しずつ吸引（抜気）していく（図27）。抜気する空気がなくなったら（これ以上シリンジが引けない状態となったら），牛の吸気時（肺野

が膨らんでいるとき，全身麻酔下ではバックを押して肺野を膨らませた状態であるとき）に，胸腔内に挿入していたチューブを引き抜き，それと同時に巾着縫合した糸を締める（一連の作業は気胸となることを防ぎ，肺野を陰圧環境に戻すためのものである）。その後，皮膚を縫合して手術は終了である。

なお，術部は通常，牛が座った際に地面に接する部位ではないので，術後の外部からの感染の危険性は比較的少ない（図28）。

術後

切除した肋骨部分が頚部から胸腔にかけての圧迫の主要因であった場合は，多くの場合で徴候は明らかに改善する。また，気管狭窄は圧迫されていた気管の輪状軟骨が元の形に戻るまでに少し時間がかかる場合があるため，発咳や喘

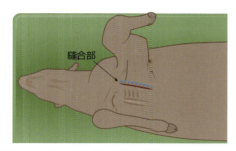

図28　皮膚の縫合後

鳴の改善に少し時間を要することもある。
　ところで，切除した肋骨部位は切除面が遊離しており，そのままで牛の生存や健康に支障はないのかと心配になるが，ほとんどの場合において健康や発育には問題なく成長する（図29）。しかし，上記の肋骨骨折の手術は，すべての症例に有効ではない。肋骨切除をしても，頸部および胸腔の圧迫が改善しない場合，気管の変形度合いが激しく狭窄していた気管が元の状態に戻らない場合，あるいは気管が虚脱してしまっている場合などもあり，一概にすべての症例で改善するとは言えず，状況に応じての手術実施となるが，手術適応例の治癒率は高いと言える。

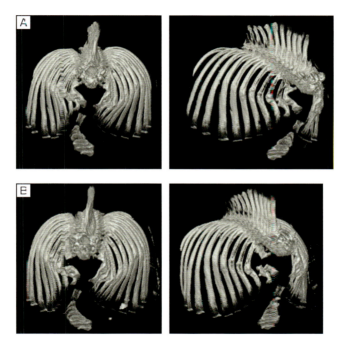

図29　術前（A）と術後（B）のCT画像（本症例では，第一，第二肋骨の一部を除去）

手術のポイント

- 約30〜45度の側臥位に保定する。また，胸骨柄には第一肋骨が付着しているので，胸骨柄を起点に背側へ沿って触知していくと第一肋骨があり，後方へ第二肋骨と位置関係が触知にて把握できる。

- 肋骨の切除予定部位周囲に付着している筋肉は可能な限り骨から剥離し，骨を露出させる。この剥離作業をきちんと行うことで，骨切除時の筋肉の巻き込みが少なく，容易に骨を切除できるようになる。

- 骨の切断は，鋸を肋間に挿入し，鋸を小さく上下に動かし骨を横断するようにして行う。その際，鋸を持つ反対側の手の指を，鋸を挿入した反対側の肋間に挿入し，挿入した指で鋸による胸腔内の肺や心臓などの損傷を防ぐ。

文献

1) Ollivett TL, Leslie KE, Duffield TF, et al.：*J Dairy Sci*, 101（9），8159-8168（2018）
2) Schuijt G：*J Am Vet Med Assoc*, 197（9），1196-1202（1990）
3) 大野真美子，杉田智子，石川智恵子ら：日獣会誌，74（3），181-185（2021）
4) 藤川拓郎，永野理樹，和田三枝ら：日獣会誌，69（5），267-270（2016）
5) 後藤聡，加治原彩子，図師尚子ら：産業動物臨床医学雑誌，9（4），165-169（2018）
6) 一條俊浩，中村聡一郎，渡部祐未ら：産業動物臨床医学雑誌，7（4），184-185（2016）
7) Ahern BJ, Levine DG：*Vet Surg*, 38（6），787-790（2009）
8) Holschbach CL, Tolliver SE, Peek SF：*J Am Vet Med Assoc*, 257（10），1051-1056（2020）
9) Hidaka Y, Hagio M, Kashiba I, et al.：*J Vet Med Sci*, 78（3），451-455（2015）
10) 市場聖治：広島県獣医学会雑誌，23，15-17（2008）
11) 加藤惇郎，渡辺崇，新妻唯夫ら：岩獣会報（Iwate Vet.），40（1），17-19（2014）
12) Budras KD, Habel RE：牛の解剖アトラス 増補改訂第2版（日本獣医解剖学会 監訳），緑書房，東京（2013）

各論：手技の実際

15 眼球摘出術

理論編

　牛での眼球摘出術という術式の選択を考えるうえでまず必要なことは，患畜の眼の状態の評価が適切に行われることである。しかしながら，現実的には日常の牛の眼科診療において，経済動物であるがゆえに求められる診療の内容や実施できる検査，また治療内容は現場により異なることが多い。現場で遭遇する眼科疾患で救急対応に迫られる徴候としては，多くの場合，「急性の痛み」「急性の視覚障害」「外貌の変化」，そして「外傷疾患」に大きく分けられる。眼の急性の痛みを主訴とする症例が示す徴候としては，「眼を開けない・閉じている」「しょぼついている」「元気・食欲がなく，じっとしている」などが挙げられるが，「涙が多い」や「眼が外を向いている＝痛みのために瞬膜が突出し斜視のように見えている状態」なども，痛みを示す徴候の1つとして見られることがある。

　また，緊急的な徴候である急性の痛みや視覚障害を示す症例では，最初に原因疾患を鑑別しなければならない。つまり，その原因が眼疾患原発由来（外傷性角膜潰瘍，原発緑内障，裂孔性網膜剥離など）なのか，それとも眼以外の中枢性およびその他の全身性基礎疾患由来（脳炎やビタミン欠乏症などの代謝性，またはほかの牛群にも感染し得る感染性など）であるのかということである。加えて，その原因疾患が神経性，代謝性，感染性，外傷性，腫瘍性，または炎症性ならびに免疫介在性のいずれであるのかに

よっても，畜主に告げる病気の予後や眼球摘出後の予後も変わる。その症例に向き合う獣医師は，日頃より様々な角度からその原因を探る視野と，系統立てた検査手順の習慣化がまず何より大事である。

　これらの眼科疾患のなかには，重度の視覚障害や眼の疼痛など，視覚の質（Quality of vision：QOV）の低下に加えて，患畜の生活の質（QOL）の低下につながる疾患も多く，そのような危険性が日々の診療に潜んでいることを留意すべきである。そしてそれらの病態を正しく理解することで，眼科疾患が全身的な基礎疾患の早期発見の入口となり，罹患動物のQOLの向上につながることも多い。

　ここでは，牛において眼球摘出が選択肢となる眼科緊急疾患の病態と診断に至るまでのアプローチ，またはそれらの治療方針に必要なポイントと注意点について，その代表的な眼疾患を例に言及させていただく。

眼球摘出術の適応判断に必要な眼科疾患へのアプローチ

　眼球摘出を行う急性の痛みや視覚障害を呈する眼疾患では，その原因パターンは至ってシンプルである。そのパターンとは，①痛みや視覚障害となる眼組織の混濁（角膜混濁，ぶどう膜炎を伴う白内障や緑内障）や混濁・実質物の存在

(眼内腫瘍など)，②機能的に眼組織を破壊してしまう疾患の存在(ぶどう膜炎に代表される炎症性疾患や眼圧による機能的圧迫を与える緑内障など)，そして，③眼組織の物理的変位や，代謝性または神経性に障害を呈する疾患の存在(眼球突出や網膜剥離，水晶体脱臼，白内障や高血圧性網脈絡膜症を引き起こす栄養性・内分泌性などの全身性疾患，または網膜変性症や中枢性疾患など)である。

1 眼科疾患を含めた眼科症例へのアプローチ

以下にその緊急性や動物種を問わず，日常の獣医療領域での眼科疾患の診断に必要とされる検査項目を挙げた。各検査の見落としがない眼科カルテの例を紹介する(図１)。

一般眼科検査

- 外観の観察
- 威嚇まばたき反応(Menace response)
- 眼瞼反射(Palpebral reflex)
- 眩惑反射(Dazzle reflex)
- 迷路試験(Visual maze testing)
- 対光反射(PLR，直接/間接)
- 眼圧検査
- 散瞳処置
- 眼底検査
- 眼科超音波検査
- 網膜電位図検査
- 画像検査：細隙灯顕微鏡，CT 検査，MRI 検査

緊急性を伴った眼科疾患の診療において最初に行うべきことは，部屋を暗くしてペンライトや細隙灯顕微鏡を用いる眼科検査ではない。緊急性があるときこそ，臨床の原理原則に立ち返って，まずは広い視野を持ち，全身検査をしっかりと行うべきであり，明室での眼科検査こそすべての眼科検査に先駆けて行われるべき検査である。

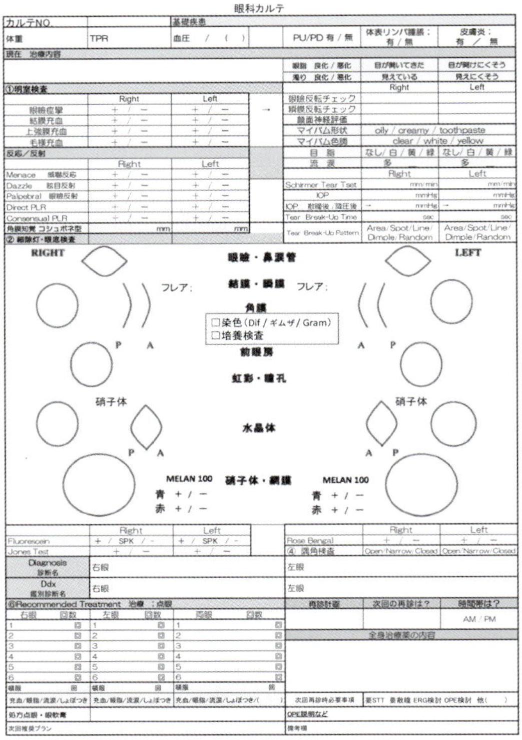
眼科カルテ
カルテNO. ｜ 基礎疾患
体重 ｜ TPR ｜ 血圧 / ( ) ｜ PU/PD 有 / 無 ｜ 体表リンパ腫脹：有 / 無 ｜ 皮膚炎：有 / 無
現在 治療内容
眼脂 良化 / 悪化 ｜ 目が開いてきた ｜ 目が開けにくそう
濁り 良化 / 悪化 ｜ 見えている ｜ 見えにくそう
①明室検査 ｜ Right ｜ Left
眼瞼痙攣 + / − ｜ + / −
結膜充血 + / − ｜ + / −
上強膜充血 + / − ｜ + / −
毛様充血 + / − ｜ + / −
眼瞼反転チェック
瞬膜反転チェック
顔面神経評価
マイバム形状 oily / creamy / toothpaste
マイバム色調 clear / white / yellow
目脂 なし/ 白 / 黄 / 緑 ｜ なし/ 白 / 黄 / 緑
流涙 多 ｜ 多
反応／反射 ｜ Right ｜ Left
Menace 威嚇反応 + / − ｜ + / −
Dazzle 眩目反射 + / − ｜ + / −
Palpebral 眼瞼反射 + / − ｜ + / −
Direct PLR + / − ｜ + / −
Consensual PLR + / − ｜ + / −
角膜知覚 コシュボネ型 mm ｜ mm
Schirmer Tear Tset mm/min ｜ mm/min
IOP mmHg ｜ mmHg
IOP 散瞳後 / 降圧後 → mmHg ｜ → mmHg
Tear Break-Up Time sec ｜ sec
Tear Break-Up Pattern Area/Spot/Line/Dimple/Random ｜ Area/Spot/Line/Dimple/Random
② 細隙灯・眼底検査
RIGHT ｜ LEFT
眼瞼・鼻涙管
フレア： 結膜・瞬膜 フレア：
角膜
□染色(Dif / ギムザ / Gram)
□培養検査
前眼房
P A ｜ A P
虹彩・瞳孔
硝子体 ｜ 硝子体
水晶体
MELAN 100 硝子体・網膜 MELAN 100
青 + / − ｜ 青 + / −
赤 + / − ｜ 赤 + / −
Fluorescein + / SPK / - ｜ + / SPK / -
Jones Test + / − ｜ + / −
Rose Bengal + / − ｜ + / −
④ 隅角検査 Open/Narrow/Closed ｜ Open/Narrow/Closed
Diagnosis 診断名 右眼 ｜ 左眼
Ddx 鑑別診断名 右眼 ｜ 左眼
⑥Recommended Treatment 治療 ：点眼
右眼 回数 ｜ 左眼 回数 ｜ 両眼 回数
1〜6 回
眼軟 回
充血/眼脂/流涙/しょぼつき ｜ 充血/眼脂/流涙/しょぼつき ｜ 充血/眼脂/流涙/しょぼつき/( )
再診計画 ｜ 次回の再診は？ ｜ 時間帯は？ AM / PM
全身治療薬の内容
次回再診時必要事項 ｜ 要STT 要散瞳 ERG検討 OPE検討 他( )
処方点眼・眼軟膏
OPE説明など
次回推奨プラン
備考欄

図１　眼科カルテの例

2 外観の観察

徹底した患畜の既往歴の聴取と外観の評価，体表リンパ節の触診や口腔内疾患との関連性の有無，また耳介や口唇の下垂などの徴候に代表される顔面神経麻痺などの神経眼科疾患の有無を鑑別するために，眼瞼反射や視覚の有無などの神経眼科学的検査の評価を行うことが原因究明に至る入口となる。

3 神経眼科学的検査

神経眼科学的検査では，光や手の動きによる眼瞼の反射・反応(眩惑反射・威嚇まばたき反応)の確認，眼内への入光による瞳孔の縮瞳具合(対光反射)を確認する。

外傷による眼内組織への影響や眼球突出などの眼科付属器への傷害の臨床徴候として，左右の瞳孔径が異なる瞳孔不同が認められることがある。

4 画像診断学的検査

眼窩内に広がる血管の豊富な組織や，眼球突出で疑われる眼窩内占拠病変の確認として，超音波画像は眼球摘出術を選択するための重要な判断材料となる。眼の超音波検査は，眼窩構造の確認に加え，観察が困難な眼内や水晶体疾患，眼内腫瘍病変の診断など，獣医療でも広く活用されている。眼科領域では超音波生体顕微鏡と称する高周波数(20 MHz，40 MHz)プローブを使用することが一般的であるが，牛のような大動物の眼球構造を観察するには，5～12 MHzの広帯域周波数対応のプローブでも十分な画像が得られることが多い。さらに，カラードプラーを用いて眼窩内の増殖した組織の血流を評価することは，腫瘍性疾患で増殖に随伴する新生血管の存在を確認するうえで有用である。牛では，CTやMRIといった高度な画像診断機器の適応がきわめて制限されるため，汎用性を考慮すると，カラードプラーによる血流診断に加えて，造影超音波検査や組織の柔軟性評価などに優れている超音波検査は，眼窩内の構造を診断するのに有益な情報を与えてくれる。

5 緊急的な対応を要する主な眼科疾患

以下に，救急対応に迫られる牛の眼科疾患の代表例を挙げる。

・眼瞼疾患：重度な眼瞼疾患(眼瞼炎や眼瞼内反)など。
・結膜および角膜疾患：感染性角結膜炎，物理的または機能的障害を有する重度角膜混濁疾患，潰瘍性角膜疾患。
・緑内障：原発性および続発性緑内障。
・前眼房・虹彩・毛様体疾患：物理的または機能的障害を有するぶどう膜炎やぶどう膜腫瘍。
・水晶体疾患：物理的または機能的障害を有する水晶体疾患。例：白内障や水晶体脱臼。
・眼底疾患：網膜変性および網膜剥離。視神経炎。先天性・栄養性網膜視神経疾患など。
・腫瘍性眼疾患：眼の扁平上皮癌，リンパ腫な

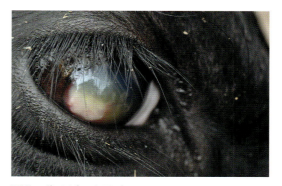

図2　牛のピンクアイ
角膜腹側に膿瘍が形成され，血管新生が生じている。

ど。

これらのなかで，日常の診療で眼球摘出の適応症例として，遭遇しやすい牛の眼科疾患を以下に述べる。

1) 眼瞼裂傷

牛舎内や放牧時の金網などでの外傷が主な原因であることがほとんどである。その裂傷程度により治療は外科的な整復が行われるが，眼球自体に損傷が及び，失明に至るような場合には眼球摘出術が適応されることもある。

2) 結膜および角膜疾患

伝染性角結膜炎はピンクアイ，伝染性眼炎とも呼ばれ，世界中に分布しており，大きな経済損失を招く。グラム陰性桿菌の *Moraxella bovis* の感染が原因となる。牛に触れた人や感染牛との接触，媒介物(ハエなど)との接触により伝播する。罹患牛は，泌乳量の低下，増体重の低下などが見られる。眼徴候は，疼痛による眼瞼痙攣，流涙，結膜充血，浮腫である。角膜に膿瘍を形成することもあり，血管新生が生じる(図2)。治療はオキシテトラサイクリンを代表とした抗菌薬の投与である。病態が眼球全体に及ぶような場合，眼球摘出術が適応となる。

3) 緑内障

① 定義

緑内障は，急速な視覚喪失に関連する網膜神

経節細胞の死滅に特徴付けられる。この網膜神経節細胞の死滅は通常，眼房水排水路を通しての前房水流出量の減少によって起こる眼内圧の上昇と同時に進行し，先天性，遺伝性，続発性に分類される。牛の緑内障の発現率は1％未満である。臨床徴候はほかの動物種と同様であるが，その慢性的経過と経済動物である理由から積極的な治療は行われないことが多い。「眼圧上昇の原因をほかに求めることのできない緑内障」を原発緑内障と呼び，その眼内圧上昇の原因は，眼房水排水路となる隅角構造の異常による前房水流出量の減少によって起こる。一方で，「眼圧の上昇の原因がその他の眼疾患や全身性疾患，一部の薬剤，および外傷などにより生じる二次的な緑内障」が続発緑内障である。牛の原発緑内障は通常，痛みを伴わず，拡張した眼球所見と角膜浮腫を示すことが一般的である。

② 診断と治療

緑内障の診断には，眼圧検査（正常眼圧10〜25 mmHg）をはじめ，隅角鏡検査，細隙灯・眼底検査，ならびに光断層映像法などが有用である。また，眼内の観察が困難な場合，水晶体疾患や眼内腫瘤病変がある場合は眼科超音波検査を行う。治療は，主に交感神経 β 遮断薬（マレイン酸チモロールなど）ならびに炭酸脱水酵素阻害薬が代表的な点眼治療薬として挙げられる。そのほか，原発緑内障では主にぶどう膜強膜流出路からの流出増加へ作用する点眼として，ラタノプロストに代表されるプロスタグランジン製剤が併用されることもある。内科的治療で眼圧のコントロールが不良な場合には，冷凍凝固装置やレーザー装置を用いて毛様体を凝固し，部分的に毛様体を破壊することで房水産生能を抑制し眼圧を下降させる手術や，前房シャント／隅角インプラント術などの眼外に眼房水の排出路を構築することで眼房水の流出を促進する手技が挙げられる。

慢性緑内障により失明に至り，内科的治療では眼圧のコントロールができない場合に眼球摘出術が適応となる。

4）ぶどう膜炎／ぶどう膜腫瘍

牛のぶどう膜炎で報告されている原因は，新生子感染，重度の乳房炎，悪性カタル熱，結核，伝染性角結膜炎，レプトスピラ，リステリア，リンパ腫などがある。その他の全身性免疫介在性に随伴して起こることもある。また，免疫介在性・特発性の前部ぶどう膜炎の原因で一般的な原因であるのは，水晶体起因性ぶどう膜炎である。眼内組織に炎症が蔓延した汎ぶどう膜炎において痛みや視覚のコントロールが困難な場合には，眼球摘出術が選択肢となる。牛でのぶどう膜の原発腫瘍は稀であるが，肉腫，毛様体上皮腫などにより起こることがあり，その場合も眼球摘出が治療の選択肢となる。

5）腫瘍性眼疾患

牛において最も眼球摘出が適応となるのは眼腫瘍，特に扁平上皮癌である。キャンサーアイと称される眼扁平上皮癌（Ocular squamous cell carcinoma：OSCC）は，上皮起源の原発性新生物であり，牛で最も多いと言われている眼の腫瘍である[2]（図3〜6）。OSCCは，北米では牛に影響を与える最も一般的な悪性腫瘍であり，経済的損失の大きな疾患である。米国ではOSCCの罹患率は地理的に異なり，南西部地域およびより日差しの強い低緯度地域で高い。本疾患の管理は，肉牛や乳牛産業の経済性および収益性にとってかなり重要となる。OSCCは眼球結膜，瞬膜，角膜，眼瞼皮膚を侵すが，後眼部が侵されることは稀である。全身性転移は，耳下腺リンパ節を介して生じる。

最も一般的な治療法は外科的切除であり，凍結療法と組み合わせることもある。広範囲にOSCCが浸潤した場合には，眼球摘出を含めた眼窩内容除去術が治療の選択肢となる。その他の牛の腫瘍性疾患としては牛伝染性リンパ腫が代表で，進行性の両眼性または片眼性の眼球突出が見られる。眼球内への波及は稀である。眼窩に発生した腫瘍では，腫瘍の大きさと発生部

位により眼球突出や瞬膜突出，斜視などの眼球変位像が特徴的な眼窩所見である（図7）。

6）眼窩における占拠性病変の位置と眼球変位の関係

眼窩における占拠性病変の位置と眼球変位の関係を図7に示す。

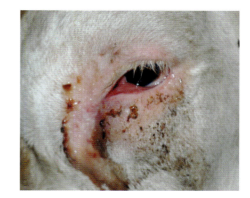

図3　桃白色の皮膚を持つホルスタインの下眼瞼，瞬膜および結膜に認められた扁平上皮癌

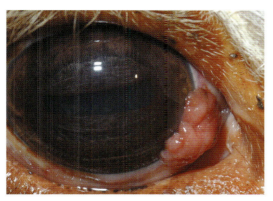

図4　交雑種の角膜輪部に認められた扁平上皮癌

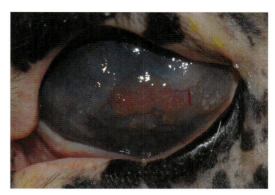

図5　角膜に発生した扁平上皮癌

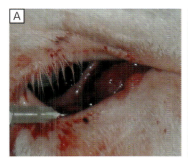
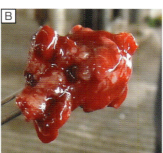
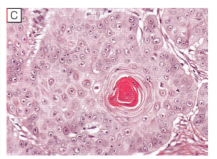

図6　ホルスタインの右眼瞬膜より突出した扁平上皮癌

A：外貌。B：摘出した扁平上皮癌。C：Bの組織の病理組織学的所見。扁平上皮癌に特徴的な高密度の薄板状ケラチン（ケラチン真珠）の集簇が病変中心部位に認められる。また，細胞間橋の存在も明らかである。

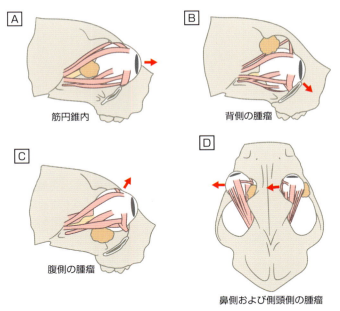

図7 眼窩における占拠性病変の位置と眼球変位の関係
文献3をもとに作成・一部改変

実践編

◆ 必要な外科器具

基本セット
- メス柄　　　　　　　　　　1
- メス刃　　　　　　　　　　1
- 鑷子（有鈎・無鈎）　　　各1
- 外科剪刀　　　　　　　　　1
- 持針器　　　　　　　　　　1
- モスキート鉗子（直・曲）
　　　　　　　　　　　　　各2
- ペアン鉗子（直・曲）　各2
- 腹膜鉗子　　　　　　　　　2
- タオル鉗子　　　　　　　4〜6
- 縫合糸　　　　　　　　　適宜
- 縫合針（角針・丸針）　　適宜
- 滅菌ドレープ　　　　　　適宜
- 滅菌ガーゼ　　　　　　　適宜

その他
- アリス鉗子　　　　　　　　1
- 眼球摘出剪刀（もしくは曲剪刀）　　　　　　　　　　1
- 吸収性ゼラチンスポンジ　1
- 眼科用剪刀　　　　　　　　1
- 眼科用鑷子　　　　　　　　1
- 小児外科用止血鉗子　　　　1
- 斜視鈎　　　　　　　　　　1

　牛の臨床現場で眼科手術に遭遇する機会は第四胃変位や帝王切開ほど多くはないが，眼球摘出術を必要とする症例は決して稀ではない。眼球摘出の術式はシンプルであり，経済動物として費用的に畜主と獣医師からも選択されやすい。また，扁平上皮癌のような進行が早く，浸潤性が高い腫瘍性疾患に対しても有用な手術であることから，牛の臨床獣医師には必ず身につ

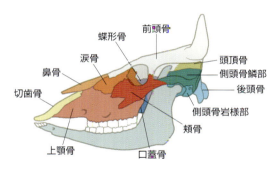

図8 眼窩とその周囲を構成する骨

文献4をもとに作成・一部改変

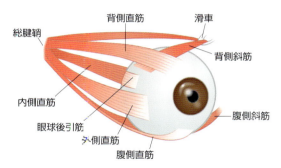

図9 外眼筋

文献2をもとに作成・一部改変

けておいてほしい技術の1つである。

　一方，眼球摘出を検討する際には，手術の選択以外にその眼疾患に対する治療方法はないかを十分に精査することと，適切な診断アプローチの知識と技量が，獣医師の責務として求められる。また必要に応じて，眼科診療に精通した獣医師や獣医眼科専門医に意見を求めることは良好な予後を得るために必要である。加えて眼球摘出を行ううえで，必要となる解剖学的知識，すなわち外眼筋や瞬膜，涙腺などの眼付属器と血管や神経などの眼窩付属器の解剖を理解せずに手術に入ることは，手術時間の延長につながり，術後の合併症のリスクを高めることとなる。よって，手術執刀者には各眼疾患と眼窩付属器の理解を深め，眼球に付随する神経支配を把握し，術中・術後の疼痛緩和を最大限に行うことが求められる。本項では，前述した緊急性を要する眼科疾患へのアプローチに加え，眼球摘出を行ううえで理解しておくべき眼窩の解剖学的知識と神経ブロックの活用，眼科専門医が行う眼球摘出術の術式について述べる。

眼窩付属器の解剖

　眼窩は円錐状の空洞で，底面とそれを縁取る眼窩縁，円錐部分の眼窩壁により形作られている。眼窩縁は前頭骨，涙骨，および頬骨によって形成され，側方では前頭骨から頬骨へ伸びる

表1　外眼筋の種類，支配神経，眼球運動の方向

外眼筋	支配神経	眼球運動の方向
背側直筋	動眼神経	上方へ
腹側直筋	動眼神経	下方へ
内側直筋	動眼神経	鼻側方向へ
外側直筋	外転神経	側頭側方向へ
背側斜筋	滑車神経	鼻側での回旋
腹側斜筋	動眼神経	側頭側での回旋
眼球後牽引筋	外転神経	後方牽引 ※瞬膜の動きも外転神経が支配する

眼窩上靱帯，咬筋，側頭筋で構成される[4]（図8）。眼窩底は不完全で，蝶形骨と口蓋骨によって部分的に構成される。眼窩には鼻腔，副鼻腔，頭蓋，口腔が近接している。これらの組織に影響を及ぼす疾患が，続発的に眼球や眼窩に影響を及ぼす可能性があることは臨床的に重要である。眼窩内容物としては，眼球，外眼筋，神経，血管，涙腺が含まれ，眼窩骨膜外には脂肪，血管，神経，頬骨腺を含有する。

　眼球には7種類の外眼筋が付着し（図9），それらは眼窩骨膜に覆われている。それぞれが神経支配を受けて眼球運動が行われており，眼科神経疾患を扱ううえで，これら外眼筋とその支配神経の構図を理解することは非常に重要であ

15 眼球摘出術

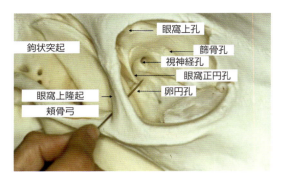

図10 ピーターソン神経ブロック
視神経, 動眼神経, 滑車神経, 三叉神経および外転神経のブロックを目的とした神経ブロックである。

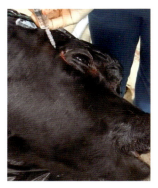

図11 ピーターソン神経ブロックの手技
図10で示した頬骨弓近くの眼窩骨に沿って, 外筒をあらかじめ外した23Gのスパイラル針にて皮膚上から球後に向けて針を進める。筋膜を破る感触が得られた針をもう一押しして, 眼窩腔内に局所麻酔を注入する。

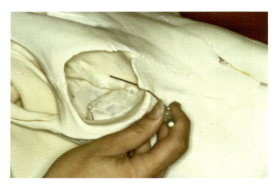

図12 4ポイント球後神経ブロック

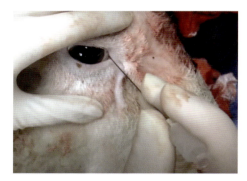

図13 4ポイント球後神経ブロックの手技

る（表1）。背側直筋, 腹側直筋, 内側直筋, 外側直筋によって構成される眼窩筋円錐内部には, 視神経などの神経や血管, 脂肪組織が含有される。

眼球摘出を短時間にかつ最小限の組織侵襲で行うためには, 眼球を分離する際に必要な外眼筋の位置を理解することや, 術中の出血につながる眼窩にある血管解剖を把握する必要もある。

麻酔と神経ブロック

牛の眼球摘出は術中の疼痛管理や安全性の面から, 全身麻酔下で行われることが一般的である。一方で, 高齢牛への長時間の全身麻酔は全身的な負担と横臥位での保定による筋肉と神経の圧迫による侵襲度が高いことが懸念されるこ とから, 全身麻酔を使用しない起立位での眼球摘出術が適応される場合もある。起立位での眼球摘出では, 全身麻酔下でより危険性の高まる低換気, 低血圧, 不整脈などの合併症のリスクを避けることができ, 費用面でも全身麻酔下での手術と比較して低コストで抑えられる。また, 術者の眼球摘出のアプローチは横臥位よりも施術しやすい利点がある。

起立位での眼球摘出では, 鎮静剤と局所神経ブロックが併用される。鎮静剤としては, デトミジンやブトルファノールの併用による処置が一般的である。また局所神経ブロックの方法としては, リドカインならびにブピバカインを用いたピーターソン神経ブロック（図10, 11）や4

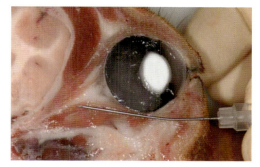

図14 4ポイント球後神経ブロックの断面図

図10〜12で示したように内外背腹側の各眼窩骨に沿って外筒をあらかじめ外した23Gのスパイラル針にて皮膚上から、または図10にあるように結膜に沿って球後に向けて針を進める。筋膜を破る感触が得られた針をもう一押しして眼窩腔内にて局所麻酔を注入する。

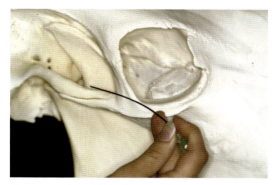

図15 耳介眼瞼神経(CN7)ブロック

23G皮下注射針または23Gのスパイラル針を用いて、耳介根部に向かって針を皮膚から刺し局所麻酔を注入する。

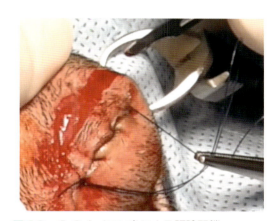

図16 3-0ナイロン糸による眼瞼閉鎖

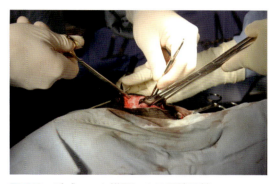

図17 バブコック鉗子による眼瞼閉鎖

写真提供：佐藤礼一郎教授(宮崎大学)のご厚意による

ポイント球後神経ブロック(図12〜14)，耳介眼瞼神経ブロック(図15)，皮下浸潤麻酔を併用することで，起立位での眼球摘出術がより安全かつ簡易に実施可能となる。

術前管理と眼球摘出の術式

牛の眼球摘出の術前投薬では，フルニキシンメグルミンに代表される非ステロイド性抗炎症薬(NSAIDs)と，オキシテトラサイクリンまたはペニシリン系の抗菌薬の全身投薬にて術前管理を行う。手術眼周囲を広範囲に剪毛し，6〜8倍希釈のPA・ヨード点眼・洗眼液®(ロート

ニッテン㈱)で術野を消毒後，神経ブロックを適切に行う。術式には眼瞼を閉じて閉鎖した眼瞼の切開から眼球摘出を行う経眼瞼法と，眼瞼は開放した状態にて結膜レベルで眼球摘出を行う経結膜法がある。筆者は眼外組織への感染，扁平上皮癌などの取り残しや腫瘍の拡散防止を重要視しており，基本的に全身麻酔下，起立位どちらの眼球摘出においても閉鎖式の経眼瞼法を行うことが多い。

経眼瞼法では，ナイロン糸による連続縫合での眼瞼閉鎖(図16)，またはバブコック鉗子(図17)やアリス鉗子にて簡易的に眼瞼を閉鎖した後，眼瞼縁5〜10mmの位置から眼瞼の皮膚切開を行う。皮膚切開に続いて先端が鈍かつ弯曲し

15 眼球摘出術

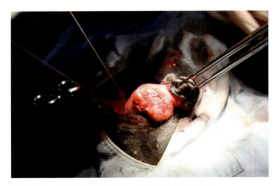

図18 吸収性縫合糸による視神経結紮
写真提供：佐藤礼一郎教授（宮崎大学）のご厚意による

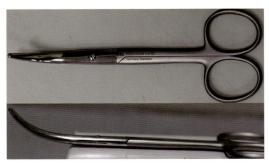

図19 視神経の切断時に用いる眼球摘出剪刀

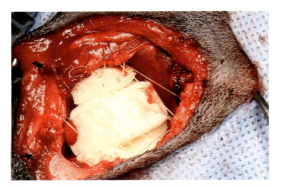

図20 止血剤，滅菌吸収性ゼラチンスポンジ設置とメッシュワーク縫合

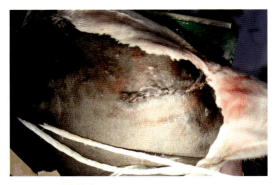

図21 眼瞼縫合
写真提供：佐藤礼一郎教授（宮崎大学）のご厚意による

た外科剪刀で皮下組織を分離しながら，眼球に沿って眼球摘出を進める。先端が鋭利な外科剪刀を使用する場合には，目視できない眼球後部の血管を傷つける可能性があるので十分に注意する。眼球は図9で示した外眼筋の解剖に従ってその筋付着部で筋肉を順次切断すること，また眼球3時～9時に位置する内外眼窩靱帯を切断することで眼球の可動範囲が得られる。瞬膜や結膜，涙腺の取り残しは術後の眼窩内での漿液貯留の合併症につながるので，これらの組織も完全に切除することを意識して行うと良い。眼球後部のアプローチ時に眼球を過度に牽引してしまうと，視神経/視交叉を通して脳や反対眼の視神経に損傷を伴い，術後に反対眼の失明に至る場合もあるので合わせて注意する。

視神経の眼球接合部周囲には血管が豊富に存在する。そのため，電気メスなどを使い，十分に止血をしながら眼球を摘出することで，術中や術後の過度な出血を防ぐことができる。視神経を切断する際には絹糸（サージカルシルク）や吸収性縫合糸にて視神経を結紮し（図18），弯曲度が高い剪刀（眼球摘出剪刀，図19）を用いることで，眼球と視神経の切断が安全かつ容易となる。眼球摘出後は，眼窩腔内に結膜組織や腫瘍性病変の場合は腫瘍の取り残しがないかを確認し，感染が疑われるような眼疾患の場合は生理食塩液にて眼窩腔内を十分に洗浄する。

筆者は，眼窩腔内の止血および出血予防として止血剤，滅菌吸収性ゼラチンスポンジ（スポンゼル®，LTLファーマ㈱）の補填を行う。また，術後の創部の皮膚陥凹を最小限とする目的で，3-0ナイロンにて骨膜に蜘蛛の巣状に糸をラン

ダムにかけるメッシュワーク縫合を施している（図20）。皮下縫合を4-0合成吸収性縫合糸で行い（必要に応じて皮内縫合も行う），最後に4-0ナイロンで眼瞼を閉鎖する（図21）。

術後管理

　術後は眼帯を装着し圧迫包帯による圧迫止血を行い，同時にNSAIDs（フルニキシンメグルミンなど）とオキシテトラサイクリンまたはペニシリン系の抗菌薬の全身投薬を行う。術後の合併症としては眼窩内出血や眼窩内気腫が最も一般的であり，通常は創部のガーゼ圧迫により解決できることが多い。その他の合併症としては，創部の細菌感染や顔面神経麻痺なども報告されている[5,6]。また牛38頭を対象に眼球摘出を行った知見では，非腫瘍性の眼疾患を理由に眼球摘出がなされたケースが55.3％であり，全体の術後の合併症率は29％であった。眼球摘出がなされた眼腫瘍のなかでは扁平上皮癌が最も多く，術後合併症として扁平上皮癌の再発も報告されている[7]。

おわりに

　牛での眼球摘出術について，その適応と手術を実施するうえで術者が習得しておくべき解剖学的知識を中心に述べた。眼球摘出は術者の熟練度によっては術部の術後感染症や術中の大量出血を招く命に関わる術式であること，また眼球摘出は「眼の安楽死」の位置付けとなる選択肢であることをまずは理解いただきたい。その手術を畜主に提案する際には，「本当にこの方法によってしかその動物を救えないのか？」ということを念頭に置いて，倫理観と教養を持って本術式を活用いただき，扁平上皮癌を代表とした眼疾患で苦しんでいる牛のQOLの向上に本項がお役に立てれば幸いである。

手術のポイント

- 眼球は外眼筋の解剖に従ってその筋付着部で筋肉を順次切断すること，また眼球3時～9時に位置する内外眼窩靭帯を切断することで眼球の可動範囲が得られる。
- 瞬膜や結膜，涙腺の取り残しは術後の眼窩内での漿液貯留の合併症につながるので，完全に切除することを意識して行う。
- 視神経を切断する際には絹糸や吸収性縫合糸にて視神経を結紮し，弯曲度が高い眼球摘出剪刀を用いることで，眼球と視神経の切断が安全かつ容易となる。

文献

1）Gerometta R, Podos SM, Candia OA, el al.：*Arch Ophthalmol*, 122(10), 1492-1497(2004)
2）Tsujita H, Plummer CE：*Vet Clin North Am Food Anim Pract*, 26(3), 511-529(2010)
3）Maggs D, Miller P, Ofri R：*Slatter's Fundamentals of Veterinary Ophthalmology 6th ed*, 104-105, Saunders, Philadelphia 2017)
4）カラーアトラス獣医解剖学編集委員会 監訳：カラーアトラス獣医解剖学 増補改訂第2版 上巻, 87, 緑書房, 東京(2016)
5）Schulz K：*Vet Clin North Am Food Anim Pract*, 24(3), 527-534(2008)
6）Schulz KL, Anderson DE：*Can Vet J*, 51(6), 611-614(2010)
7）Thiry C, Holz N, Voelter K, et al.：*Schweiz Arch Tierheilkd*, 164(10), 687-693(2022)

索引

【あ】

アスペルギルス ···························· *136*
アセプロマジン ······················· *88, 91*
アラキドン酸 ································· *69*
アルコール ······· *18, 19, 23, 24, 199*
アルベルト縫合 ··· *62, 63, 144, 145*
胃酸(HCl) ······························· *106*
遺残臍帯 ···· *26, 215, 216, 221-223*
イソフルラン ······························ *222*
イソプロパノール ···················· *17, 24*
異物 ·· *36, 46, 53, 94-96, 98, 102, 103, 132, 212*
イレウス ······················· *132, 143, 144*
インスリン様因子(Insl)3
     ································· *203, 204*
陰部神経伝達麻酔 ···················· *192*
ウラジロガシエキス ···················· *187*
エストロジェン ·········· *164, 198, 204*
エタノール ··············· *17, 18, 24, 25*
エチレンオキサイド(EO)ガス滅菌
     ···························· *19, 21, 213*
エトミデート ······························ *79*
エピネフリン ··················· *67, 68, 88*
エフェドリン ······························ *88*
エマージェンシーボックス
     ·································· *87, 88*
遠位フランジ捻転 ················ *145, 146*
塩化アンモニウム ················ *180, 187*
塩化ナトリウム ····················· *198, 201*
塩酸イソクスプリン ···················· *153*
塩酸クレンブテロール ················ *153*
塩酸ドブタミン ···························· *88*
塩酸プロカイン ····· *67, 72, 87, 89, 116, 183, 199, 222*
塩酸リドカイン ······ *67, 68, 72-76, 80, 84, 87-89, 91, 116, 142, 144, 188, 199, 222, 264*
塩酸リトドリン ··························· *153*
塩素イオン(Cl⁻) ······················· *106*
エンテロバクター ······················· *234*
エンドトキシン ···················· *88, 106*
黄体形成ホルモン(LH)
     ···························· *198, 199, 205*
嘔吐 ······································· *109*

【か】

オキシトシン ············· *79, 162, 174*
オピオイド ··························· *68, 80*

開放法(オープン法):手術手袋の装
  着 ································ *19, 20*
解離性麻酔薬 ···························· *79*
カウンタートラクション ··········· *30*
かがり縫合(フォード連続固定縫合)
     ············ *57, 58, 118-120*
ガス性鼓脹症 ······························ *97*
片手結び ····················· *51, 53-55*
カッシング(クッシング)縫合
     ········ *62-64, 99, 102, 127, 141, 142, 152, 161, 227*
下部尿道造瘻術 ···················· *183-186*
カルシウム剤
     ········· *88, 115, 137, 171, 174*
カルシトニン遺伝子関連ペプチド
     ·································· *203*
カルボキシメチルセルロースナトリ
  ウム溶解水 ························ *162*
眼球陥没 ····················· *94, 123*
眼球突出 ········· *245, 246, 258-261*
関節液 ···························· *229-243*
関節炎 ··· *215, 221, 226, 229-244*
    ── 感染性関節炎 ··········· *229-244*
    ── 多発性関節炎
          ···················· *231, 235, 243*
    ── 敗血症性関節炎 ·· *230, 231, 234, 237, 238, 240, 244*
    ── 非感染性関節炎 ··········· *234*
    ── マイコプラズマ性関節炎
          ·································· *243*
関節固定術 ······· *238, 239, 241, 242*
関節切開術 ········· *235, 238, 239, 241*
関節穿刺 ···· *24, 231, 232, 239, 241*
関節洗浄 ···· *231, 232, 235, 238-241*
関節内骨折 ···························· *234*
貫通洗浄法 ··········· *238, 240, 241*
嵌頓ヘルニア ···························· *210*
肝膿瘍 ···················· *215-217, 221*
器械結び ············· *51, 53, 54, 56*
気管狭窄 ··········· *247-249, 254*

キシラジン ··· *68-70, 76, 78-81, 83, 84, 88, 95, 101, 116, 143, 156, 183, 199, 222*
揮発性脂肪酸(VFA) ··· *96, 106, 133*
逆7ブロック ···················· *72, 73*
ギャンビー縫合 ···················· *62-64*
急性第一胃アシドーシス
     ···························· *94-98, 103*
吸入麻酔 ················· *80, 81, 222*
緊急的帝王切開 ························ *151*
巾着縫合 ····· *63-65, 125, 126, 144, 165, 174, 220, 222, 254*
グアイフェネシン(GGE)
     ···························· *80, 83, 84*
グラニー・ノット(女結び)
     ································ *52, 53*
グルコン酸クロルヘキシジン
     ············ *17, 18, 23, 24, 213*
クレアチニン(Cre) ········· *179, 181*
クロストリジウム ······················ *136*
計画的帝王切開 ························ *152*
珪酸塩 ···························· *177*
経静脈内局所麻酔 ······· *87, 88, 239*
頸静脈の怒張 ······· *245, 246, 249*
痙攣 ···························· *96, 259*
毛刈り(剪毛) ······· *23, 24, 98, 99, 112, 116, 117, 120, 183, 216, 265*
ケタミン ··············· *78-80, 83, 84, 91*
結石 ················· *46, 177-189, 198*
結節逆マットレス縫合 ·········· *58, 59*
血尿 ···························· *179*
血餅
     ····· *136, 137, 147, 155, 162, 193*
血餅揉み解し法 ························ *147*
血便 ·········· *131, 133, 136, 137*
ケトーシス ···················· *105, 108*
下痢 ···························· *131, 138*
高圧蒸気滅菌(オートクレーブ)
     ············ *19, 21-24, 213*
抗アンドロジェン物質 ·············· *204*
高インスリン血症 ······················ *106*
抗炎症薬 ········· *137, 192, 237, 247*
高血糖・高グルコース血症
     ············ *106, 124, 134-136*

268

好中球
　…… *47, 230, 231, 234, 235, 241*
後方機能的閉塞（幽門部通過障害）
　………………………… *97*
硬膜外麻酔‥*67, 68, 71-77, 87, 91*
　―― 尾椎硬膜外麻酔
　　…………… *165, 172-174, 183, 186*
　―― 腰仙部硬膜外麻酔 ……… *239*
　―― 腰椎硬膜外麻酔 … *98, 112,*
　　120, 140, 142, 156, 222
抗ミューラー管ホルモン（AMH）
　………………………… *203-205*
高リン血症 ………………… *124*
誤嚥 ………… *81-83, 85, 109, 211*
骨盤骨折 ……………… *151, 152*
骨融解 …… *230, 235, 236, 239, 243*
コルチゾール ……………… *199*
昏睡 ……………………… *171*
混濁尿 ……………………… *180*
コンネル縫合 ……… *63, 64, 226*

【さ】

サージカル・ノット（外科結び）
　………………… *52-54, 57*
臍静脈炎 … *215, 217, 218, 225, 226*
臍動脈炎 … *215, 217, 218, 226*
臍膿瘍 …………… *37, 221*
臍部感染症 ……… *209-211, 215-218*
先取り鎮痛（先制鎮痛）……… *68, 72*
子宮筋無力症 ……………… *151*
子宮頸管拡張不全 ………… *151*
子宮弛緩薬 ………… *152, 153, 156*
子宮切開 ………… *157, 159-161, 175*
子宮切除 …………… *174, 175*
子宮摘出 …………… *174, 175*
子宮内膜炎 ……………… *105*
子宮捻転 … *151, 152, 155, 158, 159*
子宮縫合 ………… *153, 161, 162*
四肢灌流法 ………… *237, 238*
しぶり便 ……………… *179*
臭化プリフィニウム …… *180, 181*
重炭酸イオン（HCO_3^-）………… *106*
十二指腸Ｓ状ワナ捻転 … *145-147*
手根骨除去 ………… *242*
手指消毒 ………… *17-19*
手術部位感染（SSI） … *16-18, 23, 47*
手術用ガウン：着用手順 ……… *20*

出血性腸症候群（HBS）
　…… *133, 136, 137, 143, 146-148*
術野消毒 ……………… *17, 23-25*
循環血液量
　…… *107, 124, 171, 247, 249*
消化管通過障害 ………… *125, 131*
消毒薬 ………… *17-19, 23, 24*
上部尿道造瘻術 ………… *183, 184*
漿膜筋層接合型吻合 ………… *62*
食欲廃絶・不振・低下 …… *95-97,*
　106, 123, 131, 134, 178, 179,
　211, 257
ショック … *88, 124, 132, 135, 137,*
　143, 171, 172, 175
徐脈 …………… *76, 123*
腎盂腎炎 ……………… *180*
シングル・ノット（単結紮）…… *52*
神経ブロック … *71, 78, 84, 87, 88,*
　90, 263-265
浸潤麻酔 … *67, 68, 71-73, 78, 84,*
　87, 98, 142, 183, 199, 222, 264
靭帯損傷 …………… *234*
陣痛微弱 …………… *151*
心肺蘇生法 ……………… *87*
心拍
　… *79, 80, 86, 87, 123, 132, 134*
衰弱 ……… *112, 120, 124, 142, 171*
垂直マットレス縫合
　… *58, 59, 166, 167, 173, 193*
水平マットレス縫合
　…… *57, 115, 126, 167, 211*
　―― 結節水平マットレス縫合
　　…………………… *57-59*
　―― Halstead（水平マットレス）
　　法 …………… *165, 167*
水様便 ……… *96, 123, 136, 138*
スキンステープラー ……… *60, 61*
スクエア・ノット ……… *52-56*
スクラブ ……… *17, 18, 23-25*
ストレス …… *78, 79, 83, 151, 192,*
　198, 199
性腺刺激ホルモン放出ホルモン
　（GnRH）………… *197, 201, 206*
精巣下降 ……………… *203*
赤血球 ……………… *180*
セボフルラン ……………… *222*
潜血反応 ……………… *180*

全静脈麻酔法（TIVA）…… *78-91, 222*
全身麻酔 … *68, 78, 80, 82, 85, 86,*
　193, 222, 239, 242, 248, 249, 254,
　264, 265
疝痛
　… *95, 96, 124, 132-136, 179-181*
前方機能的閉塞（第三胃移送障害）
　………………………… *97*
喘鳴 …………… *245-247, 255*
創傷性第二胃炎
　…… *94, 96-98, 103, 113*
総タンパク（TP）…… *231, 234, 235*
側腹部切開 ………… *152, 154, 155*

【た】

タール状便 ……………… *136*
第一胃運動機能障害・停止
　… *69, 95-97, 106, 124*
第一胃鼓脹症
　… *94-96, 98, 107, 112, 116, 143*
第一胃食滞 …………… *94-98, 103*
第一胃パラケラトーシス ……… *95*
体温 ……………… *87, 123, 171*
胎子過大 ………… *151, 152, 245*
胎子奇形 …………… *151*
胎子死（気腫胎）………… *151, 156*
胎子失位 …………… *151*
代謝性アシドーシス
　…………… *124, 135, 136*
代謝性アルカローシス … *106, 107,*
　124, 132, 133, 135, 137
胎盤停滞 ……………… *105*
胎膜水腫 ………… *97, 155, 157*
大網固定法（ハノーバー法）
　…… *71, 108-110, 112, 116*
第四胃アトニー ………… *105, 106*
第四胃右方捻転（RAV）
　…… *97, 105-107, 116, 122*
第四胃右方変位（RDA）……… *97,*
　105-107, 112, 113, 116, 122-127
第四胃潰瘍 ………… *95, 113, 118*
第四胃拡張 ……………… *95*
第四胃左方変位（LDA）……… *97,*
　105-107, 109, 113, 116, 118, 119,
　122-124
第四胃食滞 ……… *95, 97, 112, 125*
第四胃内ガス … *105, 113, 115, 120*

第四胃粘膜穿孔(障害) ······ 109, 124
第四胃変位(DA)
　　··········· 16, 26, 71, 94, 105-126
多重結紮 ······················ 52, 53
脱臼 ························ 234, 243
脱水 ···· 94-97, 103, 107, 123, 124,
　　132-134, 180
単純結節縫合 ····· 56, 57, 166, 167,
　　184, 185, 211
単純連続縫合 ····· 57, 58, 173, 193
端々吻合 ········ 144, 145, 147, 148
ダントロレン ························ 88
タンパク尿 ···················· 179, 180
腟脱 ························ 164-168
中耳炎 ·························· 230
腸炎 ························ 143, 230
腸管切除 ··· 37, 136, 143, 147, 148
──腸管縦切開法 ······ 147, 148
腸管吻合 ··· 37, 38, 41, 61, 135,
　　136, 143-148
腸間膜根捻転
　　········· 133, 135, 136, 145, 146
腸重積 ········· 132-135, 142-144
腸捻転 ··· 106, 122, 132-136, 145
腸閉塞 ······ 106, 131-136, 180
潮流灌流法 ··············· 238, 240
チレタミン ······················ 79
沈うつ ····················· 96, 171
低インスリン血症 ···················· 106
低カリウム血症 ·········· 106, 107, 124
低カルシウム血症 ···· 95, 106, 108,
　　124, 133, 137, 170-172
低クロール血症
　　····· 106, 107, 124, 132, 133, 135
低血圧・血圧低下
　　········· 69, 76, 80, 88, 116, 264
低血糖 ·························· 82
停留精巣 ···················· 203-206
テーブルナイフ把持法 ··············· 29
低ナトリウム血症 ················· 124
テストステロン
　　············· 197-199, 201, 204, 205
デトミジン ················· 79, 91, 264
デラハンティ法 ·············· 108, 124
伝達麻酔 ········· 67, 71, 87, 192
動物福祉(アニマルウェルフェア)
　　··· 16, 72, 78, 79, 198, 199, 201

動脈血サンプリング法 ··············· 70
ドキサプラム ······················ 88
努責 ······· 164, 165, 167, 170, 172,
　　173, 179
ドパミン ·························· 88
トランキライザー ··················· 181
ドレーピング ······················ 25

【な】
軟便 ·························· 106
乳酸 ·········· 96, 124, 198, 201
乳房炎 ················ 105, 108, 260
乳量・泌乳量
　　···· 96, 105, 106, 123, 131, 259
尿円柱 ·························· 180
尿酸塩 ·························· 177
尿石症 ······ 177, 179, 181, 189, 220
尿素窒素(BUN)
　　················· 179, 181, 183, 187
尿道炎 ·························· 180
尿毒症 ················· 179, 181, 183
尿膜管遺残 ·········· 219, 220, 226
尿膜管炎 ······ 215, 218, 219, 226
尿膜管開存 ········· 215, 219, 220
尿膜管憩室 ··············· 219, 220
尿膜管洞 ················· 219, 220
尿膜管囊胞 ··············· 219, 220
尿膜管瘻孔 ··············· 219, 220
尿膜水腫 ······················ 151
尿路閉塞 ··· 177, 179, 181, 183, 187
妊娠 ········· 79, 106, 109, 112, 116,
　　138, 150, 151, 156-158, 164, 165,
　　168, 203
粘液便 ················· 131, 135

【は】
パーカー・カー縫合 ············· 63-65
肺炎 ·············· 215, 226, 230
バイオリン把持法 ··················· 29
敗血症 ············· 124, 181, 216
排尿障害・困難, 努力性排尿
　　···· 165, 177-179, 181, 211, 215,
　　220
排尿痛 ·························· 183
排便減少
　　········· 123, 131, 133, 134, 146
背弯 ·························· 77, 96

歯ぎしり ·························· 96
白内障 ···················· 257-259
跛行 ·········· 229-231, 237, 238, 240,
　　241, 243
パスツレラ属菌 ··················· 234
発咳 ·············· 245-247, 249, 255
白血球 ··· 180, 216, 229, 231, 234,
　　235, 241
抜糸 ···· 46, 59-61, 70, 119, 122,
　　193, 194, 225
発熱 ················· 69, 132, 219
繁殖 ······· 152, 165, 170, 191, 192,
　　195, 204
パンヌス ·························· 243
ヒスタミン ······················ 106
非ステロイド性抗炎症薬(NSAIDs)
　　········· 68, 69, 72, 124, 137, 181,
　　238, 265, 267
左膁部切開 ···· 108, 109, 112, 120,
　　153, 155-158
左膁部切開・第四胃固定術
　　····················· 108, 119
左腹部斜切開 ·········· 152, 154, 155
ヒト絨毛性性腺刺激ホルモン(hCG)
　　··························· 205
皮内縫合 ············· 59, 60, 267
非バルビツレート系麻酔薬
　　······················ 79, 80
びんつり法 ·············· 108, 124
頻尿 ·························· 220
頻脈 ····················· 123, 171
ファーガソン法(ケンブリッジ法)
　　··················· 71, 73, 74
フィブリノーゲン ··················· 216
フェニレフリン ······················ 88
腹囲膨満
　　··· 94-96, 123, 132-136, 178-180
腹部正中切開
　　············· 152, 154, 155, 158-160
腹部傍正中切開
　　············· 152, 154, 155, 159, 160
腹膜炎 ··· 88, 94, 96-99, 102, 103,
　　113, 124, 132, 136, 137, 152,
　　155, 179, 180
ぶどう膜炎 ··············· 257-260
ブトルファノール
　　········· 80, 83, 84, 91, 143, 264

負のエネルギーバランス ………… *106*
フルニキシン
　…… *68, 143, 201, 238, 265, 267*
プロカイン … *67, 72, 87, 89, 116,*
　183, 199, 222
プロポフォール
　…………… *79, 80, 83, 84, 90, 91*
分娩 … *96, 105, 106, 122, 150-152,*
　164-167, 170, 209, 215, 246
閉鎖法（クローズド法）：手術手袋の
　装着 ………………………… *19-21*
ベタネコール製剤 ………………… *95, 103*
ペニシリン
　…… *103, 174, 194, 199, 265, 267*
ペングリップ把持法 …………… *29*
ベンザルコニウム塩化物 …… *17, 24*
便秘 ……………………………… *179*
扁平上皮癌 ……… *259-262, 265, 267*
蜂窩織炎（フレグモーネ）… *181, 186*
膀胱炎 ……… *180, 187, 220, 226*
膀胱破裂 ……… *177-181, 183, 220*
傍神経側ブロック ……………… *71-75*
乏尿 ……………………… *179, 187*
泡沫性鼓脹症 ………………… *97*
傍肋骨切開 …………………… *108, 109*
母子骨盤不均衡 ……………… *151*
ポビドンヨード
　……………… *17, 23-25, 199, 201*

【ま】

マイコトキシン …………………… *164*
マイコプラズマ
　……………… *230, 234, 237, 243*
マイシリン …………………… *199*
巻き結び（徳利結び）……… *206, 207*
マグダ法（コーネル法）… *71, 73, 75*
マクロファージ ……… *47, 229, 230*
麻酔維持 …………………… *82, 84*
麻酔回復（覚醒）…… *81, 82, 85, 88*
麻酔深度 ……… *83-86, 88, 91*
麻酔導入（気管挿管）… *82-85*
麻酔モニタリング … *82, 83, 85, 86*
麻薬 …………………… *79, 80*
右膁部切開 …… *26, 108, 109, 113,*
　120, 124-127, 131, 135, 138, 140-
　143, 146, 153, 155-158

右膁部切開・大網固定法
　……………… *108, 112, 116*
右膁部切開・幽門固定法 …… *108*
右傍正中切開 ……… *108, 109, 116,*
　117, 124, 126, 127
右傍正中切開・第四胃固定術 … *116*
迷走神経障害
　……… *95, 96, 106, 112, 125*
迷走神経性消化不良 ……… *95, 96*
迷走神経性通過障害 ……… *112*
滅菌カスト ……… *22, 23*
メデトミジン ………… *79, 80, 84*
メトクロプラミド製剤 …… *95, 103*
メロキシカム …… *68, 143, 238*
盲腸拡張 … *106, 107, 124, 133,*
　134, 140, 142
盲腸後屈 ……… *133, 134*
盲腸軸捻転 …… *133, 142*
盲腸切開 …… *133, 134, 140-142*
盲腸捻転
　…… *106, 107, 122, 124, 132, 134*
モルヒネ …………………… *80*

【や・ら・わ】

有響性金属音（MS，Ping音）
　……… *106, 107, 124, 132, 133*
幽門固定法 …………… *112, 116*
輸液 ……… *81, 103, 107, 115, 124,*
　137, 142, 181, 187, 222, 239,
　241, 247, 249
輸血 …………………… *143*
ユトレヒト縫合 … *152, 161, 162*
羊膜水腫 ……………… *151*
ラインブロック
　……… *72, 98, 116, 117, 156*
ラビング法 …………… *18, 19*
卵胞刺激ホルモン（FSH）… *198, 199*
両膁部切開 …… *108, 109*
両手結び ……… *51, 53-55*
リン酸アンモニウムマグネシウム
　（ストラバイト）……… *177, 186*
リン酸カルシウム …………… *177*
リン酸マグネシウム ………… *177*
レンサ球菌 ……………… *234*
レンベルト縫合 … *62-64, 102, 141,*
　142, 144-148, 152, 161, 227

ローリング法 …………… *107, 124*
ロミフィジン …………… *79*
腕神経叢ブロック麻酔 ………… *239*

【欧字】

Bootlace 法 ………… *167*
Buhner 法 ……… *165, 166*
Caslick 法 ……… *166, 167*
Escherichia coli ……… *218, 229*
Finger grip 法 ……… *38-40*
Fusobacterium mirabilis ……… *218*
GABA 受容体作用薬 ……… *79*
GKX（グアイフェネシン，ケタミン，
　キシラジンの混合投与）… *80, 84*
Henderson 法 ……… *199*
Layer to Layer（層々吻合）… *62, 63*
Minchev 法 ……… *167, 168*
MLBP-TIVA（メデトミジン，リド
　カイン，ブトルファノール，プロ
　ポフォールの混合投与）… *80, 84*
Moraxella bovis ……… *259*
Mycoplasma bovis ……… *243*
Near-Far-Far-Near 縫合 ……… *59*
Palm grip 法 ……… *38, 40*
Proteus spp. ……… *218*
Reversed grip ……… *32, 33*
Rumen skin clamp fixation（RSCF）
　……… *100, 101*
Rumen skin suturing fixation
　（RSSF）……… *99, 100*
Standard surgeon's grip
　……… *32, 34, 35*
Stay suture rumenotomy（SSR）
　……… *100*
Straphylococcus spp. ……… *218*
Streptococcus spp. ……… *218*
Thenar grip 法 ……… *40*
Trueperella pyogenes ……… *218, 234*
T ブロック ……… *71, 72*
Vest-over-Pants 縫合（Mayo-Over-
　lap 縫合）……… *212, 213*
Weingarth's ring rumenotomy
　（WRR）……… *100, 101*
Winkler 法 ……… *168*
α_2アドレナリン受容体作動薬（α_2
　作動薬）……… *68, 69, 79, 83*

271

編著者

佐藤礼一郎(さとう れいいちろう)

宮崎大学農学部獣医学科教授(産業動物内科学研究室)、ベルン大学共同獣医学部客員教授
獣医師、博士(獣医学)

1998年に鹿児島大学農学部、および2004年に麻布大学獣医学部を卒業。根室地区農業共済組合(現 北海道農業共済組合)を経て、2010年より麻布大学にて助教、2020年より現職。日本獣医学会評議委員、家畜感染症学会評議員、日本家畜臨床学会評議員、動物臨床医学会評議員、日本動物超音波技術研究会副会長、護蹄研究会理事、NPO法人獣医系大学間獣医学教育支援機構理事、同vetOSCE委員会副委員長など歴任。専門は産業動物臨床学で、主に硬性鏡を用いた関節疾患や臍部疾患の診断および治療、酸化ストレス、様々な外科疾患に対する新たな治療法の開発についての研究を進めている。著書(分担執筆)に『獣医内科学 第3版』(文永堂出版)、『新しい子牛の科学』(緑書房)、『主要症状を基礎にした牛の臨床3』(デーリィマン社)、『獣医学教育モデル・コア・カリキュラム準拠 獣医臨床薬理学』(近代出版)、『病態からみた牛の輸液』(緑書房)、『子牛の医学』(緑書房)など。

牛の臨床外科

2025年4月10日　第1刷発行

編著者	佐藤礼一郎
発行者	森田浩平
発行所	株式会社 緑書房
	〒103-0004
	東京都中央区東日本橋3丁目4番14号
	TEL 03-6833-0560
	https://www.midorishobo.co.jp
編　集	石井秀昌、池田俊之
カバーデザイン	メルシング
印刷所	アイワード

ⒸReiichiro Sato
ISBN978-4-86811-019-4　Printed in Japan
落丁、乱丁本は弊社送料負担にてお取り替えいたします。

本書の複写にかかる複製、上映、譲渡、公衆送信(送信可能化を含む)の各権利は株式会社緑書房が管理の委託を受けています。

JCOPY〈(一社)出版者著作権管理機構 委託出版物〉

本書を無断で複写複製(電子化を含む)することは、著作権法上での例外を除き、禁じられています。本書を複写される場合は、そのつど事前に、(一社)出版者著作権管理機構(電話03-5244-5088、FAX03-5244-5089、e-mail：info@jcopy.or.jp)の許諾を得てください。
また本書を代行業者等の第三者に依頼してスキャンやデジタル化することは、たとえ個人や家庭内の利用であっても一切認められておりません。